共にかかわる・共にケアする

豊かな看護教育を創る

授業デザイン・授業リフレクションの実際

臨地実習編

編著
目黒　悟
Satoru Meguro
永井睦子
Mutsuko Nagai

メヂカルフレンド社

執筆者一覧

編著

目黒　　悟　　　元藤沢市教育文化センター　主任研究員

永井　睦子　　　獨協医科大学SDセンター　副センター長

執筆

前田　久恵　　　上尾市医師会上尾看護専門学校 教務主任

浅田　寿江　　　幸手看護専門学校 教務副主任

山口　真弓　　　医療法人社団秀峰会　川村病院　看護師

星　　翔子　　　南魚沼市立ゆきぐに大和病院　看護師

尾田嘉代子　　　島根県立松江高等看護学院 教務主任

鈴木　桂子　　　長岡赤十字病院　看護師

知久　祥子　　　深谷大里看護専門学校 専任教員

権田　和江　　　精神特化型訪問看護ステーション　訪問看護師

斎藤みすず　　　元秋田県立衛生看護学院

鎌田奈都子　　　秋田県立衛生看護学院　研修班

加賀谷純子　　　秋田県立衛生看護学院　専任教員

平良由記子　　　公益財団法人　大阪府看護協会

丸田　智子　　　元長崎県看護キャリア支援センター

北村　妙子　　　元長崎県看護キャリア支援センター

平田　俊子　　　元長崎県看護キャリア支援センター

松井　香子　　　長崎大学大学院　医歯薬学総合研究科

山海千保子　　　茨城県立医療大学保健医療学部　准教授

植田とし子　　　元茨城県看護協会　研修部

広井　貴子　　　長岡崇徳大学看護学部　准教授

近藤　里沙　　　獨協医科大学病院　看護師

淺田　有香　　　獨協医科大学埼玉医療センター　看護師

堀越　直也　　　獨協医科大学日光医療センター　看護師

（所属、肩書は 2023 年 8 月時点のものです）

はじめに

　本書は、2010年発刊の『看護教育を拓く授業リフレクション』、2011年発刊の『看護教育を創る授業デザイン』、2013年発刊の『看護の学びを支える授業デザインワークブック』に続くシリーズ第4弾として、授業デザインと授業リフレクションの実際例を集めたものです。

　本書のもとになったのは、「豊かな看護教育を創る授業デザイン・授業リフレクションの実際」をテーマに、『看護展望』2018年9月号から2020年12月号まで、全28回にわたって行った連載です。各看護学の講義・演習、臨地実習について、監修を務めた私たちが心を動かされた実践を紹介することで、読者の皆さんに授業デザインだけでなく、授業リフレクションをより身近に感じてもらうことを意図したものでしたが、連載中から書籍化を期待する声を多数寄せていただいていました。そこで、本書を上梓するにあたっては、「講義・演習編」と「臨地実習編」の二分冊とし、「臨地実習編」のほうには、『看護展望』2017年2月号の特集「本当の指導につながる実習指導者育成の改革」と、同誌2021年6月の特集「進展する実習指導者育成の改革」から、実習指導者講習会における先駆的な改革の実際例を収録することにしました。

　振り返ってみると、本書の発刊までの道のりは、決して容易いものではありませんでした。連載の途中から全世界を襲ったコロナ禍が私たちの日常を一変させてしまったことはいうまでもありませんが、その影響は看護教育の世界においてもはかりしれないものがありました。オンライン授業や臨地実習の学内演習への代替策など、コロナ対応に振り回される毎日のなかで、ともすれば、人が人に何かを教え、人が人から何かを学ぶとはどのようなことなのか、"教育的なかかわり"の本質を見失いかけることがあったかもしれません。今、私たちに必要なのは、コロナ禍によって看護教育が受けた痛手を癒やし、明日への希望をつなぐことではないかと思います。本書に収録した実践の数々が、目の前の学生と創る授業とはどのようなものであったのかを思い出させてくれるきっかけとなれば幸いです。

　最後になりましたが、メヂカルフレンド社の齋藤公泰さん・山縣陽子さんに心から感謝いたします。コロナ禍の影響で本書の発刊計画は大幅な遅延を余儀なくされましたが、齋藤さんには連載中から引き続き本書でもお世話になりました。おかげさまで本書もようやく日の目を見ることができます。

2023年7月　編著者を代表して

目黒　悟

目次

第3章

本当の指導につながる実習指導者育成の改革

本文・フォーマットデザイン：TAICHI ABE DESIGN INC.

共にかかわる・共にケアする
実り豊かな臨地実習に向けて

→ 看護教育における「授業」としての臨地実習

看護教育において、学内ではなく臨床の現場で、本物の看護の対象と接して学ぶ臨地実習の重要性はいうまでもないことかと思います。現在の看護師3年課程の指定規則では、臨地実習は23単位とされており、時間数に換算すると全体の約3分の1にあたる重要な「授業」であるはずです。しかし、その「授業」は、看護師になろうとする看護学生が看護の対象とかかわり、そのケアをとおして豊かな看護を学ぶに場になっているでしょうか。

本書を手に取っていただいている方の多くは、過去に看護師になるための数年間を看護学生として過ごされた方だと思います。その数年間のなかでの臨地実習の経験は、ご自身にとってどのような経験として印象に残っているでしょうか。

受け持たせていただいた患者さんのことが、次々と思い出され、そのときの指導者や教員のかかわりが、今の自分が大切にしている看護とつながっていると感じている方がいる一方で、ほとんど何をしていたのか覚えていないといった方もいらっしゃるのではないでしょうか？　また、毎日の膨大な実習記録に明け暮れ、コブラナース*1の存在に耐える日々を過ごしたという方もいらっしゃるでしょう。

こうしてみると、臨地実習が看護学生にとって豊かな看護を経験し、大切な「授業」として成り立っていくには、現在の看護教育はまだまだ途上にあるといえるのかもしれません。

自身の看護学生としての経験を経て、看護職としての臨床経験を重ねられ、現在は、看護基礎教育機関等で看護教員をされている方や看護教員をめざしている方、あるいは臨床の実習指導者の方やこれから指導者になろうとしている方にとって、では、いったいどのようなことを意識していくと、自分が担当する臨地実習が、より豊かな看護を学ぶ場になっていくのでしょうか。「授業」としての臨地実習を考えていくと、この問いはもっともっと探究していく必要があることではないかと考えます。

→ 臨地実習における「指導案」とは

臨地実習も大切な「授業」であるといわれると、看護教員のみなさんであれば、授業を行う以上は、「指導案」を書かなければ…、「三観（学習者観・教材観・指導観）」「週案」「日案」を作文しなければ…、と考える方もい

るのではないでしょうか。

　たしかに、学校教育の世界には、授業の実施に先立って、あらかじめ先生方が立案する授業の計画として「指導案」（正式には学習指導案、授業案と呼ばれることもある）があります。

　しかし、小・中学校の先生方は、毎日何時間もの授業を行っていますから、日常的に「指導案」を書いてから授業に臨むというのは現実的ではありません。むしろ、先生方には「指導案」など書かずに授業が行えることが求められるといってもよいでしょう。また、「指導案」があることで「計画に縛られてしまう」「目の前の学習者との生きたかかわりが難しくなる」など、これまでもさまざまな問題が指摘されてきました。

　一方で、小・中学校の先生方には、臨地実習という「授業」がないのはもちろんですが、看護教員であれば、新任期からすぐに学外の医療・看護等の施設で、臨地実習の指導を担当するのが現実です。臨地実習は、日々「目の前の看護の対象者との生きたかかわり」から看護を学ぶことをねらいとした「授業」ですから、その臨地実習の指導が、あらかじめ書かれた指導案どおりに進められないのは当然です。

　そこで、学内で行われる授業においても、臨地で行われる「授業」においても、私たちが長年取り組んできたのが「授業デザインの6つの構成要素」（**図1**）*2 です。これは、授業者が自分の実現したい授業の方向、すなわち「ねがい」を明確にして、目の前の学習者と共に創る「授業」をめざして生まれたものですが、その大切さは、学生と共に看護の対象者にかかわり、共にケアすることをとおして看護を学ぶ臨地実習の場に臨むにあたっても共通です。

　実習指導の授業デザインでは、「学習者の実態」や他の要素との関連をはかりながら、「学生には将来こんな看護師に育ってもらえたらいいな」「この実習ではこんな看護を学んでほしい」といった学生への期待という意味で「ねがい」を明確にしていきます。また、自分は「こういうことを大切にしながら学生にかかわっていきたい」というような自分が大切に考える看護を意識するという意味でも「ねがい」が大切になっていきます。

　看護教育においては、私もかつて所属していた神奈川県立看護教育大学校（現・神奈川県立保健福祉大学実践教育センター）の看護教員養成課程が中心となって、四半世紀以上にわたり、この「授業デザインの6つの構成要素」を大切に教授してきた経緯があります。

図1　授業デザインの6つの構成要素

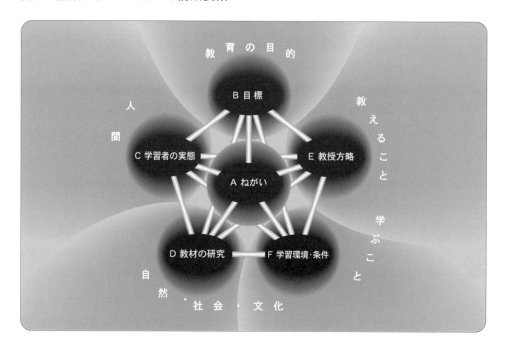

⟶ 本書の成り立ち

　「授業デザインの6つの構成要素」を最初に提案されたのは、藤岡完治先生（1945-2003）ですが、その後も「授業デザインの6つの構成要素」は、他府県の看護教員養成や実習指導者養成のみならず、現任教育の場を通じても積極的に取り組まれるようになってきました。

　そこで、藤岡先生の意志を継ぐ者として、長年、看護教員や臨床看護師の授業デザインや授業リフレクションに関する研究を共に推進してきた、目黒悟先生と一緒に取り組んだのが、本書のもととなった『看護展望』の連載でした。

　「豊かな看護教育を創る授業デザイン・授業リフレクションの実際」をテーマに、2018年9月号から2020年12月号まで、全28回にわたって行ったこの連載では、各看護学の講義・演習、臨地実習について、監修を務めた私たちが心を動かされた実践を紹介することで、看護教員や実習指導者の皆さんに授業デザインだけでなく、授業リフレクションをより身近に感じてもらうことを意図していました。授業デザインや授業リフレクションの基本的な考え方や方法については別のところに詳しいので*3, 4, 5、すでに取り組んでくださっている皆さんには、ここで紹介した実践が、講義・演習だけでなく、ご自

身の日々の「授業」としての臨地実習指導をよりよいものにしていくための参考になることでしょうし、まだ取り組んだことがないという皆さんには、その大切さを知っていただくとともに、臨地実習指導の本当の楽しさやその意味に触れてもらえたらと考えていました。

⟶ コロナ禍が臨地実習に突きつけたもの

こうして始まった連載でしたが、WHOが新型コロナウイルス感染症のパンデミックを宣言したのが2020年3月11日のことですから、紹介した実習指導のなかにもその影響を避けられないものがありました。

全世界を襲ったコロナ禍が、私たちの日常を一変させてしまったことはいうまでもありませんが、その影響は看護のみならず教育の世界においてもさまざまな問題を引き起こしたことは記憶に新しいと思います。とりわけ、感染拡大を食い止めるために看護基礎教育における臨地実習が被った制約の数々は、"人と向き合ってかかわること"を専門とする看護師の養成教育にとって致命的であったといっても過言ではありません。

そもそも臨地実習においては、目の前の学生と向き合い、また、学生と共に看護の対象者と直接かかわりケアを行うなかで、絶えず互いの反応を"感じ取り"ながら「授業」を進めていくのです。臨地実習が、eラーニングやリモートで行われるような単なる知識の伝達ではないことは、誰の目にも明らかなことです。感染症対策として、臨地実習が学内での演習となったり紙面での事例の展開となったり、実習が再開となっても看護の対象者と学生が話してはいけない・触れてはいけないなど、この数年間の看護基礎教育においての制約は相当なものでした。

かけがえのない臨床経験をとおして看護の奥深さに触れてきた私たちにとって、目の前の患者と向き合い、かかわることをとおして学生に経験される看護の学びが、学内で行う学習では代替できないと考えるのは、当然のことだと思います。しかし、看護基礎教育に携わる方のなかには、臨地実習の代替策の模索に熱心な人々が少なくなかったことに、驚きを隠せない状況もありました。むしろ、コロナ禍がかねてから潜在していた、臨地実習における問題を明らかにしてくれたのかもしません。講義・演習・臨地実習の別なく、人が人に何かを教え、人が人から何かを学ぶとはどのようなことなのか、"かかわる"ということなしに、果たして豊かな看護師を育てることはできるのか、本質を見つめ直す機会になったのではないかと考えます。

➡ 癒やしと明日への希望をつなぐ

2023年月5月8日より新型コロナウイルス感染症は、感染症法上の位置づけが2類相当から5類に移行されました。コロナ禍はすでに過去のことのように世間では受け止められているようですが、地域や学校によっては未だに臨地実習の制約が続いていたり突然中断となったりと、看護教育の世界ではまだまだ胸を撫で下ろすわけにはいかない状況が続いていることを伺います。

このようななか、本書の発刊にあたっては、その意図を自ずと見直す必要があると考えました。今、私たちがほしいのは、コロナ禍によって看護教育が受けた痛手を癒やし、明日への希望をつなぐことです。そこで、コロナ禍のなかで行われた看護基礎教育のカリキュラム改正も視野に入れ、譲れるものと譲れないものを吟味しました。本書に収録した実践のみずみずしさは、目の前の学生と創る「授業」としての臨地実習とはどのようなものであったのかを、きっと私たちに思い出させてくれるでしょう。

また、臨地実習指導の経験がまだない、あるいは経験の少ない皆さんにとっては、本書に収録した実践に触れることで、6つの構成要素による授業デザインと実際の臨地実習の様子、そして、授業リフレクションをとおして教員や指導者が経験していることが、具体的にイメージできるのではないかと思います。そこに述べられている"教えること"と"学ぶこと"についての気づきの数々は、"看護を教える人"が目の前の学生とかかわり、学生と共に看護の対象者にケアを行うことで、看護を学ぶということとしっかりと向き合ったからこそ得られたものだと思っています。そして、本書に紹介された実践の数々は、きっと皆さんが今後、実習指導を行う際の大きな手がかりになるのではないかと考えます。

➡ 看護を教える人の学びと成長

教える人としての成長がないところに、学生の成長が期待できないのはもちろんです。読者の皆さんには、忙しい日々のさまざまな対応に追われるなかでも、臨地実習で看護を学ぶという「授業」の本質から目をそらさずに、"看護を教える人"として、目の前の学生と共に学び、共に成長し続けていけるような「共育」を実践していってほしいと願っています。

本書で紹介した授業デザインと実際の臨地実習の関係、さらに、授業リフレクションとの関係を整理すると、**図2**のようになります。

図2 授業デザインと授業リフレクションの分かちがたい関係

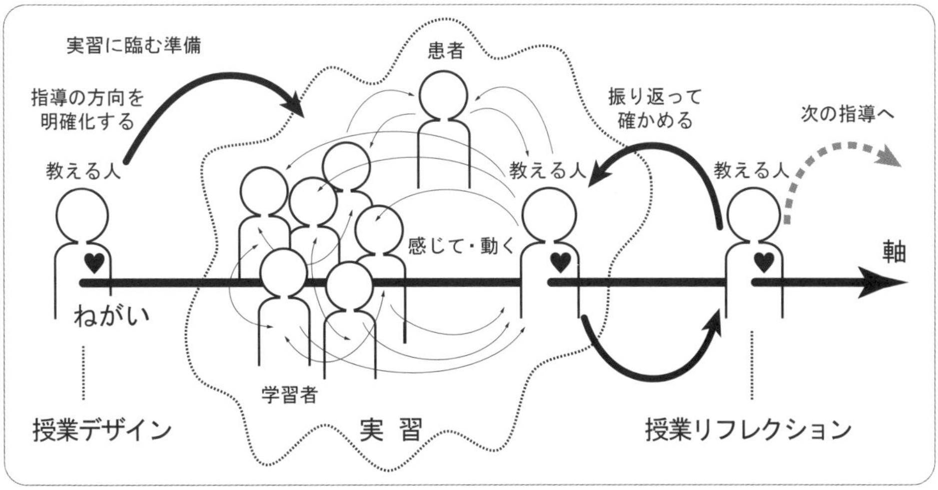

　この図にも表したように、教える人（看護教員・実習指導者）の「ねがい」は、実習指導の維持・継続を支えるものとして、授業デザインはもちろん、実習指導での学生や患者への臨機応変なへのかかわりから、実習指導後の授業リフレクションに至るまで、一貫した拠り所として、教える人の「軸」となるものです。つまり、授業デザインと授業リフレクションのつながりを分かちがたいものにしているのが、教える人の「ねがい」なのです。

　ちなみに、授業リフレクションにおいても「ねがい」が重要になるのは、実習のなかで起きていた諸々の事象は、教える人の「ねがい」に照らし出されることによって、初めて事実となるからです。もし、仮に「ねがい」が不確かなままの人が授業リフレクションを行ったとしたらどうでしょうか。もちろん、それなりに明らかになることはあると思いますが、実習のなかで起きていた諸々の事象が次々と確かめられるだけで、「何をやりたかったのかよくわからなかった」ということが明らかになるだけでしょう。

　「ねがい」が明確にあるということは、自分が行った指導場面のなかで起きていた事実と向き合うことを可能にしてくれるだけでなく、そもそも、その指導が「自分の指導である」という感覚を教える人にもたらしてくれるのです。だからこそ、そこで確かめられた手ごたえや違和感も、自分の指導の大事な手がかりとして、今後の指導へとつながっていくのだと考えます。この意味で、授業リフレクションは、決してその場限りのものではなく、さらに、次の指導に向けての授業デザインとも分かちがたい関係にあるのです。

　教える人になる、あるいは、教える人であり続けるということは、こうした授業デザインから実際の指導の実施、そして授業リフレクションへと至る

一連のサイクルを、自分自身で維持・継続していけるようになることだといってもよいでしょう。

そもそも、教える人としての私を育てる*6のは、かけがえのない自分自身です。本書で紹介する実践をご覧になっていただければ、授業デザインや授業リフレクションの経験が看護教員や実習指導者の皆さんに、今後の指導に向けての手がかりをもたらすだけでなく、看護を教える人としての学びや成長にもつながっていることがわかると思います。共にかかわり、共にケアする実り豊かな看護の学びを支えるためには、看護を教える人の豊かな学びと成長が欠かせません。

私たちが大切にしてきた授業デザインや授業リフレクションは、看護基礎教育に携わる看護教員や実習指導者の方々だけではなく、いまや臨床の場で看護師の卒後の教育を担う皆さんにも広く用いられるようになってきています*7, 8。読者の皆さんも本書に紹介した実践を参考にして、ぜひ授業デザインから授業リフレクションへと至る一連の過程を経験し、自身の「ねがい」を大切にして、共にかかわり、共にケアすることで、豊かな看護教育を進めていっていただけたらと思います。

（永井睦子）

引用・参考文献

★1 目黒悟：教えることの基本となるもの；「看護」と「教育」の同形性，メヂカルフレンド社，2016，p.68-71.

★2 藤岡完治：学ぶことと教えること；授業における経験とその意味．教育メディア研究学校教育とコンピュータ，藤沢市教育文化センター，1992，p.154.

★3 目黒悟：看護教育を創る授業デザイン；教えることの基本となるもの，メヂカルフレンド社，2011.

★4 目黒悟・永井睦子：看護の学びを支える授業デザインワークブック；実りある院内研修・臨地実習・講義・演習に向けて，メヂカルフレンド社，2013.

★5 目黒悟：看護教育を拓く授業リフレクション；教える人の学びと成長，メヂカルフレンド社，2010.

★6 屋宜譜美子，目黒悟編著：教える人としての私を育てる；看護教員と臨地実習指導者，医学書院，2009.

★7 目黒悟：教えることの基本となるもの；「看護」と「教育」の同形性，メヂカルフレンド社，2016.

★8 目黒悟：臨床看護師のための授業リフレクション；輝く明日の看護・指導をめざして，メヂカルフレンド社，2019.

臨地実習における
授業デザイン・授業リフレクションの実際

初めての病棟実習を 学生が看護を学ぶ場にするために

→ 授業リフレクションから授業デザインへ

　これまでの臨地実習指導において、看護教員である私は、実習指導者との打ち合わせに授業デザイン*1, 2を用いたり、実習終了後には同じ看護学生を指導した実習指導者と互いにイメージマップ*3を書き、互いがプロンプター（聞き役）*4となって、実習指導のリフレクションを行ったりしてきました。

　当時、実習指導者であった浅田寿江さんとも実習のあとに、イメージマップを使った授業リフレクションを行ったことがあります。そこでは、学内の講義と同様に、実習指導においても「ねがい」を明確にすることの大切さや、実習指導者との連携や役割分担の大切さにも気づくことができました。

　一方、一緒に授業リフレクションを行った指導者の浅田さんは、実習に来る学生がとても緊張していることを気がかりに思っていることがわかりました。これまでも臨地実習では当然学生の緊張はあるだろうとは思っていましたが、そのことについて教員として具体的にどのようにかかわるのか、あまり意識していなかったことにあらためて気づくことになりました。

　その後、浅田さんと私は、2年生の基礎看護学実習Ⅱで同じ学生の実習指導を担当することになりました。基礎看護学実習Ⅱは、学生にとって初めての病院での病棟実習となり、緊張が強いことが予測されました。

　そこで私は、基礎看護学実習Ⅱの実習指導に臨むにあたり、以前浅田さんと行った授業リフレクションでの気づきを踏まえて、授業デザインに取り組むことにしました（**図1**）。

■「学習者の実態」を把握する

　今回担当する学生は、3年課程の2年生5名でそのうち2名は社会人経験がある学生でした。学内ではふだんあまり接していないメンバーのようでしたので、実習を進めるなかで学生どうしの関係が深まるとよいと考えました。

　1年次の基礎看護学実習Ⅰでは、地域における看護の場を知る実習を経験していますが、病棟での実習は初めてです。初めての病棟実習は緊張や不安はあるものの、これまでの学内の様子からは、実習への期待も抱いていて、

図1　6つの構成要素による授業デザイン

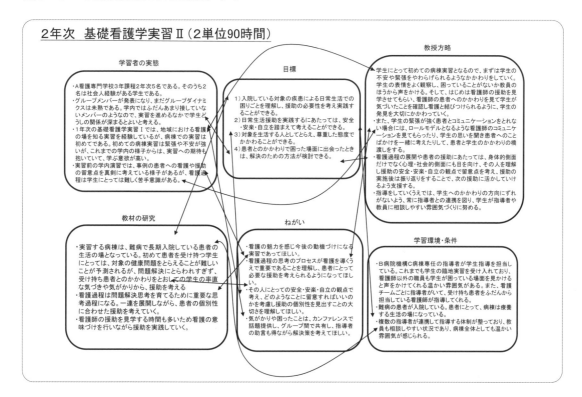

学ぶ意欲が高いと感じていました。また、実習前の学内演習では、事例の患者への看護や援助の留意点を真剣に考えている様子がありましたが、看護過程は学生にとっては難しく苦手意識があると思われました。

■基礎看護学実習で大切にしたい「ねがい」

　基礎看護学実習Ⅱで学生は初めて病院に入院している患者を受け持ち、看護過程を展開し看護を実践することになるため、「看護の魅力を感じ今後の動機づけになる実習であってほしい」と考えました。

　また、「看護過程の思考のプロセスが看護を導くうえで重要であることを理解し、患者にとって必要な援助を考えられるようになってほしい」と思いました。そして、患者に援助を行うときは、「その人にとっての安全・安楽・自立の観点で考え、どのようなことに留意すればいいのかを考慮し援助の個別性を見出すことの大切さを理解してほしい」と思いました。

　さらに、「気がかりや困ったことは、カンファレンスで話題提供し、グループ間で共有し、指導者の助言も得ながら解決策を考えてほしい」と考えました。

■「目標」を具体化する

基礎看護学実習Ⅱの実習目標を踏まえて、次の4つの目標を具体的に考えました。

1) 入院している対象の疾患による日常生活での困りごとを理解し、援助の必要性を考え実践することができる。
2) 日常生活援助を実践するにあたっては、安全・安楽・自立を踏まえて考えることができる。
3) 対象を生活する人としてとらえ、尊重した態度でかかわることができる。
4) 患者とのかかわりで困った場面に出会ったときは、解決のための方法が検討できる。

■基礎看護学実習における「教材の研究」

今回実習する病棟は、難病で長期入院している患者の生活の場となっているという特徴がありました。初めて患者を受け持つ学生にとっては、対象の健康問題をとらえることが難しいことが予測されましたが、問題解決にとらわれすぎず、受け持ち患者とのかかわりをとおしての学生の率直な気づきや気がかりから、援助を考えていけるとよいのではないかと考えました。

■実習病棟の「学習環境・条件」

実習する病棟は、これまでも学生の臨地実習を受け入れており、看護師以外の職員も学生が困っている場面を見かけると声をかけてくれる温かい雰囲気がありました。また、看護チームごとに指導者がいて、受け持ち患者をふだんから担当している看護師が指導してくれます。

このように複数の指導者が連携して指導する体制が整っており、教員も相談しやすい状況でした。また、この病棟は、難病の方を含め、それぞれの入院患者の生活の場となっており、病棟全体としても温かい雰囲気が感じられました。

■初めての病棟実習を意識した「教授方略」

学生にとって初めての病棟実習となるので、まずは学生の不安や緊張をやわらげられるようなかかわりをしていきたいと思いました。学生の表情をよく観察し、困っていることがないか教員のほうから声をかけようと考えました。そして、はじめは看護師の援助を見学させてもらい、看護師の患者へのかかわりを見て学生が気づいたことを確認し、看護と結びつけられるように、

学生の発見を大切にかかわっていきたいと思いました。また、学生の緊張が強く患者とコミュニケーションをとれない場合には、ロールモデルとなるような看護師のコミュニケーションを見てもらったり、学生の思いを聞き患者へのことばかけを一緒に考えたりして、患者と学生のかかわりの橋渡しをしたいと思いました。

　看護過程の展開や患者の援助にあたっては、身体的側面だけでなく心理・社会的側面にも目を向け、その人を理解し、援助の安全・安楽・自立の観点で留意点を考え、援助の実施後は振り返りをすることで、次の援助に活かしていけるような支援を考えました。

　このような指導をしていくうえでは、学生へのかかわりの方向にずれがないよう、常に指導者との連携を図り、学生が指導者や教員に相談しやすい雰囲気づくりに努めようと考えました。

■授業デザインを活用した実習の打ち合わせ

　実習前には、こうして考えた授業デザインを持参し、指導者の浅田さんと打ち合わせを行いました。学生は病棟実習が初めてであるため、患者とかかわるうえでのロールモデルとなってほしいこと、援助は見学してから実践していきたいことなどを伝えました。また、実習指導に対する教員の「ねがい」をもとに、指導者と教員の日々の情報共有や実習半ばで指導の方向性について話し合う時間を設けていくことを確認しました。

➡ 基礎看護学実習の実際

　実習初日の学生たちは、朝から顔がこわばっていて、「どうしよう」とかなりの緊張がありました。しかし、病棟内の学生控室にウェルカムボードが置いてあり、そこには実習指導者の自己紹介や「困ったことがあったら何でも聞いてください」「一緒に実習をがんばっていきましょう」というメッセージが書かれていました。

　また、病棟オリエンテーションの前には、指導者からあらためて自己紹介があり、学生たちに「どこから来ているの？」「病院までどれくらい時間がかかるの？」「実習で学びたいことを教えてくださいね！」と場が和むことばかけがあったことで、学生からは笑顔が見られました。そうして、オリエンテーションのあとには、指導者に積極的に質問する学生の姿がありました。

　緊張をやわらげる指導者のかかわりがありましたが、受け持ち患者とのコミュニケーションに悩む学生もいました。カンファレンスでは、「話しかけ

るタイミングが難しい。患者が話している内容が聞き取りづらく、聞き返してもいいのか迷う」というある学生の発言について、学生間で話し合いがありました。知りたいという思いをもってかかわること、聞き返すときも同じ質問を繰り返すのではなく、質問の方法を変えてみることが大切なのではないかということを学生たちは考えていました。そのときも指導者から、どうしてもわからないときは、看護師や指導者の力を借りてもいいこと、最初はわからなくても実習が終わるころには何を伝えたいのかわかるようになると助言をもらうことで、学生はほっとした表情をしていました。

　一方で、実習が進むなか、毎日の行動計画表に援助を実施する計画を書いてこない学生がいました。どうしたのかと尋ねると、「緊張する」「自信がない」と言って泣き出してしまいました。学生の姿を見て、学生の緊張はこちらの想像を超えるものなのだと痛感しました。学生の思いを確認し、指導者と教員がサポートすることや実践しながらわかったり気づいたりすることが自信につながっていくことを伝えました。

　また、指導者と教員は毎朝、指導の役割分担を調整し、週末には翌週の指導に向けた話し合いを持ったことで、学生への指導のずれがないように進めていくことができました。実習後半には、「学生が来ることを楽しみにしている」という患者からのことばを指導者から伝えられると、学生は「うれしい」と笑顔になっていました。

　実習の最終カンファレンスでは、学生から、長期入院の患者の生活リズムを大切にして、押しつけにならない看護を提供することや、患者のその日の体調に合わせて援助の方法を変更することの大切さなどの学びが出されました。また、その人に合った援助をするということを患者から教えてもらったという発言もありました。

　指導者からは、最初悩んでいたコミュニケーションも、今では言っていることがわかるようになってきたことや、グループで意見交換し問題を解決できるようになって、学生の変化や成長を感じたということが伝えられました。

➡ 基礎看護学実習の授業リフレクション

　実習終了後、今回も実習指導者と教員で実習指導のリフレクションを行いました。前回はイメージマップを使った授業リフレクションでしたが、今回は「カード構造化法」*5 を用い、互いがプロンプターになり、前回よりもていねいに振り返ることができました。

■看護教員の経験

看護教員のカード構造化法の印象カードは『**いい実習だったな**』でした。初めての病院で行う基礎看護学実習でしたが、緊張している学生へのサポートができたことで、学生が患者とのかかわりをとおして看護師になるために成長したことや、何よりも学生が生き生きと実習していたことをうれしく思っていました。また、指導者とも情報共有をその都度行い、指導の方向性や役割分担を話し合い、連携を図ることで一緒に学生を育てている感覚をもちながら実習できたことが、印象カードに表れていました。

そして、得られたキーワードは、「実習中の学生のプラスの変化」「臨地実習だから学べること」「患者とかかわることで学生が学んだこと」「学生を支える実習環境」「指導者との連携」「私の戸惑い」でした（**図2**）。

「実習中の学生のプラスの変化」では、実習開始当初は緊張が強く、コミュニケーションも援助技術もぎこちなさがありましたが、実習を進めるうちに、患者に合わせた援助を実践することができたと感じていました。援助実施後の振り返りをていねいに行ったことや、困っていること、悩んでいることを指導者の助言をもとにみんなで話し合ったことで、学生が変化していったことをプラスにとらえていたと確認できました。

「臨地実習だから学べること」では、実際の患者の援助をとおして多くの学びを確認することができました。筋力低下のある患者の足の重みを実感し、拘縮や変形のある場合の更衣の難しさや、同じ疾患であっても疾患の進行によってできることやできないことに大きな違いがあることなど、学内の演習では得られない多くのことを学んでいました。また、実習指導者や看護師の援助を見学し、安全・安楽に配慮し個別性に応じたすばらしい技術を学んでいたことも確かめられました。

「患者とかかわることで学生が学んだこと」では、患者とコミュニケーションをとるなかで、患者の入院前の生活を知り、入院生活を送りながらも外泊して家族との旅行を楽しんでいたり、疾患や障害があるなかでも社会とのつながりを生きがいにしていたりすることを知り、「入院している患者」から「療養生活を送る人」へと、看護の対象の理解に変化がありました。

「学生を支える実習環境」では、実習指導者やスタッフが学生に声をかけてくれて、学生の緊張がほぐれ、受け入れてもらえている安心感がありました。また、初めての援助であっても学生ができていることを認めたうえで、よりよい援助になるための助言をしてくれていたこと、さらに、日々のカンファレンスでの指導者からの助言は、学生の困ったことの解決の糸口になり

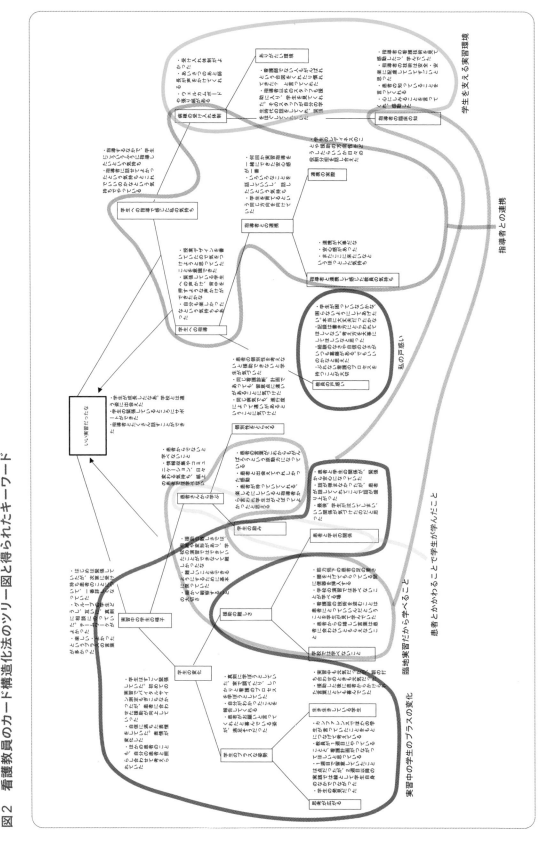

図2 看護教員のカード構造化法のツリー図と得られたキーワード

実習での学びを促進する環境が整っていたことを確認することができました。

「指導者との連携」では、実習前に授業デザインを用いて実習に対する教員の「ねがい」を伝え、どのような実習指導をしていきたいかを共有することができたので、実習中も学生の反応を共有し、看護およびその指導の方向性を話し合い、日々の役割分担を確認しながら実習が進められたことが確かめられました。

「私の戸惑い」には、病棟での実習の際に、「これでいいのかな？」という戸惑いがいつもあったことが表れていました。しかし、指導者と連携を図り、指導者に指導を任せることと教員が指導することの役割を確認して学生を育てていくことが大切だということに気づくことができました。

■カード構造化法でわかったこと

カード構造化法でわかったことは、学生が安心して学べたのは「学生を支える実習環境」が根底にあり、学生は緊張しながらも「患者とかかわることで学生が学んだこと」がたくさんあり、その学びによって学生が成長しているのだということでした。学生の成長には学生の学びを支援する教員と「指導者との連携」がとても大切であるとあらためて実感しました。（前田）

■実習指導者の経験

私は、これまで5年間、実習指導者として看護学生の実習指導を行ってきましたが、前田久恵先生と「カード構造化法」を用いた授業リフレクションを行ったのは、今回が初めてでした。

カード構造化法の印象カードは『初めての病院基礎実習　緊張する』でした。私自身が看護学生のとき、初めての病院実習はとても緊張して、患者さんはどんな方で、指導者が怖かったらどうしようと、不安や緊張がとても強かった印象が残っています。ですから、今回の学生たちもきっとそうだろうという思いがあり、実際、学生はとても緊張している様子がありました。

また、ツリー図から得られたキーワードは「実習に来た学生の成長」「学生を受け入れる病棟の指導にかかわる人たち」「学生を受け入れる患者さん」でした（**図3**）。

「**実習に来た学生の成長**」では、初めての病院実習で、はじめはとても緊張している学生たちでした。受け持ち患者とかかわり、患者とコミュニケーションをとることが難しく悩んでいた学生は、カンファレンスで話し合ったことを実施し、少しずつできることが増え、次第に笑顔で受け持ち患者とかかわれるようになっていきました。また、実習のはじめの頃は1つの援助計

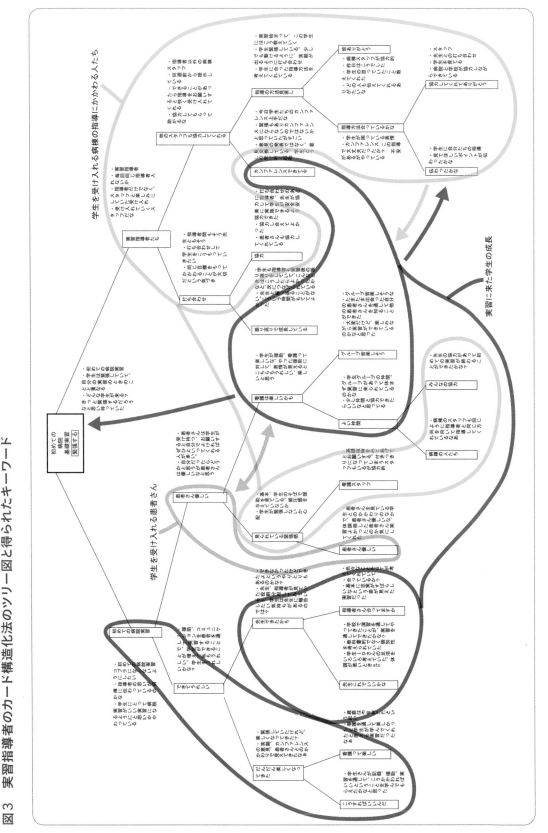

図3 実習指導者のカード構造化法のツリー図と得られたキーワード

画を立てるので精いっぱいだった学生も、実習の後半では患者の体調に合わせた援助方法を考えられるようになっていました。

日々のカンファレンスでも、学生どうしで互いの受け持ち患者のことを共有し、意見交換ができるようになっていきました。病院での実習は緊張が続きますが、ほどよい緊張のなかで、実習を通じて学生が日々成長していく姿を実感することができました。

「学生を受け入れる病棟の指導にかかわる人たち」では、実習が始まる前に、学校の実習要項をもとに実習のねらいを実習指導者間で共有しました。そして学生を迎え入れるための準備が始まります。私が所属していた病棟では、実習指導者の顔写真付きのウェルカムボードの準備や、学生が来ることを知らせる用紙をナースステーション、休憩室とトイレに掲示し、スタッフ全員に周知します。そうして、指導にあたる人だけでなく、病棟全体で学生を迎え入れる雰囲気を実習開始前からつくっていきました。

さらに、実習が始まると、毎日朝の申し送りで今日学生が行うことをスタッフに知らせていました。そうすることで、看護師や看護師以外のスタッフも看護学生に関心をもち、声をかけてくれるようになりました。

また、教員とは患者の個別性に合わせたかかわり方や看護の方向性、学生への指導方法について情報交換し、話し合っていきました。このように、病棟スタッフだけでなく、教員との連携がとても大切であると感じることができました。

「学生を受け入れる患者さん」では、指導者は、実習目標を達成できるような受け持ち患者の選定を行うことが必要になります。患者にとって病院は治療しながら生活する場でもあるため、学生が受け持つことが負担になるのではないかと思っていました。しかし、看護学生が実習に来ることを伝え、3週間学生が担当させてもらうことをお願いすると、患者さんたちは「いいよ。将来看護師さんになる人ね、うれしいしね」「私でよければいいですよ」と、学生の実習に協力的な返事をしてくれました。また、実習中に体調を崩した患者さんは、「学生さんは実習が私で大丈夫だったかな」と学生のことを心配してくれていました。

年間をとおして数校の看護学校から学生が実習に来ますが、実習での学生のひたむきな姿や成長していく過程を見ている患者さんにも、学生を受け入れ、学生だけでなく指導にかかわる教員や指導者にも協力し、応援したいという思いがあることを確かめることができました。

■リフレクションを行う前後での印象の変化

　リフレクションをしたあとは、実習指導の印象が変化しました。初めての基礎看護学実習で学生は緊張しながらも、援助をとおして患者との関係を築き、たくさんのことを学び吸収していると感じました。また、何よりも学生が達成感を得て実習を終えたのではないかと思いました。

　リフレクションを始めたときの、『初めての病院基礎実習　緊張する』という印象は、リフレクション後は臨地実習でしか経験できない患者とかかわる経験の場、つまり看護を学ぶ場があり、**『学生が成長できる環境があった』**という印象に変化していました。（浅田）

⟶ 看護教員と実習指導者の連携の大切さ

　前回はイメージマップでのリフレクションでしたが、今回はカード構造化法を行うことで、互いが感じていたことや考えていたことをさらに深く理解することができました。

　また、これまでの実習指導での授業リフレクションで得られた気づきを踏まえ、実習前には看護教員の授業デザインを指導者に伝えていったことで、具体的な指導方法を考えることができ、学生に対してより細やかな配慮ができたと思いました。そして、指導者が実習開始前から受け入れ体制を整えてくれていたことを知ることができ、本当にありがたいと思いました。

　臨地実習は流動的で、日々立ち止まり考えることが難しいことも多いですが、授業リフレクションを行うことで互いのその時どきの思いを確認することができ、実習で学生に起きていたことを話すことで、学生の成長を共に喜び、分かち合えていたことにも気づくことができました。今後も実習指導者と実習指導のリフレクションを継続していくことで、学生の学びを支援するかかわりをめざしていきたいと考えます。

　一方、実習指導者としては、これまでは実習終了後に病棟の実習指導者間での振り返りを行っていましたが、いつも「本当はこれでよかったのかな」といった思いがありました。しかし、今回のカード構造化法による授業リフレクションで、教員と同じような思いで実習指導をしていたことや、互いが感じていた学生の成長を共有し、指導についての振り返りができたと思いました。また、これまで気づくことができていなかった教員の思いや、学生に対する「ねがい」を知ることで、有意義な意見交換の場になったと感じることができました。さらに、学生の指導をとおして指導者自身も学生と同じよ

うに学び、自分の行った指導の振り返りができる機会となったと考えます。

　未来の看護師を育てられるよう、これからも教員と指導者の連携を図り、病棟の実習環境を整えて、学生が安心して患者とかかわることで看護を学んでいけるように、学生一人ひとりの学びを支援する実習指導を行っていきたいと思います。

（前田久恵・浅田寿江）

▶ あらためて実習指導を振り返る

" 学生の成長を分かち合う "

　ここでは、当時病院の指導者であった浅田寿江さんと打ち合わせの段階から、互いの「ねがい」を理解するようにしたことが、学生の実習環境を整えることにつながるのだと思いました。また、本稿のもととなった連載時の原稿*6を読んだ学生からは、「先生と指導者さんが実習前から連携をとってくれたことで自分たちが安心して実習できた」「自分の成長を実感できた」と言ってもらい、うれしい気持ちになると同時に学生と経験を共にしたのだという実感がわいてきました。さらに、臨地実習の授業デザインは、指導に戸惑ったときに立ち止まり、学生の成長が確かめられることもわかりました。

　今回、自分の授業の経験を原稿にまとめ、学生の成長を、指導者だけでなく学生とも分かち合うことができました。これからも授業リフレクションを継続し、授業のなかで起きていることを確かめていきたいと考えています。

（前田久恵）

" 実習指導者の立場から授業リフレクションを経験して "

　当時、病院で実習指導者をしていた私は、看護学校の前田久恵先生と一緒に行った基礎看護学の実習指導をカード構造化法でリフレクションする機会を得ました。病院では学生を迎え入れる立場で、できるだけ学生の緊張を取り除き、臨地実習でしか学ぶことができない患者とのかかわりや、教員との連携を大切にして情報共有を行い、同じ方向性で指導することの大切さを授業リフレクションから学んだように思います。

　現在は、看護学校の教員となり、学生と共に実習病院に行き、看護師になっていくことを支援する立場に変わりました。しかし、学生が看護を学ぶということに変わりはなく、学生の指導にあたっては、看護教員として実習指導者との連携は欠かせないことであると感じています。

（浅田寿江）

基礎看護学実習
実習指導における看護教員と実習指導者の連携

■看護教員と実習指導者の連携がもたらすもの

　本稿では、前田久恵先生と浅田寿江先生に、基礎看護学実習の授業デザインと授業リフレクションの実際をお願いしました。

　この執筆を依頼した当時は、浅田先生はまだ病院に所属し実習指導者として学生指導をしていらっしゃいました。さまざまな看護学の実習を受け入れていた病棟の指導者として、緊張して実習に来る看護学生のために、スタッフに協力を依頼したり、学生へのメッセージをしっかり伝えられるような工夫をしたりと、学生の実習環境を整えることに努力されていました。

　また、授業デザインや授業リフレクションへの関心も高く、実習指導を終えても前田先生との交流が続き、今回の執筆につながりました。そして、これまでの実習指導者としての経験と前田先生や目黒悟先生との交流をとおして看護教育への関心が高まり、その後は、現在の所属で看護教員としてスタートされることになったのです。

　このように、看護教員と実習指導者が実習指導をとおして交流を深め、看護教育への関心が高まっていくことは、とてもすばらしいことだと感じています。

　私自身もかつて看護専門学校の教員をしていたとき、臨地実習で同じ学生を指導した実習指導者の原寿子さんと授業リフレクション*7を行いました。その後、原さんは、実習指導で担当する看護教員が変わっても実習指導後に授業リフレクションを続け、院内の実習指導者委員会でもリフレクションを行ったり、指導者としての自分の変化・成長を学会に発表*8したりと授業研究を継続されました。当時の活動は、共著*9として収録されています。このような経緯もあって、学生が安心して臨地実習で看護を学ぶためには、看護教員と実習指導者の連携が必要不可欠であると実感するようになりました。

■学生にとっての基礎看護学実習

　一方で、看護学生にとって基礎看護学実習は、看護師になるための大事な授業であり、初めての臨地での学習となります。学校によってその時期や実習内容に特徴があるとは思いますが、ふだん学習している場を離れて、本当

の患者さんとかかわり、看護を学ぶスタートになると考えます。

　読者の皆さんも私自身も、看護職であれば誰にも看護学生時代のとき、初めて病院で実習をするという経験があったはずです。実習先の病院で、多くの場合は自分より人生の先輩で自分が経験していない疾患などで入院している患者さんを担当するということはもちろんですし、看護師の先輩である初対面の指導者から指導を受ける場は、大変な緊張を伴うものです。そういった緊張感は看護の専門家になるためには必要な姿勢・態度ともいえますが、緊張を乗り越えて、看護の対象とかかわるということや対象を理解していくということを、初学者であっても毎日の実習のなかで少しずつ経験し、こういうことが看護なのだと実感していくことが大切になると考えます。そのためには、学生が過度の緊張を強いられることなく、患者とかかわり安心して看護を学べる環境を指導者と看護教員が創っていくことが、基礎看護学実習ではとても重要であると思います。

■前田先生と浅田先生の実習指導に学ぶ

　こうした視点で、前田先生と当時指導者であった浅田先生が連携をとって行った今回の基礎看護学実習の実習指導は、病院で初めて看護を学ぶ看護学生にとって、非常に優れた学習環境であったといえるでしょう。

　前田先生は、実習に先立って基礎看護学実習の授業デザインの6つの構成要素をもとに打ち合わせを行い、教員としてどのような実習にしていきたいかといった「ねがい」や、そのために日々の情報共有や指導の方向性を話し合うことなど具体的な教授方略を伝えられています。忙しいなかでは意図的に行わないと、なかなかできないことだと思いますし、看護教員として基礎看護学実習で学ぶ学生を大切に考えていることや、具体的に実習で何ができるとよいのか、実習要項ではくみ取れないことを直接ことばで指導者に伝えることができたのではないかと思います。また、実習が開始されてからは日々情報共有し、週末には翌週の指導の方向性を話し合うなど、常に指導者と連携をとった指導をされました。

　指導者であった浅田先生は、初めて病院で実習する学生の緊張をやわらげることばかけをされ、患者とのコミュニケーションや援助方法に悩む学生の様子を察知して、カンファレンスで話し合ったり具体的な助言をしたりして、学生が患者とかかわれるような支援をされました。また、病棟のスタッフや患者さんにも臨地実習の学生を受け入れてもらえるようなはたらきかけをすることで、みんなが学生に関心を寄せて実習を応援してくれ、学生が安心して実習できる学習環境を創られたのだと思いました。

さらに、前田先生と浅田先生は実習終了後に互いの経験をカード構造化法でリフレクションすることで、互いの思いを確認するとともに、学生の学びや成長を喜び分かち合うことができました。そうすることで、学生だけでなく指導する教員や指導者としての自分の変化や成長も実感されたと思います。

　先生方には、今回の授業リフレクションをとおして得られたことを大切にして、これからも学生の学びを支援する実習指導を継続していってほしいと思います。また、このような看護教員と実習指導者の授業リフレクションがより多くの場で発展し、互いの協働・連携を深め、学生の学びを支援する実習指導が広がっていくことを期待したいと考えています。

（永井睦子）

引用・参考文献

*1 目黒悟：看護教育を創る授業デザイン；教えることの基本となるもの，メヂカルフレンド社，2011.

*2 目黒悟，永井睦子：看護の学びを支える授業デザインワークブック；実りある院内研修・臨地実習・講義・演習に向けて，メヂカルフレンド社，2013.

*3 目黒悟：臨床看護師のための授業リフレクション；輝く明日の看護・指導をめざして，メヂカルフレンド社，2019，p.52-60.

*4 目黒悟：看護教育を拓く授業リフレクション；教える人の学びと成長，メヂカルフレンド社，2010，p.62-67.

*5 前掲書*4，p.24-35.

*6 前田久恵・浅田寿江：基礎看護学における授業デザイン・授業リフレクション③～基礎・臨地実習編～．目黒悟，永井睦子監修：豊かな看護教育を創る授業デザイン・授業リフレクションの実際，看護展望，44（6），2019，p.68-79.

*7 原寿子，永井睦子，渡邊綾，高杉真子，宮河いづみ，高橋祐子，喜多見宏子：臨地実習指導における実習指導者と看護教員の連携～実習指導のリフレクションを通して～，神奈川県看護師等養成機関連絡協議会主催　第9回看護教育フォーラム2008，p.43-45.

*8 原寿子，永井睦子，高杉真子，目黒悟：カード構造化法による実習指導者のリフレクションに関する研究～同じ実習を担当した看護教員との振り返りを通して～，日本看護学教育学会　第18回学術集会講演集，2008，p.126.

*9 永井睦子，原寿子：臨地実習指導における実習指導者と看護教員の連携．屋宜譜美子，目黒悟編：教える人としての私を育てる；看護教員と臨地実習指導者，医学書院，2009，p.170-180.

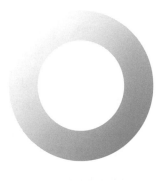

訪問看護ステーションでの在宅看護論実習

➡ 看護学生とていねいにかかわるために

　当時、私は訪問看護ステーションで訪問看護師として、看護学生の臨地実習指導に携わっていました。本稿で紹介する授業デザイン[1,2]を行った臨地実習は、カリキュラム改正前の3年課程看護専門学校3年次の2クール目の在宅看護論実習です。実習の構成は**表**の通りで、2単位全90時間のうち訪問看護ステーションでの実習は7日間となっていました。学生は市内数カ所のステーションに2〜3名ずつ配置され、当訪問看護ステーションでは、年間2〜3クールの実習を受け入れていました。

表　在宅看護論実習（2単位）の構成

実習場所	日数
訪問看護ステーション	7日間
保健センター	3日間
地域包括支援センター	1日間
実習準備	3時間
実習総括カンファレンス	1.75時間

　当訪問介護ステーションは、静岡県富士市にある入院病床76床の地域密着型の民間病院が母体で、管理者を含め7名の看護師で登録利用者約60名の方を担当しています。がん終末期の方や認知症の方、地域的に老老介護の方の割合が多いステーションです。

　私は訪問看護師としては当時3年目で、日々悩んだり新たな発見があったりと、自分自身もまだまだ学びながら訪問看護を実践している状況でした。実習指導については、以前、看護専門学校で専任教員をしていた経験から、自分の訪問に看護学生が同行することで、自分のかかわりが学生の学びにどう影響するのか？　学生をどう支援すれば看護の楽しさを感じることができるのか？　といったことを自分なりに意識して、学生とかかわってきました。しかし、学生が訪問する利用者の選定や、学生の記録の確認、カンファレンスの参加などは訪問看護ステーションの管理者任せで、朝のミーティング時に自分の訪問に学生が同行することを知るといった状況で、ていねいに指導にかかわれていないと感じていました。

　そこで今回は、自分が何を大事に臨地実習にかかわっているのか、学生をどのようにとらえ、実習全体をどう考えているのかを見つめ直したいと考え、「6つの構成要素による授業デザイン」に取り組みました（**図1**）。

図1　6つの構成要素による授業デザイン

3年生　在宅看護論実習（2クール目）

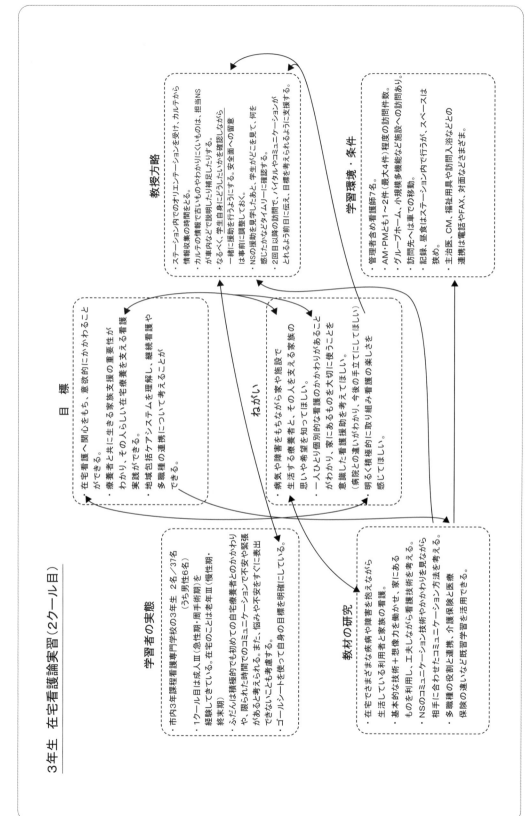

訪問看護ステーションの管理者は、実習指導者研修で授業デザインの経験があったので、私が授業デザインをして実習指導を行おうとしたことをすぐに理解してもらえましたが、訪問看護ステーションの同僚にはなじみがなかったため、看護学生の実習を担当するうえで、支援する側の準備として授業デザインを活用することを説明していきました。

➡ 授業デザインで大切に考えたこと

■訪問看護ステーションの「学習環境・条件」

　当訪問看護ステーションでは、指導担当者を限定せず、看護師7名が全員で看護学生の実習指導を担当する体制をとっています。訪問看護の利用者も担当看護師制ではないので、訪問看護記録を確認したり意見交換したりすることで、チームで利用者の情報を共有し、看護の方向性を確認するようにしています。利用者の方は、自宅で生活している方はもちろんのこと、グループホームで生活している方もいるので、個人宅だけでなく施設にも学生が同行できるよう配慮しています。また、現在は移転して少しスペースがありますが、以前のステーションはスタッフだけでもいっぱいで、学生が入るとスペースに余裕がなく圧迫感のある環境でした。そこで当時から、学生に声をかけることを意識して明るい雰囲気を保つようにしていました。

　病院実習では通常学生は5～6名のグループになっていますが、訪問看護ステーションでは学生2名という少ない人数に加え、実際の訪問は看護師とマンツーマンで行動するため、学生の緊張も高いのではないかと考えます。学生にとっては、初めての訪問看護ステーションの実習であることを考慮し、看護師から声をかけ不安や緊張を少なくできるように配慮していきました。

■「ねがい」の明確化

　「ねがい」を考えていくなかでは、利用者一人ひとりの個別性が特に際立つ、在宅ならではの看護のかかわりを知ってほしいという私自身の軸が明確となりました。また、利用者だけでなく、その人を支える家族の思いや希望を知り、自宅にあるものを工夫して大切に使う看護援助の見学と、学生も可能なところは積極的に援助に参加することをとおして、楽しみながら在宅看護を学んでほしいということを考えました。

　このことを訪問看護ステーションの同僚に話すと、共感が得られたり、スタッフが大事にしていることを話してもらえたりすることができました。それぞれが大切にしていることは微妙に違うことがあっても、それは一人ひと

りの看護観や指導観によるものであることを話し合うこともできました。ふだんは、なかなか互いの看護観を話し合うことはなかったのですが、互いの考えを知るよい機会となりました。

■「目標」の具体化

　実習校の在宅看護論実習の実習要項には次の6つの目標が記載されていました。

《在宅看護論実習の目標》

1) 療養者と家族の生活や思い、在宅看護へ関心をもち、意欲的にかかわろうとする。
2) その人らしい在宅療養生活を支える看護を考えることができる。
3) その人らしい在宅療養生活を支える看護を実践できる。
4) 在宅看護の基本姿勢がわかり、療養者と共に生きる家族支援の重要性に気づく。
5) 地域で生活する人々の健康生活を支える地域包括ケアシステムを理解する。
6) 継続看護や多機関多職種の連携を知り、今後の看護実践への活用を見出す。

　これらの実習要項の目標を踏まえ、「学習環境・条件」や私の「ねがい」と合わせて、授業デザインでは次の「目標」を考えました。

・在宅看護への関心をもち、意欲的にかかわることができる。
・療養者と共に生きる家族支援の重要性がわかり、その人らしい在宅療養を支える看護実践ができる。
・地域包括ケアシステムを理解し、継続看護や多職種の連携について考えることができる。

■在宅看護論実習における「教材の研究」

　在宅看護論実習における「教材の研究」では、これまで学んできた基本的な看護技術をもとに、利用者の生活の場にあるものを工夫して、利用者に合わせた看護技術を考え実践できることや、利用者一人ひとりに合わせたコミュニケーションの方法を考えられるとよいと思いました。また、病院とは違う、本当の意味での個別性のある看護を在宅の場で学生が考えていけるとよいと思いました。

　他職種との連携や介護保険と医療保険の違いなどは、実際に目にすること

で既習学習とつながるのではないかと考えました。

■「学習者の実態」を同僚と共有する

「学習者の実態」の把握では、在宅看護論実習は3年生が実習に来ることをスタッフは皆知っていました。しかし、1～2年生でどのような学習の積み重ねがあり、3年生になって何クール目の実習なのか、在宅看護論実習の前後にどの看護学の実習を経験しているのかまでは知らなかったので、あらためて確認しました。すると、同僚からは「そこまで意識していなかった」といった反応がありました。

また、この学校の学生は「ゴールシート」を使って実習における自分の目標を書いていたので、「学習者の実態」把握の参考にはなりましたが、実際にかかわる学生2名の様子は、実習が始まってから進行とともに把握していくことで、学生に合わせて指導していくことを同僚とも共有していきました。

■「教授方略」の検討

「教授方略」では、「学習者の実態」や「学習環境・条件」「ねがい」「教材の研究」と照らし合わせながら、学生が病院とは違う初めての環境で過度に緊張せずに、在宅で生活し療養する利用者や家族とかかわることができるようにその方法を具体的に考えました。

たとえば、訪問前の情報収集はこれまでの訪問看護記録などを参考にしますが、その情報が古いものやわかりにくいものは、担当する看護師が訪問に行く車内などで説明や補足をするようにしました。そして、初回訪問で看護師の援助を見学したあとには、学生がどのようなことを見てどのようなことを感じたかなど、帰りの車内やステーションに戻ってからタイムリーに確認することが大事だと考えました。

また、2回目以降の訪問の場合は、学生自身にどのように援助に参加したいかを確認し、なるべく一緒に援助を行えるように、安全面への留意点を事前に調整しておくことを意識しました。

■同僚と授業デザインを分かち合う

このように考えた6つの構成要素による授業デザインを、実習が始まる前に同僚のスタッフに見てもらい、私が実習前に考えている実習指導について説明しました。

同僚からは、「1枚で全体が見えてわかりやすい」「学生がこれまでどんな実習を経験していて、在宅の次はどの実習なのか意識していなかったが、

つながりがわかった」「ふだん自分たちもやっていることを意識できてよい」「それぞれの『ねがい』は違っていいんだね」といった反応が得られました。

　日頃からスタッフ間ではよくコミュニケーションをとっており、それぞれの考えや思いを表出できる恵まれた環境にいると思っていました。しかし、実習指導に関しては互いに実際の指導場面を見る機会はほとんどなく、学生にどのように指導し、学生がどのような学びをしているかなど、スタッフ間で具体的に語り合う場面が少なかったこともあらためて自覚できました。

　そして、授業デザインに関心をもってくれた同僚には、実習指導のためだけでなく、あらためて自分自身が大切にしている看護観を考えてみることや、学生を指導するうえで自分が大事にしていることなどを意識してみることが大切だと伝えました。

➡ 在宅看護論実習の実際

　このように、実習前に授業デザインしたことをもとに実際の実習指導を行っていきました。

■学生の状況
　1週目の学生の様子は、訪問先に向かう車中で、これまでの利用者の様子や、これから観察したり話したりする内容を伝えていても、初めて出会う利用者や家族と何をどのように話せばよいのか、学生はなかなかことばが出ない状況でした。そのようなときは、話のきっかけをつくりながら体位変換のときにからだを支えてもらったり、ケアの物品を取ってもらったりするなど、簡単なことから一緒にケアに巻き込んでいくようにしていきました。

　訪問終了後には、見学していて疑問に思ったことや気づいたことを学生に聞いていきました。また、私のかかわりの意図やその場の状況を見て、事前に予定していたことからは変更して援助したことや、そのように変更した理由なども説明していくと、学生は「そうだったんですか！」「なるほど！」「○○はどうしてですか？」などと積極的に聞いてくるようになりました。そして、2回目の訪問ではどんなかかわりをしたいと思うかなど、学生に具体的に確認してくようにしました。

■中間カンファレンスでの学生の様子
　中間カンファレンスでは、意識的に参加を希望し、管理者・学校教員・学生2名と私の5名でカンファレンスを行いました。訪問をとおして学生がど

んな状況で何を感じていたのか、日々の記録では読み取れなかった具体的な学生の思いを知ることができました。特に、利用者の家族とのコミュニケーションにおいて、病状の理解や介護負担について聞こうとしてもなかなか聞き出せなかったことがわかりました。しかし、看護師からのアドバイスを受けて、家族による介護のコツや楽しみを聞いていくように意識したところ、家族とも会話できるようになったことがわかり、翌週に向けてのかかわりの方向を確認することができました。

　今回は実習が始まる前に担当教員と会うことができなかったため、中間カンファレンスのあとに実習校の看護教員に授業デザインを見てもらいました。6つの構成要素をもとに教員と話すことができ、実習前にとらえていた学習者の実態と実際の学生の状況に大きなズレがないことも確認できました。

■授業デザインの追加・修正

　中間カンファレンスでの学生の様子を踏まえ、6つの構成要素を見直し、指導者としてのかかわりの方向を再確認してみました。そして、追加・修正したデザインが**図2**です。

　具体的には、私が思っていた以上に学生どうしはコミュニケーションがよくとれていたので、2週目の訪問の仕方を変更することにしました。1週目に学生と訪問した利用者宅に、2週目は別の学生と訪問するようにし、1週目の情報を2週目に行く学生に伝えてもらうようにしました。そうすることで、訪問看護チームの一員として情報を共有することを意識してもらうことになると考えました。

　また、学生は、見学したことをもとに自らが主体となって看護援助ができるよう看護計画を立案していましたが、その具体策は一般的で利用者個々の状況や支援の工夫点が表現されていない内容でした。そこで、一緒に訪問した場面を振り返りながら個別性が考えられるよう指導することを加えました。

　さらに、中間カンファレンスの様子を振り返ると、学生から「一人ひとり個別的な看護のかかわりがあることがわかり、家にあるものを大切に使うことを意識した看護援助を考えることが大切」という意見が出ていました。それは、私が「ねがい」に挙げていたことであり、私が大切にしたいと考えていたことを学生も感じていたことがわかり、ことばにしていなくても大切にしたいことが通じ合ったようなうれしさと感動を実感することができました。

　このように授業デザインに追加・修正をした内容と、私が感じた学生の実習状況については同僚にも伝え、私が助言した学生の看護計画の実施を、次回の訪問の際に見てほしいと依頼しました。こうして、学生への指導の継続

図2 修正した6つの構成要素による授業デザイン

3年生　在宅看護論実習（2クール目）

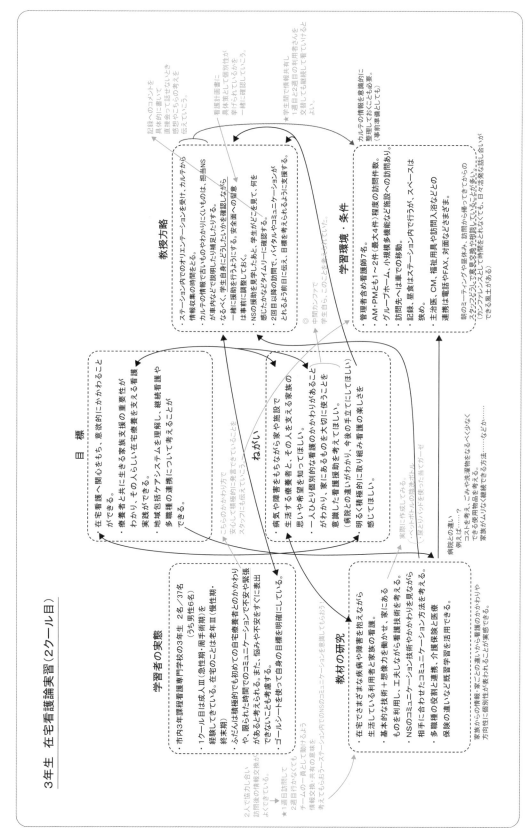

を図ることができ、訪問時の実際の様子や学生が看護を実施したときの利用者の反応などを同僚から聞くことができました。

→ 在宅看護論実習の授業リフレクション

　これまでは、リフレクションシート*3やイメージマップ*4、カード構造化法*5などで授業リフレクションをたびたび行ってきました*6, 7が、今回は、授業デザインの6つの構成要素をもとに授業リフレクションを実施することができたと考えています。

　実習前には実習要項をあらためて見返したり、学生個々の実習に臨む姿勢を確認したりして授業デザインを考えていきましたが、実習開始後は実際の学生の状況と実習の進行に沿って、授業デザインに立ち戻りながら自分の指導の方向を確認していくことで、実習について振り返ることができました。

　また、授業デザインをもとに、実習の前・中・後と、同僚や教員と実習のなかで起こっていたことを具体的に語り合うことができ、同僚に学生へのかかわりを依頼するなどして、自分が直接訪問に同行しなくても、訪問看護チームで継続したかかわりができたことを実感しました。最終カンファレンスでは、学生からも、安心できる実習環境で主体的に実習ができ、チームの一員という意識がもてたという意見がありました。

　教員からは、今後授業デザインを一緒に行いたいという意見もありました。そして、これらの経験をとおして、授業デザインは実習前に考えて終わりというものではなく、実習中に追加・修正し活用しながら、さらに実習が終わったあとも、次の実習指導に向けての手がかりにつながっていくということを実感することができました。

→ 訪問看護における学びを豊かにするために

　在宅における看護の現場は、看護師がその時その場で判断しなければいけないことも多く、訪問時の看護師の責任はとても大きなものだと感じています。そのような緊迫した現場に学生を同行させるときには、学生の安心と安全も当然守らなければいけません。授業デザインに取り組む前も、そういった意識をもって学生にかかわっていたつもりでしたが、今回あらためて学生個々の状況や学生どうしの関係性も踏まえた指導の必要性に気づくことができました。また、授業デザインを行うことで、私が在宅での看護実践を行ううえで大切にしてきた、自分自身の軸となる「ねがい」を再確認するととも

に、同僚と自分たちの看護観を語り合い、分かち合える風土がある職場のありがたさにも気づく機会となりました。

　このように、今回の授業デザインに取り組んだことで、学生の訪問看護における学びだけでなく、看護教員やスタッフと共に、学生をとりまく今後の実習環境を考えるきっかけとなるような、大事な気づきを得ることができました。

（山口真弓）

あらためて実習指導を振り返る

" 授業デザインのさまざまな活用 "

　私は訪問看護ステーションで実習指導者としての立場から寄稿させていただきましたが、当時は、授業デザインをもとに同僚に考えを聞いてもらい、意図的にかかわることや指導のポイント、「ねがい」を知ってもらったことで、ふだん自分たちもあまり意識せずに実践していたことや、似ているようで一人ひとり大事にしていることの表現や見方の違いを知る機会となり、学生だけでなく同僚と語り合えたうれしさがあったことが心に残っています。また、看護学校の教員とも分かち合うことができ、一緒に授業デザインを行いたいという意見をいただき、実習指導にますます楽しみを抱いていました。

　しかし、その後は実習に直接かかわる機会が少なく、同僚や教員を巻き込んで実習指導を行うことができないまま時が経過し、さらにコロナ禍のなかではほとんど実習を受けることができなくなってしまいました。現在は、実習も再開されていますが、学生が直接できるケアの範囲が縮小され、見学のみとなっているものが増えました。これまで以上に、何を見てもらうのか、見たものをどう看護につなげるのかを意図的に考えて学生にかかわっていく必要があると思います。また、現在の私は訪問看護から離れ、外来の地域医療連携部門へ異動となり、訪問看護実習でのかかわりがなくなってしまいました。

　一方で、看護学校での地域・在宅看護論の講師として、学生に訪問看護の奥深さや楽しさを伝えたり、演習のなかで利用者個々の状況に合わせたケアや物品の工夫について考えてもらったりする機会があり、授業デザインを考えて臨むことができました。さらに、講師としてかかわった実習指導者講習会では、受講生が授業デザインの内容や表現の仕方に戸惑っていたときに、「私の場合は〜」と具体的に授業デザインを見せながら伝えたところ、イメージがしやすくなり、自分自身の職場の特性を踏まえた授業デザインを考える手助けになったようでした。このように、さまざまな場面で看護の対象やその特徴を意識し、学生が看護を学んでいくことを支えるために、授業デザインが活かされていることをあらためて実感しています。

（山口真弓）

地域・在宅看護論実習
授業デザインが学生へのていねいなかかわりを創る

■在宅看護論実習の特徴と臨地実習指導

　ここでは、在宅看護論実習のなかの訪問看護ステーションでの実習指導の授業デザインと授業リフレクションについて、当時訪問看護師をされていた山口真弓さんに紹介をしていただきました。

　訪問看護ステーションでの実習は、在宅で療養している利用者・家族への訪問看護に学生が同行させてもらい、訪問看護の実際を見学あるいは一部実施させていただきますが、病院等での実習と異なり、看護教員が同行することがあまりないため、訪問看護師の方がその指導を担っているといってもよいと感じています。

　私もかつて看護専門学校に所属していたとき、訪問看護ステーションの実習を2クールほど担当したことがありました。そのときの実習で、今でもとても印象に残っていることがあります。

　その1つは、利用者さんのご自宅への訪問に、特別にお願いして私も同行させてもらったときのことです。訪問先に向かう車中で、訪問看護師さんから利用者さんとその家族の状況を教えていただき、その対象理解の的確さ、そして訪問してからは、限られた時間のなかでバイタルサイン測定、症状の観察、内服薬の確認や食事の状況の把握、家族の健康状態の確認、さらに運動と気分転換・コミュニケーションを兼ねた近所への散歩など、その看護実践力に驚くことばかりでした。また、学生もそうした訪問看護を見学し、目を輝やかせて感動しているようでした。

　もう1つは、別のグループのカンファレンスで、「今まで個別性が大事と教わってきていたけれども、病院で同じ患者衣を着ている患者の個別性はあまり実感できなかった！　しかし、訪問してみて本当に個別性ということがわかりました‼」と学生が発言していたことです。

　訪問看護での実習は、対象にかかわる時間が限られているなかでも的確な対象理解を行い、学生が利用者の本当の生活状況を目の当たりにすることで、一人ひとりに対する個別性のある看護実践を具体的に学べる優れた機会であると、私自身も実感しています。このような在宅看護論実習は、看護基礎教育において対象理解と個別性を踏まえた看護を学べるとても大切な実習であ

ると思っています。

■山口さんの授業デザインと授業リフレクションから学ぶこと

　山口さんはこれまでの看護教員の経験をもとに、訪問看護ステーションに勤務してからも、利用者さんへの訪問看護実践のイメージマップやカード構造化法などの授業リフレクションに取り組んできていました。

　今回は、訪問看護ステーションにおける看護学生への実習指導の6つの構成要素による授業デザインを具体的に紹介してもらいましたが、その取り組みのすばらしいところは、授業デザインを単に実習指導の準備として行なっただけでなく、そのデザインを訪問看護ステーションの同僚に伝え、分かち合おうとしているところです。山口さんが実習指導で大切に考えていることを話すことをとおして、関心をもってくれた同僚と、それぞれが大切にしている看護観を交流することができています。また、その場は学生を指導するうえで大事にしていることを意識することにもつながっています。このように、授業デザインをもとに話し合う機会をもつことは職場のコミュニケーションを深めるとともに、互いの違いをも認め合う素敵な訪問看護ステーションとなり、学生にとってとても実習しやすい学習環境になっていくのではないかと感じました。

　さらに、授業デザインをもとに実習指導を進めるなかで、学生一人ひとりの反応をとらえ、看護教員とも授業デザインを共有して実際の学生の状況を確認し、学生の理解を深めていくことで、次のかかわりの方向性を確認することができています。

　こうして、学生の反応を踏まえた6つの構成要素を実習の中間で見直して追加・修正することで、自分の実現したい指導の方向を明確にし、学生と共により個別性を踏まえた看護援助が実践できるようなかかわりが可能になっているのだと思います。このように授業デザインを見直し追加・修正すること自体が、自然と授業リフレクションにつながっていくことも、今回の山口さんの実践から学ぶ大きな意味だと感じています。

　授業デザインを同僚や看護教員と共有する積極性や看護学生と共に振り返る姿勢、そして何よりも訪問看護での利用者に対する山口さんのかかわりや「ねがい」は、あらためてことばにしなくても学生が感じることができ、学生にとっても山口さんにとっても互いに感動を分かち合う充実した体験になっていたのではないかと思います。

　そして、現在の山口さんは、訪問看護から地域医療連携部門へ移動されたとのことですが、これまでの経験を踏まえて、看護学校で地域・在宅看護論

の授業を行ったり実習指導者講習会の講師をされたりと、今まで以上に授業デザインを活かした活動をされていることを伺って、とてもうれしい気持ちになりました。授業の場や対象となる人が変わっても、授業デザインを考えて臨むことで、山口さんの大切にしている看護をこれからもていねいに伝えていっていただきたいと思っています。

(永井睦子)

引用・参考文献

*1 目黒悟：看護教育を創る授業デザイン；教えることの基本となるもの，メヂカルフレンド社，2011.

*2 目黒悟，永井睦子：看護の学びを支える授業デザインワークブック；実りある院内研修・臨地実習・講義・演習に向けて，メヂカルフレンド社，2013.

*3 目黒悟：看護教育を拓く授業リフレクション；教える人の学びと成長，メヂカルフレンド社，2010，p.36-47.

*4 目黒悟：臨床看護師のための授業リフレクション；輝く明日の看護・指導をめざして，メヂカルフレンド社，2019，p.52-60.

*5 前掲書*3，p.24-35.

*6 小野田真弓，山田馨子，渡辺加菜子：看護教員の授業リフレクションに関する研究〜実習指導者と実習指導の振り返りを共有することの意義〜，日本看護学教育学会 第20回学術集会講演集，2010，p.171.

*7 齋藤理恵子，小野田真弓，目黒会津子，他：看護教員の成長を支える授業研究会．屋宜譜美子，目黒悟編：教える人としての私を育てる；看護教員と臨地実習指導者，医学書院，2009，p.130-145.

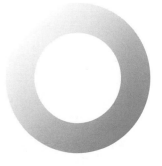

セルフマネジメントを学ぶ成人看護学実習

➡ 成人看護学実習の授業デザインに取り組む

　当時、私が所属していたのは統合カリキュラムの看護専門学校で、成人看護学の臨地実習は、成人看護学実習Ⅰ（２単位・２年次）・Ⅱ（２単位・３年次）・Ⅲ（２単位・３年次）で構成されていました。私は専任教員として基礎看護学を担当していましたが、ここで紹介するのは成人看護学実習Ⅲで、成人期における患者のセルフマネジメント支援を考え実践する実習です。

　３年次の実習は、７月から年明けの２月までの６か月間に、成人看護学実習Ⅱ・Ⅲを含む各看護学の臨地実習がローテーションしながら進んでいきます。今回、私が担当したのは、成人看護学実習Ⅱと小児看護学実習のあとの８月に行われた成人看護学実習Ⅲでした。実習ローテーションのなかでは３クール目で、後半に行う学生よりも実習の経験が少ないなかで、患者のセルフマネジメント支援が考えられるように指導できるのか、私自身が不安を感じていました。しかし、看護職をめざす学生には、看護のやりがいや看護の楽しさを実習で実感してもらいたいと思っています。

　そこで、教員である私自身が不安なままなんとなく実習に臨むのではなく、学生が患者とかかわるなかで、看護を実感し学ぶことを意識して指導できるように、成人看護学実習の授業デザイン*1,2を考えていきました（**図1**）。

➡ 授業デザインで大切に考えたこと

■「学習者の実態」をとらえる

　今回担当した学生は、３年次の男子学生２名と女子学生４名の計６名でした。成人看護学実習Ⅰでも成人看護学実習Ⅱでも看護過程の展開をしていますが、６名とも看護過程に苦手意識があることで、成人看護学実習自体を苦手と感じているようでした。

　また、学生は、それぞれこれまでの学習において、疾患の理解や対象の理解などの自己の課題を自覚していて、全体的に控えめな印象でしたが、素直で自分の課題に取り組もうという姿勢がありました。

図1 6つの構成要素による授業デザイン

3年次 成人看護学実習Ⅲ

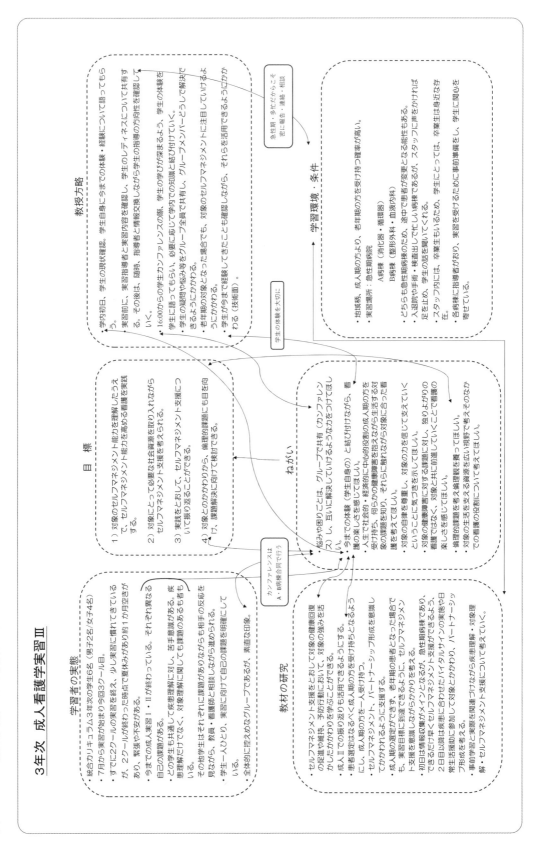

学習者の実態

- 統合カリキュラム3年次の学生6名（男子2名/女子4名）
- 7月から実習が始まり今回は3クール目。
- すでに2クールの実習を終え、少し実習に慣れてきているが、2クールが終わった時点で夏休みがあり約1か月空きがあり、緊張や不安がある。
- 今までの成人実習Ⅰ・Ⅱが終わっている。それぞれ異なる自己の課題がある。
- どの学生も共通して疾患理解に対し、苦手意識がある。疾患理解だけでなく、対象理解に関しても課題のある者もいる。
- その他学生はそれぞれに課題があるなかで相手の反応を見ながら、教員・看護師と相談しながら進めている。
- 学生一人ひとり、実習に向けて自己の課題を明確にしている。
- 全体的に空気の穏やかなグループであるが、素直な印象。

教材の研究

- セルフマネジメント支援を通して対象の健康回復の促進や維持、予防行動において、対象の強みを活かしたかかわりを学ぶことができる。
- 成人期Ⅱでの振り返りも活用できるようにする。
- 患者選定は成人期の方を受け持ちとなるようにし、成人期の方を一人受け持つ。
- セルフマネジメント、パートナーシップ形成を意識し、成人期の患者がメインとなった場合でも、実習目標に到達できるように、セルフマネジメント・パートナーシップ形成ができるよう支援する。
- 初日は情報収集がメインとなるが、急性期病棟であり、できるだけ早くセルフマネジメント支援ができるよう、常生活援助に参加していく。
- 2日目以降は疾患に合わせてバイタルサインの実施や日常生活援助に参加していくかたわら、パートナーシップ形成を考える。
- 事前学習で実習に関連づけながら疾患理解・対象理解を考えていく。
- セルフマネジメント支援について考えていく。

教授方略

- 学内初日、学生の現状を確認。
- 実習前に、実習指導者と実習着задを行い、学生のレディネスについて共有してもらう。その後は、随時、指導者と情報交換しながら学生の指導の方向性を確認していく。
- 16:00からの学生カンファレンスの際、学生の学びが深まるよう、学生の体験を語るように働きかけていく。
- 学生の疑問や悩みなどを学内で全員で共有し、グループでともに解決できるようにかかわる。
- 老年期の対象となった場合でも、老年期のセルフマネジメントに注目していけるようにかかわる。
- 学生が今まで経験してきたことを活用しながら、それらを活用できるようにかかわる（技術面）。

〔急性期・多忙だからこそ 密に報告・連絡・相談〕

〔学生の体験を大切に〕

学習環境・条件

- 地域柄、成人期の方より、老年期の方を受け持つ確率が高い。
- 実習場所：急性期病院
  A病棟（消化器・循環器）
  B病棟（整形外科・血液内科）
- どちらも急性期病棟のため、途中で患者が変更となる可能性もある。
- 入退院や手術・検査出して忙しい病棟であるが、スタッフに声をかければ足を止め、学生の話を聞いてくれる。
- 卒業生もいるため、対象と共に前進していくことで看護の楽しさを感じられる。
- 学生にとっては、卒業生は身近な存在。
- 各病棟で指導者がおり、実習を受けるために事前準備をし、学生に関心を寄せている。

目標

1) 対象のセルフマネジメント能力と理解したうえで、セルフマネジメント能力を高める看護を実践する。
2) 対象にとって必要な社会資源を取り入れながらセルフマネジメント支援を考えられる。
3) 実践を通して、セルフマネジメント支援について振り返ることができる。
4) 対象とのかかわりから、倫理的課題にも目を向け、課題解決に向けて検討ができる。

ねがい

- 悩みや困りごとは、グループで共有（カンファレンス）し、互いに解決していけるような力をつけてほしい。
- 今までの体験（学生自身の）と結びつけながら、看護の楽しさを感じてほしい。
- 人まで社会的・経済的に中心的役割の成人期の方を受け持ち、何らかの健康障害を抱えながら生活する対象の課題を知り、さらに触れながら対象に合った看護を考えてほしい。
- 対象の自律を尊重し、対象の力を信じて支えていくということに気づくことができてほしい。
- 対象の健康障害に対し、独りよがりの看護ではなく、対象と共に前進していくことで看護の楽しさを感じてほしい。
- 倫理的課題を考え倫理観を養ってほしい。
- 対象の生活を支える資源を広い視野で考え、その看護の役割について考えてほしい。

〔カンファレンスは A・B病棟合同で行う〕

■「ねがい」の明確化

　成人期における患者のセルフマネジメント支援を考え実践する今回の実習では、学生が看護の対象を支えることができるように、私も学生を支えていこうと考えました。学生それぞれの課題はあっても、これまでの経験を大切にし、学生の持っている力を信じることが、学生のセルフマネジメントにつながると考えたからです。

　また、学生への支援については、教員である私と学生との間でのやりとりだけでなく、実習中の悩みや困りごとはグループで共有し、互いに解決していけるような力もつけてほしいと考えていました。学生どうしが互いに高め合いながら、自分たちの経験をとおして、看護の楽しさを感じられるといいなと思いました。

　さらに、成人看護学実習をとおして、受け持つ患者の入院前の生活や役割を知り、入院に伴ってどのような影響があるのか、そしてどのような困難が生じるのかを、患者とのかかわりをとおして理解し、その人に合った看護を考えてほしいと思いました。独りよがりの看護ではなく、患者の自立を尊重したかかわりを考えることが倫理観にもつながり、患者のセルフマネジメント支援になっていくと考えました。

■「目標」の具体化

　成人看護学実習Ⅲの実習目標を踏まえて、次の4つの「目標」を具体的に考えました。

1) 対象のセルフマネジメント能力を理解したうえで、セルフマネジメント能力を高める看護を実践する。
2) 対象にとって必要な社会資源を取り入れながら、セルフマネジメント支援を考えられる。
3) 実践をとおして、セルフマネジメント支援について振り返ることができる。
4) 対象とのかかわりから、倫理的課題にも目を向け、課題解決に向けて検討できる。

　上記の「目標」に到達できるように、学生の今までの経験やそれぞれの課題を結びつけて実習を進めていこうと考えました。

■実習病棟の「学習環境・条件」

　実習病棟は、急性期病院の主に消化器外科のＡ病棟と主に整形外科のＢ病棟で、どちらも入退院の多い病棟のため、途中で受け持ち患者が変更となる可能性がありました。今回は、実習施設との調整で、Ａ病棟に４名とＢ病棟に２名の学生配置となりました。地域的には高齢者の入院患者が多く、成人看護学実習であっても老年期の患者を受け持つことが多いのですが、成人期の方が難しい場合には、できれば社会的役割が具体的にある方などをお願いしていました。

　また、病棟は常に忙しいのですが、学生の声に耳を傾けてくれる環境でした。実習指導者も、セルフマネジメント支援については、学内で用いているテキストを事前に確認し、実習指導の準備をしてくれていました。

■成人看護学実習Ⅲにおける「教材の研究」

　成人看護学実習ではありますが、地域柄、高齢者の入院が多く、必ずしも成人期の患者を受け持てるわけではありません。しかし、高齢であってもまだまだ社会のなかで役割を担っている方も多いため、年齢ではなく対象のセルフマネジメント力を理解することで、その方の強みを活かした支援が考えられると思いました。

　また、セルフマネジメント支援を実践するためには、対象とのパートナーシップ形成が必要となります。学生のなかには、対象との関係づくりを課題としていた学生もいたため、学生が患者とパートナーシップを形成できるように、学生と共に訪室し、患者と学生の橋渡しをしようと考えていました。

■「教授方略」の検討

　実習の初日は、学内実習であるため、学生の今までの実習での経験について語ってもらい、学生の現状を把握することにしました。学生それぞれに課題があり、学生自身も自己の課題に向けてどのように実習に取り組んでいこうか考えていたため、一人ひとりの学生の考えを尊重していこうと思いました。

　また、実習指導者とも学生の状況について共有し、随時相談しながら実習を進めていこうと考えました。具体的には、夕方のカンファレンスでそれぞれの学生が自分自身の経験を語れるような雰囲気づくりを心がけ、学生の疑問や悩みなどについて、グループ全員で共有し、メンバーどうしで意見交換し解決できるようにしようと考えました。

成人看護学実習の実際

■実習前半の学生の様子

　実習初日は、学生にこれまでの経験や実習に向けての気持ちを実際に語ってもらいました。学生たちは、成人看護学実習Ⅰ・Ⅱを経験してきているので、今までの学びや課題を踏まえ、それぞれ実習に向けて自己の目標を立てていました。たとえば、学生Aは「いつも教員を頼ってしまい、看護師とかかわろうとしなかった自分がいたため、患者のセルフマネジメント支援をしていくためにも、今回は患者のそばにいる看護師と積極的にコミュニケーションを図りながら実習を進めていきたい」という気持ちを話してくれました。

　2日目からは病棟で、それぞれ受け持ち患者が決まり実習を進めていきました。

　学生Aが受け持った患者は60歳代の男性で、進行性神経疾患で誤嚥性肺炎となり、発声困難がある方でした。痰の分泌が多く呼吸が苦しい様子を見て学生は戸惑っていましたが、自己紹介に伺った際に患者が優しい笑顔で迎えてくださり、学生も笑顔になっていました。また、調子のよいときは、文字盤が無くても単語で話すことができました。口の動きと表情を見ながら患者の訴えを一生懸命聴こうと、患者のベッドサイドに足を運び、会話がうまくいかないときは看護師に相談し、徐々にコミュニケーションがとれるようになってきていました。学生は、現在の状態は理解することができましたが、いつ病気が発症して、いつから体が思うように動かせなくなったのか、仕事はどうしていたのかなどについてはまだとらえていませんでした。

　学生Bは、仕事中に膝蓋骨を骨折し手術後に創部感染があり再手術予定となった60歳代の男性を受け持ちました。患者は自営業で繁忙期に入院となり、仕事の采配に悩んでいる様子で「入院しながらも仕事をしている」と話されていました。

　学生Cは、炎症性疾患のある60歳代の男性を受け持ちました。実習途中に退院することがすでに決まっており、退院後もステロイド剤の自己管理が必要な方でした。患者は自分の病気について語ってくれ、学生は傾聴することを大切にベッドサイドに足を運んでいましたが、「限られた日数のなかで自分に何ができるか？」と焦っていて、今後も続くステロイド剤の自己管理に注目している様子はありませんでした。

　学生Dは、放射線療法を行っている80歳代の女性を受け持ちました。自宅が遠方で、毎日の通院が困難なために入院となっていました。学生は、ADLが

自立しているので介入することがないととらえていましたが、患者のふだんの生活を聴くことで、活動量の減少に伴う筋力低下の可能性を考え、入院による体力・筋力の低下予防を考えることができました。

　学生Eは、これまでも膵炎を繰り返し、今回も重症の膵炎で入院した70歳代の男性を受け持ちました。学生は、一人暮らしの患者に対して、自宅での食生活で気をつけることをパンフレットにして指導しようと考えていましたが、まだその時期ではないと看護師から助言を受け、悩んでいました。

　学生Fは、人工肛門造設を検討している80歳代の男性を受け持ちました。学生は、自分の観察や患者とのかかわりに不安を感じており、患者のもとに行くときに「先生、一緒に来てもらえませんか？」と、教員に頼る様子が見られました。

■実習後半の学生の様子

　学生Aは、患者の訴えを表情と口の動きから読み取ることができ、円滑に対応できていました。患者も、「（学生は）よくやってくれている」「ありがたい」と笑顔で答えてくれました。また、50歳代から体が動かせなくなった患者が、どのような思いで仕事を引退し、家族と共に歩んできたのか、患者の今までの決断を大切に考えながらかかわっている様子でした。

　学生Bは、入院中も仕事のことを考えながら治療を受けている患者のストレスに注目していました。創部の観察はもちろん、会話をとおして夜間の様子なども聞いていました。ある日、学生Bが足浴を実施した際に、患者がいびきをかいて眠ることがありました。学生は患者の反応に驚きながらもうれしそうにしていました。

　学生Cは、2人目の患者の受け持ちを始めましたが、退院した患者の看護についても考え続けていました。学生Cは、ステロイド剤についての学習ができないうちに退院となり、患者に十分にかかわれなかったことを悔しく思い、涙することもありました。

　学生Dは、自宅では家事全般を行っていた老年期の患者に、入院期間中に筋力が低下しないように簡単な体操を取り入れていました。また、放射線療法中の肩の痛みに気づき、できるだけその痛みがやわらぐようにかかわっていました。患者が一人でも体操ができるようにと、イラスト入りの資料を作成すると、「まあ！　ありがとう。本当にうれしい。これを見ながら体操しますね。大切にします」と患者は満面の笑みを見せてくださいました。

　学生Eと学生Fは、徐々に回復し退院が近い患者に対し、退院に向けてのパンフレットを考えていましたが、作成に取りかかった時期が遅く、実習最

終日までに完成することができませんでした。しかし、学生Eは、一人暮らしの患者のために、自宅に帰ってからの生活について不安なことを聴き、患者が自分でできそうなことを一緒に考えていました。そして、学生は2人とも、実習が終わったあとにも未完成のパンフレットをそのままにせず、教員や看護師の助言をもとに、パンフレットを修正していました。

　また、実習後半のカンファレンスで、学生Aは、受け持ち患者が「痰の吸引をしてほしい」と訴えて学生が看護師を呼んだとき、「まだ引かなくても大丈夫」と言って吸引せずに立ち去ったことについて話しました。そのことについて、メンバー間では「吸引は安楽なケアではないから、ふだんの様子から"まだ吸引しなくても大丈夫"という判断になったのではないか」という意見や、「痰が溜まってきて苦しさを感じ吸引をしてほしいと訴えているのに、看護者側の見方で判断するのは違うと思う」「患者が訴えている苦しさを、看護者の基準で判断してはいけない」と意見を交わす様子がありました。このような場面に、タイムリーに対応できないことを、もどかしく感じ涙する学生もいました。

　このカンファレンスに私は見守るかたちで参加していました。学生たちが、それぞれの気づきを発言し、その場面の看護において大切な患者の安全・安楽や患者の権利・尊厳について考えている様子に触れて、看護の倫理的課題に真正面から向き合っているのだと実感しました。

➡ 成人看護学実習の授業リフレクション

　今回の成人看護学実習の授業リフレクションは、本書の編著者である永井睦子先生にプロンプター（聞き役）*3になってもらい、「カード構造化法」*4で行いました（**図2**）。

■印象カードとキーワード

　印象カードは『**学生の成長がうれしい！**』でした。これは、実習当初の成人看護学実習の展開に対して不安を口にしていた学生たちが、セルフマネジメント支援のために、患者の思いやふだんの生活を考え、学生が患者と向き合いながら自己の課題に向かって努力し成長していった姿が印象的だったからです。

　また、カード構造化法で得られたキーワードは、「患者さんの声を聴いて支援を考えていた」「学生どうしが協力して学んでいた」「悩みながら変化していった」「看護が楽しいという気持ちで実習していた」「学生の今まで

図2　カード構造化法のツリー図と得られたキーワード

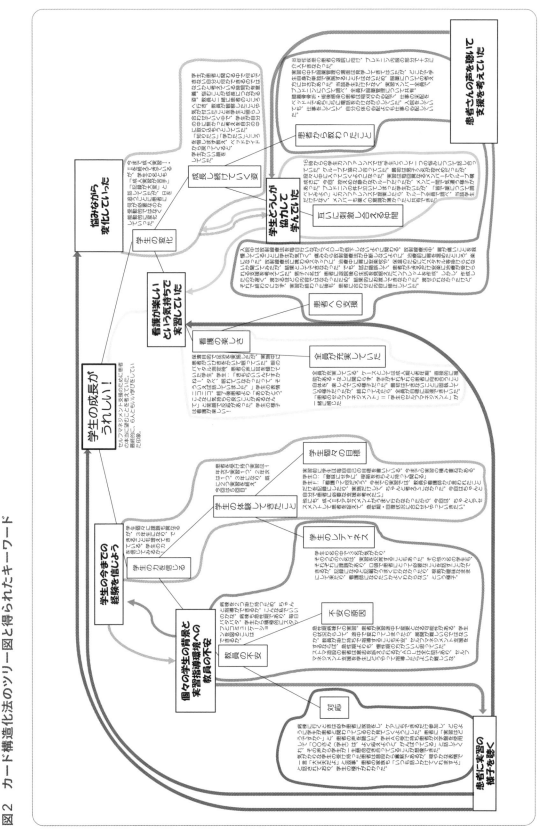

の経験を信じよう」「個々の学生の背景と実習指導環境への教員の不安」「患者に実習の様子を聴く」でした。それぞれのキーワードで確かめられた内容は次の通りです。

■「患者さんの声を聴いて支援を考えていた」

どの学生も患者の声に耳を傾けていました。学生Dは、患者が放射線療法中、肩の痛みに耐えていたことに気がついてから、少しでも安楽に治療が受けられないか考え、患者の痛みに対して温罨法やストレッチを取り入れることで、結果的に痛みをやわらげることができました。

また、学生EとFは、患者やその家族からの声を聴き、退院後の生活を考えたパンフレットの作成を計画していました。作成が遅くなり患者に届けることはできませんでしたが、実習が終わってからも、必要な内容をさらに調べ直して修正している様子に、患者の声を大切にした支援を考え続け、しっかりと看護を学ぼうとしていた様子を、とてもうれしく感じている自分がいたことが確かめられました。

■「学生どうしが協力して学んでいた」

実習当初は控えめな印象の学生たちでしたが、カンファレンスになるとメンバー間で意見交換し、困っているメンバーがいると一緒に考えていました。学生Aが受け持っている患者の、文字盤と口の動きで「痰を吸引してほしい」という訴えに対する看護者の対応について、それでよかったのかと話し合ったカンファレンスでは、メンバー間でいろいろな意見を出し合い、倫理的な課題に向き合い学んでいた様子をあらためて大切なことだと感じることができました。

また、学生Cが、ステロイド剤を長期に自己管理していく必要がある患者への支援で悩んでいることに対して、みんなで調べてみることを促すと、他の学生も他人事ではなく薬の副作用について調べ共有していました。そして、実際に調べたことで、ステロイド剤への意識が薄かったということもみんなで共有しており、個々の学びではなく、グループとして学生どうしが協力して学んでいることが確かめられました。

さらに、患者が自分で薬の管理ができていると、患者のことばを鵜呑みにしてしまい、学生たちはあらためて調べ確認する行動が足りなかったことに気づくこともできていました。

■「悩みながら変化していった」

　この成人看護学実習Ⅲは、今までの成人看護学実習Ⅰ・Ⅱを踏まえ、「セルフマネジメント支援」という視点で、患者の持っている力を引き出しながら支援を考え、実践することがねらいの実習です。実習当初、学生たちは、「成人の実習は大変」「記録が多くて大変」ということを口にしていました。しかし、実習が進むにつれ「患者のことを知りたい」「患者ができることは何だろう」と患者に積極的に向かい、かかわろうとする姿が見られました。また、悩みながらもグループで協力して学び、実習をとおして学生が変化していったと感じていたことを確かめることができました。

■「看護が楽しいという気持ちで実習していた」

　学生Bは患者に足浴を実施しているとき、ニコニコととてもうれしそうな表情でした。患者に実施した足浴が、いびきをかいて眠るほど気持ちのよい援助だったことを、学生本人が一番手ごたえを感じていたと思います。

　学生Bだけでなく他の学生も、生き生きとした表情であり、「充実している」という声も聞かれました。急性期から回復期の受け持ち患者一人ひとりができることは何かを確認し、患者がセルフマネジメントするにあたって、どんな支援ができるかを、ベッドサイドに積極的に足を運びながら考えている姿からも、実習が充実している様子が伝わってきました。

　また、患者のセルフマネジメントを支えるために、患者のことを常に考えながら具体的な目標を明確にして、試行錯誤しながらも実際に援助したときの患者の反応から、学生は看護のやりがいや楽しさを感じていたのだと思います。そして、そうした患者へのかかわりが、学生自身のセルフマネジメントにもつながっていったことで、患者のセルフマネジメントと学生自身のセルフマネジメントとが重なっているようだと感じました。

■「学生の今までの経験を信じよう」

　成人看護学実習Ⅰ・Ⅱでは、実習前半に患者をとらえ看護計画を立案し、実習後半は立案した看護計画に基づいて実施するといった流れでしたが、この成人看護学実習Ⅲでは、3日間程度で看護計画を立案し実践していくことになっていました。特に、患者とのかかわりに課題を感じていた学生Fにとっては、患者から情報収集し早期に看護計画を立案することは、ハードルが高いことだと考えていました。他の学生にとっても看護過程に苦手意識をもっていたことから、「苦手」という気持ちのままで実習に臨むことが、患者

のセルフマネジメント支援をするのに、足を引っ張るのではないかと心配でした。しかし、私がそこにとらわれていては、学生の前進する力に影響してしまうと思いました。学生は、これまでの実習経験から自分の課題を意識して素直に表現していたことから、「学生の今までの経験を信じよう」という気持ちへと切り替えて、学生それぞれにかかわっていた自分がいたことを確かめることができました。

■「個々の学生の背景と実習指導環境への教員の不安」

3日間程度で看護計画を立てて実践する成人看護学実習Ⅲの展開に、それぞれに課題をもっている学生たちがついていけるのか、とても心配でした。なかには、「看護師になりたいかよくわからない」という気持ちがある学生のことなども事前に他の教員から聴いていたため、展開の早い実習でその気持ちが大きくなってしまうのではないかという不安もありました。

一方で、学生それぞれに課題がありましたが、今までも実習を乗り越えてきたのですから大丈夫という気持ちもあったことを思い出すことができました。このような学生たちへの思いと、今回の実習が2つの病棟を行き来しながらの実習指導となるため、十分に学生にかかわることができるのか、教員として不安に思っていたことを確かめることができました。

■「患者に実習の様子を聴く」

実習期間中、教員も患者のベッドサイドに行き、患者の状態を観察するだけでなく、実習が患者にとって負担となっていないか直接患者に確認していきました。学生Aの受け持ち患者は、ひらがなの文字盤を使って「じぶんは、うるさいばっかりだ」「学生のAさんは、よくこたえようと、がんばっている」と笑顔で教えてくれました。学生Bの受け持ち患者は、「いつもがんばっているよ」「足を洗ってもらってよかった。綺麗になったし、気持ちよく眠れたしね。仕事が心配で眠れていなくて」と話してくれました。学生Fの受け持ち患者は構音障害がありましたが、穏やかな表情で「ありがたい」と伝えてくれました。毎日来る家族からも、「学生が来てくれることで、刺激になるし助かる」「いつも優しく話しかけてくれているので、ありがたいです」と話がありました。私が直接見ていない様子を患者や家族から直接聴くことで、学生がどのようにかかわっているのかがわかりました。

また、患者の穏やかな表情やことばから、学生が患者の身体面だけでなく精神面や社会面にも気を配りながらかかわっているのもわかりました。そして、学生のかかわりが入院生活の安らぎや安心感に影響し、それが患者のセ

ルフマネジメント支援にもつながっていたのではないかと思いました。患者から実際に実習の様子を聴いたことで、私が思っていた実習への不安は取り除かれ、学生の成長を感じていたことを確かめることができました。患者や家族から聴いた生の声を学生に返すと、学生もうれしそうにしていました。

➡ 今後の実習に向けて

　授業リフレクションをとおして今回の実習では、学生たちは対象のセルフマネジメント支援を考え、セルフマネジメント能力を高める看護を実践し、成人期における患者の看護を考えることができた実習であったととらえることができました。授業リフレクションをしてみると、私自身の不安よりも学生が成長していく姿をうれしく思っている自分がいることに気づきました。私が学生の姿が変化していくのがうれしかったように、学生も患者が変化していく様子をうれしく感じていたのだと思います。患者の声を聴きつつ、患者からの率直な意見を学生に返すことで、学生も学習意欲がわいたり、自信がついたりして、学生のセルフマネジメント支援にもつながっていたのだと思います。成人期は自立し意思決定のできる存在でありますが、学生も成人期に該当する年代です。そう考えると、学生がどのように実習のなかで学びたいのか、自らが決定して学べるように支えながら指導していくことで、学生自身がセルフマネジメントをしながら成人看護学を学んでいくことができるのではないかと思いました。

　今後も、成人看護学実習をとおして、さまざまな生活様式や価値観、社会的役割などがある対象を理解し、個別性のあるセルフマネジメント支援を考えていくためには、学生自身もセルフマネジメントしながら学んでいけるように、学生を支えていきたいと思います。そして、学生が自ら学んでいくことで、看護の楽しさを感じることができるような実習指導をしていきたいと思います。

（星　　翔子）

成人看護学実習

成人看護学実習をとおして学生が成長する

■星先生の成人看護学実習の授業デザインへの取り組み

　ここでは、星翔子先生に成人看護学の授業デザインと授業リフレクションを紹介していただきました。当時星先生は、新潟県にある統合カリキュラムの看護専門学校で教員をされていました。星先生が授業デザインや授業リフレクションに初めて出会ったのは、新潟県で実施されている看護教員の継続研修で、目黒悟先生の授業を受けた、2014年と伺っています。その研修で初めて、授業デザインと授業リフレクションに取り組んだことを、翌年の看護教育系学会で発表されました*5。そのときは基礎看護学の講義「検査と看護～検査に伴う看護師の役割～」の授業リフレクションに関する研究でした。また、看護教員5年目となって、今度は基礎看護学の講義「看護技術とは」の授業デザインと授業リフレクションを行い、前回の新任期と5年目の授業リフレクションとを比較したものを、同じ学会で発表されています*6。

　その後も、看護教員や臨床看護師の授業研究の仲間が集まる私たちのミーティングで、互いの実践の現状を話したり、看護教育の矛盾点をディスカッションしたりと、毎回新潟から参加され、一緒に活動を続けてきました。そうしたミーティングのなかで、今回の成人看護学実習の授業リフレクションに、私がプロンプターとしてかかわらせていただくことになりました。

　看護専門学校においては、各看護学の担当を越えて実習指導をすることもしばしばあります。星先生は、これまでの学会で発表されてきたように基礎看護学の担当ですが、今回は、成人看護学実習の指導をされました。

　私もかつて看護専門学校の専任教員をしていたときは、基礎看護学実習や成人看護学実習はほぼ全員が実習指導を担当していましたし、各看護学の担当教員に代わって実習指導を行うこともありました。ふだん自分が担当していない看護学の実習指導をするときは、その看護学の担当教員に実習目標や実習方法を確認し、まず自分自身が理解してから指導していくわけですが、実習目標に沿った指導ができるだろうか、自分が考えている指導でいいのだろうかと不安になることも多いはずです。

　今回、星先生はこのような不安もあって、成人看護学の実習指導の授業デザインに取り組まれたのだと思っています。

授業デザインを行うことで、自分が大切に考える実習指導を意識して取り組むことができると考えます。あやふやな不安のなかで実習指導を行うのではなく、星先生は授業デザインをとおして自分の「ねがい」を確認し、指導の方向性を明確にして実習指導に臨まれたのだと思います。

■看護学生にとっての成人看護学実習

看護師３年課程や保健師・看護師統合カリキュラムでの成人看護学実習６単位の内容や進度については、実習施設との調整や、教育機関の理念や目標などから、それぞれの学校の特徴があると思います。

一方、看護学生にとっての成人看護学実習は、看護過程の展開に追われ緊張が高いという印象があり、それは日本の看護基礎教育の特徴の１つといえるのかもしれません。多くの看護学生にとっては、これまでに経験した基礎看護学実習よりも、さらに疾患の理解を踏まえて看護を考えていくことや、周術期の看護を経験するなど、早いペースで進む患者の経過に合わせた看護を展開していくことが求められます。

星先生が担当された、成人看護学実習Ⅲは、対象のセルフマネジメントを支援することを目標にしており、看護過程では３日間程度で情報収集・アセスメント・看護計画の立案まで行い、実習前半から看護計画に沿った実践をしていく実習でした。星先生も述べていらっしゃるように、患者とのかかわりに課題を感じている学生が、早期に情報収集し看護計画を立案することは、とてもハードルが高いことですし、他の学生も看護過程に苦手意識をもったままでは、患者のセルフマネジメント支援までたどり着かないのではないかと、かなり心配だったことでしょう。

そういった、学生たちの実態を把握しつつ、星先生が実習指導に向かっていくにあたっては、これまでの実習でもがんばってきた学生の力を信じて、どのように指導していこうかと考えたとき、授業デザインは星先生に力を貸してくれたのではないかと感じました。

■星先生の実習指導の実際

星先生の報告からは、こうして行われた実際の臨地実習の場で、学生一人ひとりの状況をていねいに把握し、受け持ち患者のところに学生と一緒に足を運んで、対象に必要な支援を学生が考えられるようにかかわっていった様子がよく伝わってきました。

また、患者の状態を観察するだけでなく、実習が患者にとって負担となっていないか直接患者に確認されていたこともわかりました。患者の方々の穏

やかな表情やことばから、学生が患者の身体面や精神面、そして社会面に気を配りながらかかわることで、安らぎや安心感をもたらし、それが患者のセルフマネジメント支援となるという、ねらいに応じた実習が進められていたように感じました。星先生も実習が進むにつれて、実習への不安は取り除かれ、むしろ学生の成長を感じながら実習指導を行っていかれたのではないかと思いました。

そして、さらに受け持ち患者に起こった具体的な場面から、学生どうしが看護の倫理的な問題を話し合ったり、実習が終わったあとにも未完成のパンフレットを修正したりと、学生自身がセルフマネジメントに基づく行動がとれていた様子も十分に伝わってきました。

■星先生の実習指導に学ぶ

成人看護学実習後のカード構造化法による授業リフレクションでは、実習指導の授業デザインを行って臨んだ実習指導であるからこそ、実習中の学生の様子をていねいに確かめることができたのだと思います。そして、学生の成長を実感したことで、星先生にとって手ごたえのある実習指導の経験となったことを振り返ることができました。

はじめは、成人看護学実習の展開に不安だった学生たちも、星先生の「ねがい」に貫かれた指導によって、患者の思いや生活を理解した支援を考えることができるように変化していったのだと強く感じました。また、このように患者と向き合い学生の成長を実感し、うれしく思う星先生の素直な感情は、きっと学生にも伝わっていき、倫理的課題を自分たちで話し合い検討する積極的な姿勢へとつながったのではないでしょうか。

今回、星先生の成人看護学実習のカード構造化法による授業リフレクションでは、私がプロンプターをさせていただきましたが、今後は、同じ成人看護学実習を担当した看護教員どうし[7]や実習指導者と共に[8]、授業デザインや授業リフレクションを互いに共有していけるようになることがとても大切になってくると思います。そうして、学生のセルフマネジメント力や学生の変化・成長を確かめていくことで、看護教育がさらに豊かなものになっていくのではないかと考えます。

星先生には、今後もさまざまな看護教育実践において、授業デザインや授業リフレクションに取り組み、学生が自ら学んでいくことを支える実習指導をしていってほしいと願っています。

（永井睦子）

" 次のステップへ背中を押してくれるもの "

　2014年に目黒先生の授業を受け、今まで授業を「こなしてきた」自分に対し恥ずかしいと思ったのと同時に「自分の授業から学ぶというのは、こういうことなのか！」という衝撃も受けました。そんな出会いから月日が経ち、本書に成人看護学実習の実際を紹介する機会をいただきました。今、あらためて当時の授業デザインを見返すと、新たな気づきがあります。一人で実習指導に悩んでいた印象から、決して一人で授業を創り上げるのではなく、そこには学生、共に働く教員、実習で協力してくださる心強い指導者がいるということです。また、当時は、学生が成長する姿と、その様子をうれしく思う自分自身についてリフレクションをしていましたが、時間をおいて俯瞰してみると、さまざまな人の支えがあったことに気づき、人の支えが授業につながっていると思うと、心が温かくなりした。これこそが、授業リフレクションのすごいところだと思います。一度リフレクションすれば終わりではなく、自分の学びから新たな発見をし、その学びは他者へと広がり、次につなぐことができると思います。その連続が先へと向かうために背中を押してくれます。

　現在は、病院勤務と臨時で看護学校の実習指導教員として働きながら実習にかかわっています。これまでの授業リフレクションで学んできたことが、実際に看護師としての私と教員としての私の背中を押してくれています。今後も授業デザイン・授業リフレクションに取り組みながら、前進していきたいです。

（星　翔子）

引用・参考文献

*1 目黒悟：看護教育を創る授業デザイン；教えることの基本となるもの，メヂカルフレンド社，2011.

*2 目黒悟，永井睦子：看護の学びを支える授業デザインワークブック；実りある院内研修・臨地実習・講義・演習に向けて，メヂカルフレンド社，2013.

*3 目黒悟：看護教育を拓く授業リフレクション；教える人の学びと成長，メヂカルフレンド社，2010，p.62-67.

*4 前掲書*3，p.24-35.

*5 星翔子，目黒悟：新任教員の授業デザインと授業リフレクションに関する研究〜授業の中で起きていたことから学ぶ〜，日本看護学教育学会 第25回学術集会講演集，2015，p.175.

*6 星翔子，鹿島ゆかり，貝瀬雅弘，目黒悟：看護教員の授業リフレクションに関する研究〜新任期と5年目の授業リフレクションを比較して〜，日本看護学教育学会 第28回学術集会講演集，2018，p.106.

*7 永井睦子，梶原早織：看護学臨地実習の授業リフレクションに関する研究〜看護教員同士のカード構造化法による授業リフレクションを通して〜，日本看護学教育学会 第16回学術集会講演集，2006，p.126.

*8 宮河いづみ，永井睦子，目黒悟：看護教員の授業リフレクションに関する研究〜実習指導者とのカード構造化法の取り組みを通して〜，日本看護学教育学会 第17回学術集会講演集，2007，p.96.

➡ 本校の老年看護学実習

　本校は２年課程昼間定時制修業年限３年の看護専門学校です。ふだん学生たちは病院や施設で准看護師として勤務しながら学校に通っていますが、臨地実習のときには、実習先の日勤帯に合わせて実習を行います。３年次には、各看護学実習と統合看護実習を履修します。

　私が今回担当した老年看護学実習は、３年次の９月に行ったものです。この実習の前に学生たちは、地域の公民館館長や老人会会長など、地域で活躍されている高齢者から、生きがいをもって生きることや大切にしていること、生活で大事にしている習慣などをお聞きし、加齢変化や疾患があっても健康な状態で生活していることを学んでいました。このような学びを踏まえて、老年期にある対象の理解と看護を学ぶ臨地実習の授業デザイン*1, 2 と授業リフレクション*3 を行いました。

➡ 授業デザインで大切にしようと考えたこと

　今回の授業デザインでは、老年看護を実践する楽しさを学生に実感してほしいと思い、実際にどうかかわれば学生が「楽しい」と実感することを支えることができるのかと考えました。そして、臨地実習で学生が「楽しい」と感じるのは、受け持ち患者のことを一生懸命考えて行ったことが、患者の反応をとおして看護だと実感できることではないかと考えました。

　また、教員としてそれをどう支えることができるのか、６つの構成要素による授業デザインに取り組みながら考えていきました（**図1**）。

■「学習者の実態」の把握
　今回担当した３年次の学生は、２年前に准看護師資格を取得し、すぐに本校に進学した30歳代の女子学生３名でした。この３名も地域で健康に生活する高齢者を、人生の大先輩で経験が豊富にあり、加齢変化や疾患と折り合いをつけながら生活している人ととらえることができており、病棟実習で入院

図1　6つの構成要素による授業デザイン

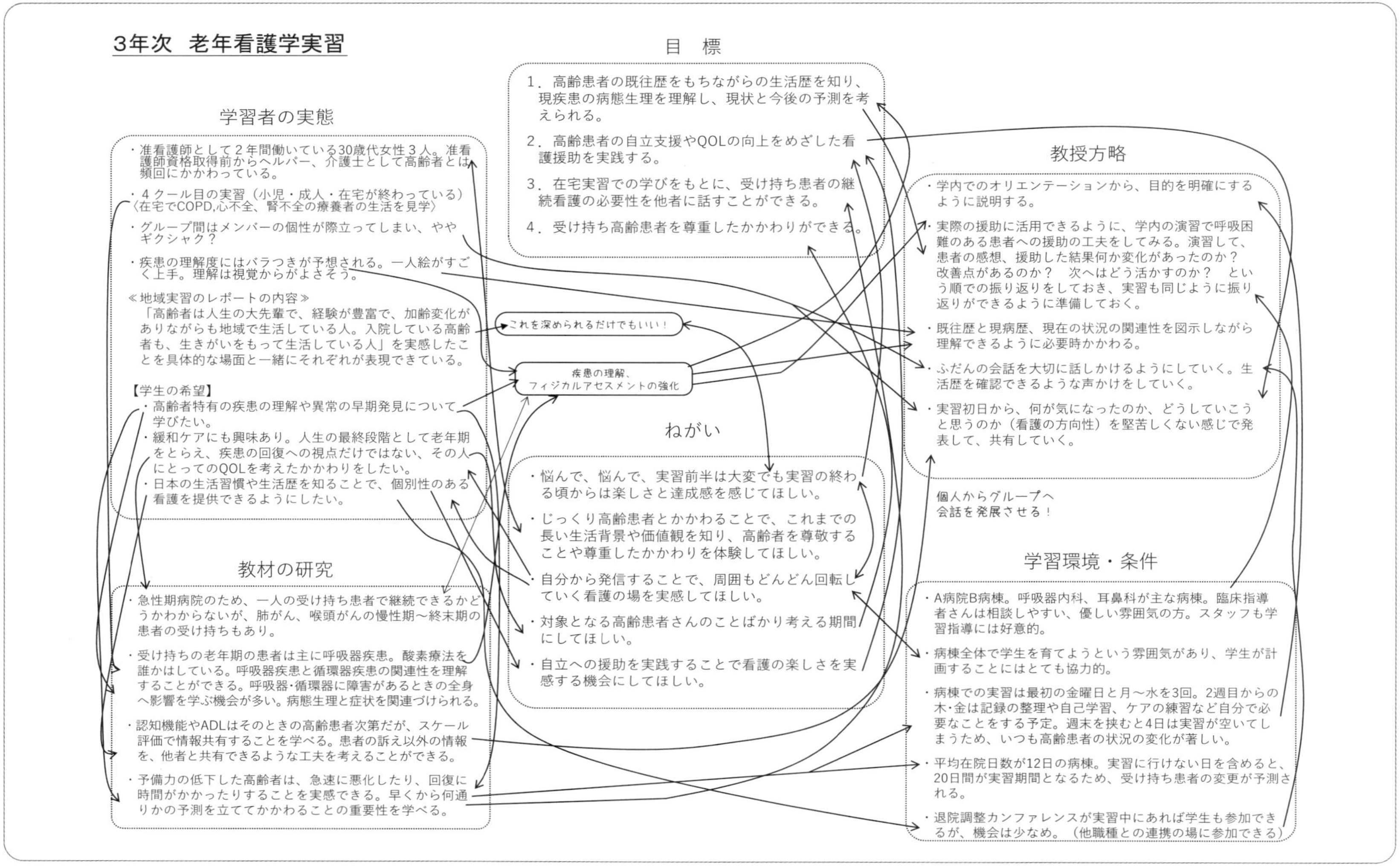
3年次　老年看護学実習
学習者の実態
・准看護師として２年間働いている30歳代女性３人。准看護師資格取得前からヘルパー、介護士として高齢者とは頻回にかかわっている。
・４クール目の実習（小児・成人・在宅が終わっている）〈在宅でCOPD,心不全、腎不全の療養者の生活を見学〉
・グループ間はメンバーの個性が際立ってしまい、ややギクシャク？
・疾患の理解度にはバラつきが予想される。一人絵がすごく上手。理解は視覚からがよさそう。
≪地域実習のレポートの内容≫
「高齢者は人生の大先輩で、経験が豊富で、加齢変化がありながらも地域で生活している人。入院している高齢者も、生きがいをもって生活している人」を実感したことを具体的な場面と一緒にそれぞれが表現できている。
【学生の希望】
・高齢者特有の疾患の理解や異常の早期発見について学びたい。
・緩和ケアにも興味あり。人生の最終段階として老年期をとらえ、疾患の回復への視点だけではない、その人にとってのQOLを考えたかかわりをしたい。
・日本の生活習慣や生活歴を知ることで、個別性のある看護を提供できるようにしたい。
教材の研究
・急性期病院のため、一人の受け持ち患者で継続できるかどうかわからないが、肺がん、喉頭がんの慢性期～終末期の患者の受け持ちもあり。
・受け持ちの老年期の患者は主に呼吸器疾患。酸素療法を誰かはしている。呼吸器疾患と循環器疾患の関連性を理解することができる。呼吸器・循環器に障害があるときの全身へ影響を学ぶ機会が多い。病態生理と症状を関連づけられる。
・認知機能やADLはそのときの高齢患者次第だが、スケール評価で情報共有することを学べる。患者の訴え以外の情報を、他者と共有できるような工夫を考えることができる。
・予備力の低下した高齢者は、急速に悪化したり、回復に時間がかかったりすることを実感できる。早くから何通りかの予測を立ててかかわることの重要性を学べる。
これを深められるだけでもいい！
疾患の理解、
フィジカルアセスメントの強化
目　標
1．高齢患者の既往歴をもちながらの生活歴を知り、現疾患の病態生理を理解し、現状と今後の予測を考えられる。
2．高齢患者の自立支援やQOLの向上をめざした看護援助を実践する。
3．在宅実習での学びをもとに、受け持ち患者の継続看護の必要性を他者に話すことができる。
4．受け持ち高齢患者を尊重したかかわりができる。
ねがい
・悩んで、悩んで、実習前半は大変でも実習の終わる頃からは楽しさと達成感を感じてほしい。
・じっくり高齢患者とかかわることで、これまでの長い生活背景や価値観を知り、高齢者を尊敬することや尊重したかかわりを体験してほしい。
・自分から発信することで、周囲もどんどん回転していく看護の場を実感してほしい。
・対象となる高齢患者さんのことばかり考える期間にしてほしい。
・自立への援助を実践することで看護の楽しさを実感する機会にしてほしい。
教授方略
・学内でのオリエンテーションから、目的を明確にするように説明する。
・実際の援助に活用できるように、学内の演習で呼吸困難のある患者への援助の工夫をしてみる。演習して、患者の感想、援助した結果何か変化があったのか？改善点があるのか？　次へはどう活かすのか？　という順での振り返りをしておき、実習も同じように振り返りができるように準備しておく。
・既往歴と現病歴、現在の状況の関連性を図示しながら理解できるように必要時かかわる。
・ふだんの会話を大切に話しかけるようにしていく。生活歴を確認できるような声かけをしていく。
・実習初日から、何が気になったのか、どうしていこうと思うのか（看護の方向性）を堅苦しくない感じで発表して、共有していく。
個人からグループへ
会話を発展させる！
学習環境・条件
・A病院B病棟。呼吸器内科、耳鼻科が主な病棟。臨床指導者さんは相談しやすい、優しい雰囲気の方。スタッフも学習指導には好意的。
・病棟全体で学生を育てようという雰囲気があり、学生が計画することにはとても協力的。
・病棟での実習は最初の金曜日と月～水を3回。2週目からの木・金は記録の整理や自己学習、ケアの練習など自分で必要なことをする予定。週末を挟むと4日は実習が空いてしまうため、いつも高齢患者の状況の変化が著しい。
・平均在院日数が12日の病棟。実習に行けない日を含めると、20日間が実習期間となるため、受け持ち患者の変更が予測される。
・退院調整カンファレンスが実習中にあれば学生も参加できるが、機会は少なめ。（他職種との連携の場に参加できる）

患者として出会う高齢者も、入院前までは同じように生きがいをもって生活し、回復後には入院前の環境に戻り、ふだんの生活を送ることができるように支援していくことが大切だとレポートでも具体的に表現していました。

　また、2年間准看護師として働くなかで、急変する患者を見るたびに、いつもと違う様子や表情の変化など、バイタルサインの数値の変化の前に起こる徴候を見逃さないように、もっと異常の早期発見をできるようになりたいと思っていたことや、指示を受けて行っているケア以外にも個別性のある看護を、根拠をもって提供できるようになりたい、対象者のQOLを考えてかかわれるようになりたいと思っていることも学生から聞いていました。

　実際にどんな方を受け持つのかは、実習に入るまではわかりませんが、まずはオリエンテーションのときから学生がどのような希望をもって実習に臨むのかを確認していこうと考えました。また、どのように聞くと学生は自分の思っていることを話しやすいのか、できるだけ話す時間を多くもつことを意識して、「学習者の実態」を把握しなから実習を進めようと考えました。

■「ねがい」の明確化

　老年看護学実習は、人生の最終段階を迎えた高齢者のこれまでの生活歴に向き合い、どんな経験がその人の価値観を形成し、どんな生きがいや楽しみをもって生活をしているのかを知る貴重な体験の場になると考えます。また、高齢者がどのような人生を送ってきて、今後どのような人生を送っていくのかを想像し、人としてのQOLについて深く考える機会にもなると思います。看護師になる前に、対象者のこれまでとこれからの人生を一生懸命考える体験は、今後の看護師人生にとって、とても大切な経験になると思っています。対象を理解しようと悩みつつ、対象にとってよりよい看護を提供できるように工夫し続けることを楽しいと感じてほしいと思っていますし、それが達成感にもつながると考えます。さらに、学生自身がその人に応じた看護をどのように実践していくのか、グループの学生や病棟のスタッフに伝えることで、看護チームの協力を得て実践していく楽しさと充実感も体験してほしいと思いました。

■「目標」の具体化

　老年看護学実習の対象者は、加齢変化や既往歴がいくつか重なったうえでの現在があります。疾患の理解や症状の把握をもとに、看護師として対象者の身体面を観察してケアの必要性を判断し、今後の予測を考えられることを「目標」としました。また、日々のケアの反応を確認し、改善や工夫を続け

ることで、自立やQOLの向上へつなげていけることが大切だと思い「目標」に挙げました。そして、そのケアを退院後も継続することの必要性を理解できることや、高齢者を尊重したかかわりができることも「目標」に加えました。

■実習病棟の「学習環境・条件」

今回実習する病棟は、急性期病院の呼吸器内科・耳鼻科が主診療科の病棟です。実習指導者は相談しやすい優しい雰囲気の方で安心感があり、病棟全体で学生を育てようという雰囲気があって、学生ものびのびと実習しやすい環境です。病棟スタッフも学生が計画してきた看護を実践できるように、時間調整や多職種への協力を依頼してくれるなど、恵まれた環境です。

一方で、本校の実習スケジュールが最初の金曜日と毎週月曜日・火曜日・水曜日のみで、週末に受け持ち患者の状態が大きく変化したり、患者の平均在院日数が12日と短いため、患者が退院になったりすることもあります。そのため、受け持ち時から退院を見据えた看護や、翌週の状況を予測して看護を考えていくことが大切になっていきます。

■老年看護学実習の「教材の研究」

高齢者の疾患の回復過程では、予備力の低下があるため成人期よりも急速な状態の悪化や回復の遅延、既往歴にある疾患の増悪などの変化が多くあります。だからこそ、異常の早期発見に努めることが必要になります。また、順調な回復を支援するためには異常の早期発見だけではなく、予測を立てて起こりそうな異常の徴候を早くから見極める必要があります。そのためには、患者の訴えやいつもとの違いに早く気づき、それを他者に伝えていく力が大切となります。さらに、全身の生理機能や症状などに個人差が大きく、疾患が全身にどのように影響するのかその関連性を学ぶのも老年看護学実習の特徴であると考えました。

■「教授方略」の検討

学生には患者の個別性に応じた観察やケアをていねいに行ってほしいと考え、実習前からその観察は何を判断するために行うのか、そのケアはどんなことを目的として行うのかをことばにできるように演習をしました。学生にとっては高齢者の生活歴と既往歴を踏まえて、現在の患者の状態と今後の予測を考え、その関連性を整理して理解していくことは難しいことだと思われたので、実習中に学生が困ったときには、わかりやすいように図示しながら一緒に理解していこうと考えました。

学生が希望していた異常の早期発見に気づくことや、個別性のある看護を提供するためには、対象者とのなにげない会話から、その人が生きてきた歴史的背景や習慣を理解することが大切であると考えたので、ふだんの会話で素直に感じたことは、私から学生に話しかけて気づいたことを話せるようにしていこうと考えました。

　また、学生どうしが学び合えるように、一人の学生に質問し考えてもらったことは、他の学生にも考えてもらえるような声かけを意識することも大切だと思いました。

➡ 老年看護学実習の実際

■実習初日から1週目の学生の様子

　実習初日にはそれぞれの受け持ち患者が決定し、学内演習を活かして情報収集を行うことができました。今回の受け持ち患者は、いずれも80歳代の女性で、菌血症の回復期で退院先を調整中の方、心疾患の既往があり肺炎で入退院を繰り返しゆっくり回復して今後は転院してリハビリをする予定の方、誤嚥性肺炎の回復経過にある認知症の方でした。実習初日でしたが、学生が発表したそれぞれの看護の方向性は適切で驚きました。

　翌週の月曜日からは、初日に得られた情報から、さらに個別性のある援助につなげるために、もっと知りたい情報の収集を兼ねたかかわりを計画し実施していきました。月曜日は学生も患者も表情は硬めで緊張感がありましたが、互いが相手を気遣うような優しい雰囲気に包まれながらの始まりでした。

　学生Aは、心疾患の既往があり肺炎で入院している受け持ち患者の方に、負担をかけないために清拭を全介助で行いました。学生は常に患者に説明し、患者は「はい、いいですよ」と、自分でできそうなことも何でも学生に協力してくれているように見えました。学生Aは「今日は初めてなので全介助でしたが、おむつ交換のときには声かけの仕方を変えて、できそうなことはやってもらおうと思います。そこから何ができて、何が大変なのかを知っていきます」と振り返っていました。その後は、ケアごとに患者が自分でできることが増え、安全に注意しながらその週のうちにシャワー浴ができました。

　学生Bは「認知症で自分がどうしてここにいるのか、どうしてしんどいのかわからないから、不安で寂しくて落ち着きがなくなるのが理解できる」と、患者と会話が成立しないなかでも、感じたことを伝えてくれました。患者は嚥下障害があり、高カロリー輸液を行っていましたが、このままだと入院前の施設に戻ることができなくなってしまうため、MSWを中心に退院の調整中で

した。ご家族は入院前の施設に戻ってほしいという思いが強く、本当に食事ができないのかと再検査を望まれている状況でした。学生Bは嚥下造影の検査で実際の嚥下障害の程度を知り、それを医師がご家族に説明するときに同席しました。そのとき、もとの施設に戻れると、近くの別の施設にいる夫が毎日会いに行けると聞き、家族の葛藤を理解することができました。

学生Cの受け持ち患者は、自宅の準備が整った水曜日には退院となりましたが、初日から活動範囲を確認し、安全にシャワー浴を行えるように準備したり、車いすでの散歩を取り入れたりして、適切なかかわりを積極的に行うことができました。患者から「入院の最後の少しだったけど、あなたに出会えてよかったわ。ありがとう」と伝えられ、達成感もありました。退院日、患者は全部自分で着替え、車いすからすっくと立ち上がり、自分で迎えの車に乗り込みました。学生Cは、足の上がり具合と行動が自立されていることに喜びながらも、「回復期に転倒事故が起こりやすいことがよくわかる行動でした」と話していました。

■実習2週目の学生の様子

2週目は、受け持ち患者の週末の情報収集と、新しい受け持ち患者の情報収集から始まりました。

学生Aは、体調の変化がないか、車いすに移乗しても息苦しさや胸痛が出ないかを確認し、月曜日は車いすで5分程度の散歩を始めました。長期の入院になっていましたが、「今日はシャワーに入りました」「今日は車いすで湖を見てお話ししました」と、毎日夕方に面会に来る家族に伝えることができ、学生も患者も家族もうれしい時間をもてていました。さらに、活動と休息のバランスをとりながら車いす散歩を面会時間に合わせる工夫も行いました。実質6日間のかかわりで退院となりましたが、学生Aは、患者から「いいよ、上手。ありがとう」「かわいくて、かわいくて」とたくさんのことばをいただいていました。

学生Bも、午前中に車いすで20分程度の散歩をするなど、活動の拡大を行っていきました。車いすで景色のよい場所で過ごすことを患者も楽しみに思うようになっていきました。また、毎日のシャワー浴や清拭のあとにアロマオイルを用いたマッサージを行うことで、コミュニケーションとタッチングの機会が増え、表情が明るくなって会話が増えていることを実感していました。さらに、「トイレに座りたい」と、ポータブルトイレでの排泄にもチャレンジするように変化していきました。

学生Cは、新たに60歳代前半の女性を受け持ち、情報収集から始めました。

老年看護学実習ではありましたが、学生が希望する緩和ケアが必要な方で、急速に失語、片麻痺、失行が出現し、けいれん発作も出現し始めた時期でした。患者本人の希望を直接ことばで聞くことができず、毎日の食事、排泄などの援助も、表情や動作から苦痛かそうでないかを判断しながらのかかわりでした。学生Cは、「どうしたらこの方にとってよい援助になるんでしょう？」と悩みながらも、安楽につながる援助を行おうと努力していました。

■実習3週目の学生の様子

　3週目は、学生Aは、肺炎で緊急入院となり、腰痛で体位変換も辛い80歳代の男性を受け持ちました。会話も掛け物を直すことも恐る恐るでしたが、清拭のときには前回の経験を活かし、痛みが出ない工夫をしながら全身の観察も行うことができました。リハビリには乗り気ではない状況でしたが、10年来のなじみの理学療法士が訪室すると、ベッドから足を降ろして座り、最後には立ち上がることもできました。清拭のときとは異なる反応を見て、新鮮に驚きながらも、活動が拡大する計画を積極的に考えていけるようになり、その後は指導者に相談しながら臨機応変にケアを実践していきました。最後には患者から「ありがとう、ありがとう」と何度も感謝のことばを伝えられていました。

　学生Bは、この週も車いす散歩とシャワー浴を継続しました。また、一緒に歌を歌ったり夫との思い出を話したり、学生を名前で呼んだりと、患者も学生と一緒にいる時間を楽しむようになりました。毎日のかかわりで環境を整えると、習慣となっている行動はできて、最終日には家族と日めくりカレンダーを作成して日付の確認を行うことができるようになりました。

　学生Cは、毎日の清拭やベッド上での洗髪、手浴、足浴などの援助を積極的に行いました。なかでもハンドマッサージをしたあとはリラックスした表情で、そのまま入眠されたこともありました。また、その方のQOLや家族の希望に目を向けられるようになり、家族は残された時間を特別なことをしないでふだん通りに過ごしたいと話されました。学生は、その家族の思いをスタッフに伝え、今後の看護を継続できるようにすることができました。

➡ 老年看護学実習の授業リフレクション

　今回の授業リフレクションは、自校の教員にプロンプター（聞き役）*4 になってもらい「カード構造化法」*5 で行いました（図2）。

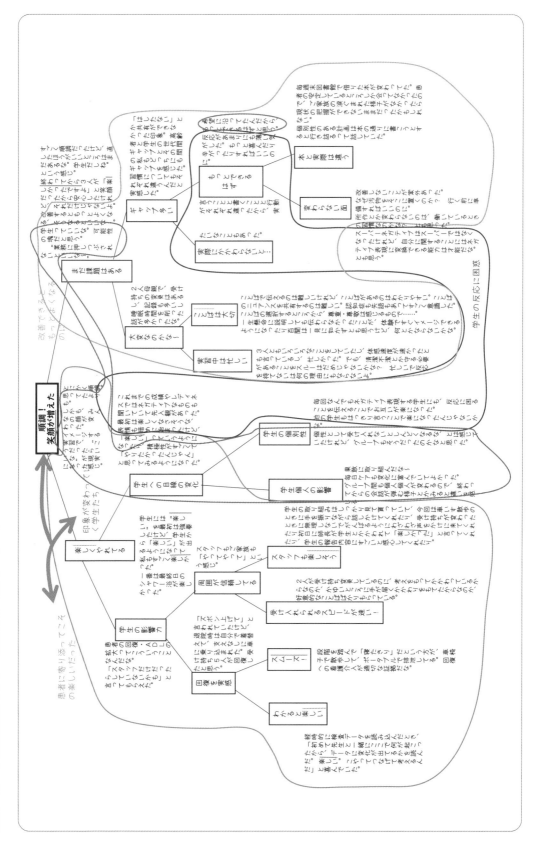

図2　カード構造化法のツリー図と得られたキーワード

■印象カードとキーワード

　カード構造化法の印象カードは『順調！　笑顔が増えた』でした。これは、実習初日から看護の方向性を考え、積極的に受け持ち患者のことを考え続け実践していった学生の姿から得られた印象でした。

　また、カード構造化法で得られたキーワードは、「患者に寄り添ってこその楽しいだった」「学生の反応に困惑」「改善できるともっとよくなるのに」「印象が変わっていく学生たち」でした。以下では、これらのキーワードについて説明していきます。

■「患者に寄り添ってこその楽しいだった」

　老年看護学実習では、疾患による症状の回復と発症前の生活へと戻っていく過程を共にし、希望した場所への退院を見送る喜びがある反面、全身状態が悪化し回復期間が長期化することで、機能低下を最小限にすることが必要となることも多くあります。

　今回の実習では、学生全員が患者の回復を共に喜び、その楽しさを実感していました。一番楽しさを表現してくれたのが、学生Bの最終日のシャワー浴でした。とても自然で、ずっと笑いながらのケアになりました。学生Bは「看護は楽しいですね。こんなふうに手順に縛られずに、患者さんに合わせてやれればいいんですね」と話してくれて、とてもうれしくなりました。

　また、周囲の家族や病棟スタッフも、受け持ち患者に寄り添う学生たちのかかわりを認めてくれて、笑顔で接してくれることが多くなりました。車いすで散歩をしていると、「○○さん車いすに座っているんですね～」とスタッフが手を振りながら話しかけてくれたり、受け持ち患者の変更に学生の負担を心配して話しかけてくれたりするスタッフの姿もありました。

■「学生の反応に困惑」

　今回の実習中には、学生の反応が素直に受け止めきれないことで、私の迷いもありました。

　学生Aは受け持った2人の患者に寄り添い、とてもていねいな看護ができていましたが、自分のことを話すときにはいつもネガティブな表現をすることがあり、困惑することがありました。しかし、実習が進むにつれ否定的な表現が減り、実習終了後には、「どんどん回復されてうれしかったし楽しいとは思っていましたが、それはもともと患者さんの持っていた力が出ただけのことで、私は関係ないかなと思っていました」と話してくれました。

また、学生が希望したことではありましたが、緩和ケアの経験がないなかで、日々の援助を患者の表情や動作から判断し行うことは、「これでよかった」という実感をもてない印象でした。学生は、家族の希望を理解しスタッフに伝え、今後も看護を継続できるようにすることもできましたが、学生が行った援助の大切さを、学生が実感できるようにことばで説明していくことは難しいことだとあらためて感じました。

■「改善できるともっとよくなるのに」

どの学生も、よりよい援助を考えるために毎週図書館に通い、翌日の計画を吟味することで多くの学びが得られました。しかし、援助の時間調整や準備不足が改善しきれないこともありました。

また、高齢者とのかかわりに、これまでの准看護師として勤務するなかでの業務的な所作が身についていて、「あとちょっと患者の反応を待てれば」という違和感が残りました。積極的に実習に取り組めている一方で、高齢者にゆっくりとかかわり、ゆっくりと反応を確認するという改善点を改善しきれないことへの学生の課題と、自分の指導の課題を明確にすることができました。実習は実際の経験から学ぶことが重要ですが、そのためには学生が経験したことの意味を考えることができるように伝えていく方法を、教員として工夫していきたいと思っていることも確認できました。

■「印象が変わっていく学生たち」

学生たちは実習のはじめのころには不安な暗い表情でしたが、時間が経つにつれて増えていった笑顔や、悩みと向き合う姿があったことを確認できました。はじめのうちは、ネガティブな表現をする学生に、どのようにかかわっていくのか私も悩んでいましたが、実際に実習を進めていくうちに学生それぞれの特徴をとらえられるようになっていることが確かめられました。

授業デザインを行った際に、「個人からグループへ会話を発展させる」と意識し、それを実践できたことと、高齢者との出会いをとおして学生がそれぞれの希望に沿って主体的に実習することができたこともあり、グループ全体での笑顔も増えたと感じました。最初は私も一緒に不安を感じていましたが、学んでいく学生の姿に可能性を感じ、高齢者とのかかわりへの積極性に感心するとともに、将来の看護師としての姿を想像している自分の変化も確認することができました。

➡ 今後の実習指導に向けて

　今回の授業デザインと授業リフレクションから感じたことは、学生に「患者の希望や思いに寄り添って」と指導しますが、学生に対しても同様に「学生の希望や思いに寄り添って」と指導することが大切だということです。

　これまでも、できるだけ実習前に担当する学生の希望を聞くようにしていましたが、今回ほどその希望を意識して、その希望に沿った実習ができたのは初めてでした。学生が学びたいことと学べる内容が一致すると、とても多くの学びと喜びを実感することができると思います。患者と接するときには常に対象を理解しようとしますが、学生に対しても、常に学生を理解しようとすることが大切だと感じました。そのように接することが難しく思うときには、「ねがい」に立ち戻り自分の指導の方向を確認しておくことが大切だと実感することができました。また、学生が楽しく実習をしていると、周囲のスタッフも教員もうれしくなり、学生により多くの学びの機会を提供できることもあらためて感じることができました。

　今後も学生が主体的に老年看護学実習に取り組み、身体的な個体差も大きく、豊かな人生経験を持つ方を理解し、個別性のある看護を考え、実践し続けたという学生の経験の場に実習がなるように、一緒に老年看護を行いながら、学生の学びを支え続けていきたいと思います。　　　　　　　（尾田嘉代子）

▶ あらためて実習指導を振り返る

" 学生の成長を実感する老年看護学実習 "

　本書では、老年看護学実習の様子を詳しく紹介させていただきましが、本稿のもととなった連載時の原稿[*6]を読んでくれた同僚からは「老年はこういう実習をしていたのですね」と言われ、ふだんは伝えられていなかった実習の様子を詳しく知ってもらう機会になったと思います。老年看護学実習は、学生にとっては不安と緊張から始まる実習ですが、その後も、受け持ち患者の援助をとおして徐々に疾患や生活歴の理解が深まり、日を追うごとにその人に必要な看護を実践していく学生たちの姿に成長を実感しています。また、今回の経験は、指導に困ったり悩んだりしたときに読み返すことで、この実習もがんばっていこうという、私の励みにもなっています。

　コロナ禍のなかで臨地実習ができない期間もありましたが、授業デザインや授業リフレクションをとおして、あらためて臨地実習の大切さを実感しています。　　　　　（尾田嘉代子）

老年看護学実習
高齢者と学生に寄り添った実習指導

■２年課程の学生の経験を大切にする

　本稿では、尾田嘉代子先生に老年看護学実習の授業デザインと授業リフレクションを紹介していただきました。尾田先生が担当されたのは、准看護師の資格がある学生が学ぶ２年課程の看護専門学校の老年看護学実習で、准看護師としての勤務経験がある学生であったということが、本書で紹介する他の看護学の臨地実習指導と異なるところです。学生は、これまでの臨床経験のなかで、それぞれが将来の希望を抱いたり、あるいは臨床の状況に疑問を感じたりと、さまざまな思いをもって臨地実習に臨んでいるのではないかと思います。そういった学生の思いを大切にしていこうとされたことは老年看護学実習に限らず、臨地実習では本当に大切なことだと思います。

　尾田先生は臨床経験のある学生の経験や希望を大切にするために、実習が始まる前から学生が経験したり学んだりしたいという思いをていねいに確認されていました。尾田先生も今回の実践を振り返って、「患者と接するときには常に対象を理解しようとしますが、学生に対しても、常に学生を理解しようとすることが大切だと感じました」と述べていますが、そのような先生の学生へのかかわりが、今度はそれぞれの学生が高齢者にかかわり、寄り添うことになっていったのだと感じました。

　学生たちも、実習が進むにつれて受け持ち患者とのかかわりが積み重なり、患者の変化となってあらわれることで、共にうれしいと思う場面や患者からたくさんのことばをいただくことにつながったのだと考えます。

■学生と共に看護する

　そういった反応がたくさん生じたのは、学生の思いに寄り添うだけでなく、日々の援助場面で、尾田先生が学生と一緒にベッドサイドに行って、患者への援助を学生と共に実施されていたことも大きいと感じます。

　昨今、実習指導者がベットサイドでの指導をするからといって、看護教員は患者のもとに足を運ぶことなく、患者への看護は指導者まかせであったり、学生が主体的に行うことを見守るという美名のもと、遠くからまるで傍観者のように監視をしていたりといった実習指導がされていることも多いようで

す。さらには、看護教員が臨床にまったく立ち会わず、学生からの報告や記録だけで判断し、わかったような指導をするなどという、あり得ない状況を聞くこともあり、本当に心が痛みます。

　看護を学ぶ大切な授業としての臨地実習で、学生と共に看護するという基本的な姿勢が欠落している看護教員がいるということに危機感を感じるなか、本稿では、学生と一緒に患者のシャワー浴を行ったり家族の思いを聞いたりと、尾田先生が学生と共に看護された場面が思い浮かぶような実習中の様子が紹介されていました。このように、教員が学生と共に看護をすることで、学生は自ら「看護は楽しいですね。こんなふうに手順に縛られずに、患者さんに合わせてやれればいいんですね」と感じたり、患者も安心して学生と一緒にいる時間を楽しむことができるようになったりするのではないかと思いました。

　尾田先生のかかわりは、学生と共に患者の看護を実践し、よりよい看護を学生と共に探究していくという、看護教員として大切な姿勢に貫かれた実習指導であったと感じています。

■看護の「楽しさ」とは

　一方で、今回の実習指導で特筆しておきたいのは、尾田先生の「老年看護を実践する楽しさを学生に実感してほしい」という「ねがい」です。

　臨地実習に限らず「看護の楽しさを学生に伝えたい・感じてほしい」といったことは、よく耳にすることばですが、「楽しさ」を授業に位置づけるのは困難です。そもそも「楽しさ」とは、その人がそれを楽しいと感じるかどうかという問題ですから、いくら教員がそうだからといっても、学生に強いることはできません。

　臨床経験を積んだ者どうしの間では、看護の楽しさは特に違和感のないことばでも、たとえば、患者やその家族の立場に立ってみれば、それまで経験したことのない苦しさや辛さ、不安や恐れを感じているのに、楽しさなどということは信じがたいことです。それにもかかわらず、看護基礎教育では教員や指導者によって、安易にこの「看護の楽しさ」ということばが用いられることが多いように感じます。

　この点、尾田先生は、「臨地実習で学生が『楽しい』と感じるのは、受け持ち患者のことを一生懸命考えて行ったことが、患者の反応をとおして看護だと実感できること」と明確に述べており、「ねがい」のなかでも、「対象を理解しようと悩みつつ、対象にとってよりよい看護を提供できるように工夫し続けることを楽しいと感じてほしい」と言っています。

　つまり、そのためには何よりも「看護を実践する」ということが十分に保障されることが大切です。看護の楽しさとは患者にかかわり続けるなかで生じるものであり、学生と共に看護するという尾田先生のかかわりは、まさにそうした軸からぶれずに、学生の学びを支え続けるものであったと考えます。

■老年看護学実習で大切にしたいこと

　老年看護学実習では、現在、高齢者となっている世代の人々の、これまで生きてきた時代背景やその生活歴を理解していくことも大切な視点です。今回は社会人経験のある看護学生でしたが、それでも経験していない時代の習慣や文化を理解することは、やはり難しいことかと思います。私たちがまだ学生だった当時のかつての記憶を手繰り寄せて考えてみても、明治・大正、昭和の戦前・戦後といわれても、実感を伴った理解ができたかといえばそうではありません。しかし、今ここにある、目の前の高齢者とのかかわりやその人とのなにげない会話のなかに、これまでの人生のできごとが語られたり大切な価値観や思いが見えたりすることで、一人ひとりの高齢者を理解していくことになるのではないでしょうか。

　尾田先生が、患者と学生のふだんの会話のなかで素直に感じたことを大切にしていこうとされたことは、まさにそういった高齢者の理解に近づくための支援と考えます。そうした過程をとおして、人生の先輩として高齢者を尊敬することや尊重したかかわりを経験する実習となると思いました。

　尾田先生には、この姿勢をいつまでも持ち続け、高齢者と学生に寄り添った実習指導を続けていってほしいと願っています。

（目黒　悟・永井睦子）

引用・参考文献

★1 目黒悟：看護教育を創る授業デザイン；教えることの基本となるもの，メヂカルフレンド社，2011.

★2 目黒悟、永井睦子：看護の学びを支える授業デザインワークブック；実りある院内研修・臨地実習・講義・演習に向けて，メヂカルフレンド社，2013.

★3 目黒悟：看護教育を拓く授業リフレクション；教える人の学びと成長，メヂカルフレンド社，2010.

★4 前掲書★3，p.62-67.

★5 前掲書★3，p.24-35.

★6 尾田嘉代子：老年看護学における授業デザイン・授業リフレクション③〜老年・臨地実習編〜．目黒悟，永井睦子監修：豊かな看護教育を創る授業デザイン・授業リフレクションの実際，看護展望，44(13)，2019，p.56-66.

➡ 小児看護学実習における「小児病棟実習」

　2020年度は新型コロナウイルス感染拡大防止のため、臨地実習のスタートがかなり遅れていましたが、例年、小児看護学実習（2単位90時間・12日間）は、3年次の5月から始まります。具体的には、隣接する急性期病院の小児病棟（6日間）とNICU（1日）、保育園（3日間）の3か所で実習を行い、2日間は学内でのまとめになります。ここでは、小児病棟（6日間）の実習の授業デザイン[1, 2]とその実際および授業リフレクション[3]で確かめられたことを紹介していきたいと思います。

　これまで小児看護学実習の実習指導を担当するなかでは、学生が子どもと接することに戸惑っていたり、不安に感じて病室に行けなかったり、また、「もっと子どもとのかかわりに工夫ができればよかった」や「もう少し意図的に子どもと家族にかかわれればよかった」などという学生もいることが気になっていました。そのため、子どもと家族に対して学生が工夫しながらかかわれるように、2年次の学内演習[4]は、実習指導者の協力を得て行うなどの工夫をしてきました。

　また、講義・演習編で紹介した1年次の「子どもの権利と倫理」の授業などで考えてきた、子どもと家族の気持ちに寄り添うことや、子どもと家族へかかわる際の工夫を活かして、3年次の実習を展開できるようにしたいと思っていました。そこで、学生が子どもと家族に直接かかわることをとおして、小児看護への理解が深まり、学生が子どもと家族に寄り添う体験となれるといいなと思い、今回の授業デザインに取り組みました（**図1**）。

➡ 授業デザインで大切にしたこと

■「学習者の実態」を把握する

　今回紹介する小児病棟での実習（6日間）は、3年次の後半の時期に、専門分野IIの各看護学実習で行われているような学生が一人の対象を受け持って行う実習としては最後になります。

図1　6つの構成要素による授業デザイン

3年次　小児看護学実習　【小児病棟実習６日間】

学習者の実態

- ３年課程　３年次後期　女子７名（高校卒業後の入学者）
- 各看護学実習は終了し、このあとは看護の統合と実践（実習・技術演習・看護管理）がある。
- １年次から実習ごとにメンバーは代わるため、今回の７人のメンバーは初めてであるが、数人は同じだったことがある。
- １年次から担任をしているため、７名全員とかかわりはもっており、個々の特徴なども知っている。
- どの学生も実習は一生懸命取り組むが、リーダーシップをとるようなタイプでなく、カンファレンスの発言は控えめな傾向があるため、自分の意見を率先して述べられることが課題である。
- 小児看護の講義や演習は、おおむね真剣に取り組んでいた。
- 事前学習は、程度の差はあれ自己学習できていた。事前課題の「小児看護とは」についてのレポートは、自分の経験や演習での経験だけでなく、子どもを尊重すること、子どもへの説明の必要性など、子どもの人権と倫理についてふれていた学生もいた。
- 小児病棟は初めてで、子どもとのかかわりに不安を抱く学生もいる。

教材の研究

- 急性期病院のため、主に肺炎や喘息、虫垂炎など、急性期や周手術期の子どもと家族の看護を学ぶことができる。
- 受け持った子どもとの遊びなどのかかわりをとおして、成長発達の特徴やコミュニケーションの方法を理解するとともに、バイタルサイン測定や全身状態の観察などを実施し、アセスメントの実際を学ぶことが大切である。
- 子どもへの清潔ケアなど、家族の協力を得ながら具体的な援助を実施することで、小児看護の特徴を体験的に学べるとよい。
- 採血やシーネ交換などのプレパレーションや、ディストラクションの実際を体験し、子どもへのかかわりの工夫を考えることも大切。
- 保育士と調整し、入院中の子どもとの遊びについて考え実践することも大事な小児看護の学びだと考える。
- 子どもにかかわるなかでの戸惑いや疑問から、小児看護の倫理について考える機会となるとよい。

目　標

1. 受け持った子どもと家族の様子から、健康障害がおよぼす影響について理解する。
2. 受け持った子どもと家族へのケアの実践をとおして、子どもの成長発達を理解し、健康レベルに応じた子どもと家族の看護について考える。
3. 看護スタッフや保育士、医師などと、自ら進んで報告・連絡・相談ができる。
4. 子どもと家族とかかわった体験をもとに、小児看護の特徴や役割について自分のことばで述べることができる。

ねがい

- 受け持った子どもの症状や検査・処置、治療などの実際をとおして、子どもの感じている身体的な苦痛や子どもと家族の不安などを感じ取ってほしい。
- 入院している子どもの気持ちを代弁したり、嫌がる気持ちをわかろうとしたりするなど、受け持った子どもの思いを尊重し、家族を含めたかかわりについて考え、思いやりをもって接してほしい。
- 受け持った子どもと家族の様子から、健康レベルを考慮しながら子どもが安心できる環境に配慮してほしい。
- 受け持った子どもの成長発達の特徴を理解し、子どもが恐怖を感じないようなかかわりや、家族を巻き込んだかかわりなどを考え実施してほしい。
- 看護スタッフ以外の職種ともかかわりをもち、医療チームへのかかわりの大切さを感じてほしい。

教授方略

- 小児病棟に入院中の子どもをそれぞれ学生が受け持ち、６日間実習を行う。
- 初日の午前中は目標カンファレンス、午後は臨床指導者からオリエンテーションを受け、受け持つ子どもを決めてあいさつする。
- 毎朝、病棟に行く前に教員と実習目標の調整を行い、日々の看護の調整は、学生と受け持ち看護師で行う。
- 疾病・治療については早めに理解できるよう資料を提示して理解を促す。
- 学生が子どもとの遊びをとおしてコミュニケーションがとれるよう、子どもと一緒に遊ぶなどのモデルを示す。
- 子どもへのプレパレーションを考えられるよう、演習時を想起してもらったり、助言をしたりする。
- 家族の協力を得ながら子どもとかかわれるよう、モデルを示したり、家族とのかかわりの意図を解説したりする。
- 毎日のカンファレンスでは、その日の子どもと家族の様子を振り返り、翌日の援助に活かせるようにする。
- 最終日の午後は受け持ちの子どもの紹介を行う。臨床指導者が参加する。
- 小児病棟・NICU・保育園の実習後に「小児看護」についてグループワークを行い、子どもの権利や倫理についても考える機会をもつ。
- まとめのときに一人１時間程度、個別面談を行い、実習全体を振り返る。

学習環境・条件

- 小児看護学実習２単位(90時間)を３年次に履修する。
- 実習場所は、小児病棟・NICU・保育園の３か所で、７人が２グループに分かれて実習するため、小児病棟では前半３人、後半４人となる。
- 臨床指導者は２名。病棟実習初日と最終日のそれぞれ半日は学生指導の専任となる。それ以外は、シフト勤務に入っている。
- 教員は、講義や会議などで病棟に不在のこともある。
- 受持ち対象の選定や承諾は、臨床指導者が行うが、不在時は教員が行う。
- できるだけ１例としているが、２例（まれに３例）受け持つ場合もある。
- 母親、父親、祖父母など家族が付き添うことが多い。
- プレイルームは２か所あり、院内学級が併設されている。
- 医師、看護師の他、臨床心理士１名、保育士１名が常勤している。
- 学生用のロッカーがあり、おもちゃなどを用意してある。
- カンファレンスは、病棟のカンファレンスルームか、看護学校のゼミ室を使用する。

実習のメンバーは、基礎看護学実習から毎回実習ごとに代わります。私は1年次からこのクラスの担任をしていましたので、グループメンバーの一人ひとりの個性はおおむね把握していました。どの学生もまじめに課題に取り組んでいたので、臨地実習ではいろいろな経験をしてほしいと思っていました。また、指導者に言われる前に自ら進んで取り組み、グループのなかではリーダーシップを発揮できるとともに、看護チームの一員として行動できるようになってほしいと思っていました。

　今回、実習指導を担当したグループは、実習に臨むにあたって、今までの実習や演習の経験が自信となっていたのか、あるいは前のグループから様子を聞いていたのかは明らかではありませんが、エプロンやおもちゃを自ら用意するなどの準備をしていました。子どもとのかかわりに不安を抱いていた学生もいましたが、どうしようと悩んでいる感じはなく、前向きな様子が感じられました。

■「ねがい」の明確化

　小児看護は、子どもと家族が対象になります。2年次の小児保健の授業のなかでは、地域で暮らす子どもと家族の様子を見学してもらいました。ふだんは家族と一緒に生活している子どもが入院することになると、子どもにとって大きなストレスとなるだけでなく、家族にとっても不安が大きく、子どもの入院に付き添うことで家族の生活も大きく変化します。そして、成長発達の途上にある子どもにとって、身体的苦痛や検査、治療などの侵襲を伴う経験が、どのような影響をおよぼすのか、家族にとってもどんなに大変なことなのか、子どもと家族に直接かかわり、間近に感じてほしいと考えました。そうしたことから明確になった「ねがい」が、「受け持った子どもの症状や検査・処置、治療などの実際をとおして、子どもの感じている身体的な苦痛や子どもと家族の不安などを感じ取ってほしい」です。

　また、子どもが医療的行為を受けるときは、身体的苦痛を伴うため、泣いたり嫌がったりと苦痛を示し機嫌が悪いことが多く、学生は子どもの機嫌の悪さに困惑し、「暴れる」や「拒否する」、「騒ぐ」「抑えつける」などの表現をすることも少なくありません。学生にとっては一見暴れているように見えるこれらの子どもの反応は、子どもなりの精一杯の対処の仕方であり、恐怖や不安を感じているあらわれでもあります。このことから、子どもの不安や恐怖に寄り添いながら、同じように感じている家族の苦痛にも目を向けてかかわってほしいと思いました。そこから、「入院している子どもの気持ちを代弁したり、嫌がる気持ちをわかろうとしたりするなど、受け持った子

どもの思いを尊重し、家族を含めたかかわりについて考え、思いやりをもって接してほしい」という「ねがい」が明確になっていきました。

　さらに、何らかの健康障害で入院することになった子どもは、身体的な苦痛だけでなく、慣れない環境で恐怖を感じていることも多く、家族も付き添いなどの疲労や病状に対する不安を抱えていることもあるため、「受け持った子どもと家族の様子から、健康レベルを考慮しながら子どもが安心できる環境に配慮してほしい」「受け持った子どもの成長発達の特徴を理解し、子どもが恐怖を感じないようなかかわりや、家族を巻き込んだかかわりなどを考え実施してほしい」という「ねがい」が明確になりました。

　一方、学生は3年次の後半ということで、就職もほぼ決まり、4月からは看護師免許を取得したうえで看護チームの一員として働くことになります。医療の現場は複雑で、しかも入院期間の短縮のため展開が早くなっています。そのため、わからないことや、不確かなことは自ら進んで相談しなければなりません。そこで、看護チームとのかかわりをもつことはもちろん、医師や理学療法士などとも連絡調整ができるようになってほしいと思い、「看護スタッフ以外の職種ともかかわりをもち、医療チームへのかかわりの大切さを感じてほしい」を「ねがい」に加えました。

■「目標」の設定

　「目標」については、「ねがい」をもとに、実習要項とも照らし合わせ、自分なりに設定しました。学生には、受け持つ子どもと家族とのかかわりを大切にしてほしいと思い、「受け持った子どもと家族の様子から、健康障害がおよぼす影響について理解する」という「目標」を考えました。

　そして、清潔のケアや状態観察などは見学ではなく、指導者と共に学生が一部実施することで、「受け持った子どもと家族へのケアの実践をとおして、子どもの成長発達を理解し、健康レベルに応じた子どもと家族の看護について考える」という「目標」を設定しました。この成長発達や健康レベルに応じたというところでは、受け持つ子どもの成長発達に応じて伝わる表現に配慮してもらうことや、健康レベルによって子どもの機嫌や家族の不安の程度も違うことを感じて、その看護を考えてもらいたいと思いました。

　また、3年次後半の学生たちには、これまでの実習経験をもとに、よりいっそう看護チームの一員としての行動を意識してほしいと考え、「看護スタッフや保育士、医師などと、自ら進んで報告・連絡・相談ができる」ことも「目標」としました。

　さらに、病棟実習以外の実習も含めて小児看護の対象の幅広さや、子ども

の人権や小児看護における倫理的問題なども考えてもらい、「子どもと家族とかかわった体験をもとに、小児看護の特徴や役割について自分のことばで述べることができる」という「目標」を挙げました。

■小児病棟実習の「教材の研究」

実習を行う小児病棟には、肺炎や喘息などの急性期疾患や、虫垂炎、扁桃摘出術、口唇口蓋裂などの手術を受ける子どもたちが入院しています。そのため、発熱や呼吸困難感、腹痛などの症状を伴う対象をアセスメントしながら、付き添っている家族とのかかわりも大切になります。また、乳幼児期から思春期までの対象の発達段階に合わせたコミュニケーションの方法については、2年次の演習でも考えていますが、実習では、実際に子どもとかかわることで、その特徴を実感できるチャンスだと考えます。さらに、病状により輸液ポンプを用いた点滴やシーネ交換などの輸液管理、採血やレントゲン撮影などの検査も行われるため、学生はその介助についたり一部実施したりして、検査・処置の際の小児看護についても学ぶことができます。

それから、小児病棟の特徴として、月に1回プレイルームでお楽しみ会があり、保育士と連携をとりながら学生も参加することで、子どもとの接し方を学ぶ機会となります。

■小児病棟の「学習環境・条件」

小児看護学実習は、保育園、NICU実習を行ってから小児病棟の実習をするグループと、小児病棟の実習を行ってからNICU、保育園実習を行うグループに分かれて進めていきます。

実習指導者は2名で、普段はシフトに入っていますが、小児病棟のオリエンテーションと受け持ちの子どもの紹介（事例検討）には、勤務を調整し学生指導に専念してもらっています。教員は講義や会議などで病棟に不在のときもありますが、受け持ちの看護師やリーダーの看護師と調整しながら学生指導にあたっています。師長の協力や、多くの卒業生も勤務していますので、病棟全体でていねいに学生を指導してもらえる環境があります。

また、学生用のロッカーが設置されており、先輩からの寄贈のおもちゃなど、遊び道具があり、学生はそのおもちゃを使用して子どもとかかわったり、受け持った子どもの好みに合わせて自分で用意したりします。プレイルームやおもちゃの使用については、安全と感染予防に留意することを学生に伝えています。

■「教授方略」の検討

　小児病棟に入院している子どもには家族が付き添っていることが多いため、受け持ちが決まるとまず、子どもと家族にあいさつをして実習を開始します。翌日からは病棟に行く前に学校でその日の実習目標を調整して病院に向かい、病棟ではその日の受け持ち看護師とケアの調整をします。その際、看護師との調整を支援し、学生と一緒に病室を訪れ、子どもと家族の状況をとらえたり、子どもとのかかわりのモデルを示したり、また、家族との関係を取りもったりと、学生が子どもと家族に寄り添えるような支援を大切にしようと考えました。そして、看護を計画していくための情報収集を一緒に行ったり、資料を提示して健康障害について理解を促したりしようと考えました。さらに、夕方のカンファレンスでは、その日の出来事を振り返り、学生が感じたことを確認したり補足説明をしたりして、翌日に向けての学習の方向性の確認を意識して行おうと考えました。

　3か所の実習が終わると、グループ全員で「小児看護」をテーマにカンファレンスを行っています。ここでは、検査・処置のときの子どもへのケアを振り返ったり、子どもと家族の苦痛を最小限にするかかわりを考えたりと、子どもの気持ちを尊重しながら、どのように説明していくのかなど、子どもの権利と倫理についても考える機会をもてるといいと考えました。

⟶ 小児病棟実習の実際

　ここからは、小児病棟実習の実際の様子について紹介します。

■前半のグループの学生の様子

　前半は3名の学生が、虫垂炎、気管支喘息、扁桃摘出術で入院した幼児後期の年齢の子どもを受け持ちました。実習1日目は実習指導者とあいさつに行き、2日目はコミュニケーションを図るために遊びの内容を考えてかかわっていました。学生たちは、子どもが怖がらないようにエプロンをしたり、キーホルダーなどを持ってきたりして目線を子どもに合わせてあいさつしていました。学生はそれぞれ、受け持ち看護師に同行し状態観察を行い、清拭の場面では背中を拭いたり着替えの手伝いをしたりしました。午後からは折り紙やパズルなどの遊びをとおしてかかわり、子どもには笑顔が見られ、学生もうれしそうな表情をしていました。

　翌日からの3日間は連休で、その間に、虫垂炎と気管支喘息の子どもは退

院となっており、子どもの回復の早さに学生は驚いていました。

　また、扁桃摘出術を受けた子どもを受け持った学生には、退院に向けて食べ物の注意点などを考えてくるように指導していたので、連休の間に、わかりやすくひらがなや絵を描いたパンフレットを作成してきていました。さらに、○○くんの好きな食べ物やおやつを確認して、翌日にはパンフレットに追加し、看護師や実習指導者からも指導を受けて、実際に学生が退院指導を行いました。子どもの目線に合わせてパンフレットを見せ、時折子どもにひらがなを読んでもらい、その後母親にも説明しました。母親は、「○○よかったね。ありがとうございました」と話され、学生もうれしそうに笑顔で退院を見送ることができました。その学生が次に受け持ったのは、骨折で入院している思春期の対象でした。実際のかかわりは1日半でしたが、一緒にゲームをしたり、学校生活のことを話したりしていました。学生は「一人の時間も大切。でもさみしい思いをしないで、気分転換になれば」と生活のリズムを考えかかわっていました。

　2名の学生は、退院した子どもの経過をとらえたあと、新たに子どもを受け持ちました。

　一人は、眼科の手術を受ける小学1年生の子どもで、発達障がいがあり母親や祖母が付き添っていました。新しいことが苦手ということだったので、一緒にストレッチャーを見に行ったり、手術室まで探検に行ったりしました。手術室に行ったときに、「とびらの開け方がおもしろいね。一緒にやってみる？」とか、ストレッチャーを「この動くベッドかわいいね。バスみたいだね」と子どもに話していたことで、手術当日は、落ち着いて手術を受けることができました。学生は、「うそはつかないで、子どもが怖がったりしないような事前の説明が大事」だと思ったことを夕方のカンファレンスで述べていました。その後は、一緒に勉強したり遊んだり、また診察に付き添ったりして、子どもの好みや特徴をつかんでいきました。そして、目をこすらないようにするなどの退院後の注意点については、メッセージカードを作成して退院指導を行いました。カードを受け取った子どもは目をまるくして声を上げてとても喜んで、母親からも「本当にありがとうございました。手術でどうなるか心配だったけれど、○○さんがいてくれて本当にありがたかったです」と話され、祖母からも「上手にかかわってもらい、本当に助けられました」などといった気持ちを伝えていただけて、学生も達成感があった様子で、満足そうな笑顔を見せていました。

　もう一人の学生は、急性脳症の幼児前期の子どもを受け持ちました。リハビリが開始になり、母親と一緒にいると泣かずに落ち着いて過ごすことがで

きるようになっていました。受け持ち当日はあいさつしたあとに一緒に過ごし、積み木や音が鳴るおもちゃで遊ぶことで、時折笑顔が見られました。翌日は、教員が不在の時間が多かったのですが、学生は病室で行うリハビリに付き添ったり、一緒に遊んだりしていました。学生は「一緒に少し遊んで、リハビリの様子も見られました」と話していたので、少しずつ関係が築けていると思っていました。

　しかし翌日、実習指導者から「実習は続けていいけれど、子どもと二人の時間を多く過ごせるようにしてほしい」という母親の思いを伝えられました。母親のところに訪室して話を伺うと「遊んでくれるのはいいんだけど、リハビリとか、ただ一緒にいられると子どもが緊張してしまうから…」と話されたので、学生には子どもとお母さんが過ごす時間やお母さんの気持ちも大切にしていこうと伝えました。すると少し学生の表情もやわらいだようだったので、翌日は指導者と一緒にケアに入ってもらいました。しかし、学生は午後の事例検討で、「病気のことがよくわからなくて不安で、お母さんの状況を見られなかった」と話していました。私は、母親の心情に配慮することに対して、学生への指導がおよばなかったことを反省しましたが、学生の思いを再度確認すると、「後遺症のことを心配している家族の不安に寄り添っていくことが大切だと実感しました」と話してくれました。

■後半のグループの学生の様子

　後半は4名の学生が、血液疾患、消化器系の慢性疾患、けいれん重積、扁桃摘出術で入院した幼児前期の子どもを受け持ちました。

　血液疾患の子どもは、治療後安静度の制限が徐々に解除になり退院をめざしている時期でした。1〜2日目、実習指導者に、子どもと家族へのかかわりのモデルを示してもらい、輸血をがんばった子どもの様子や病状の経過、家族の思いなども教えてもらいました。そして、学生はアドバイスをもとに、好きなキャラクターの塗り絵をして子どもとかかわることができました。子どもにも笑顔が見られ、母親からも「お姉さんがくるのを待っていました」と言われ、学生も笑顔でかかわっていました。退院の日には、学生が作った「がんばったメダル」をつけて笑顔で退院となりました。母親からは感謝のことばがあり、学生もうれしそうにしていました。

　消化器系の慢性疾患で、外泊などの退院調整をしていた時期の子どもを受け持った学生は、長い入院期間の経過を実習指導者から教えてもらい、胃ろうからの注入のポイントについてアドバイスを受けました。そして、胃ろうからの薬の注入時に家族のサポートを行い、外泊時の子どもの楽しそうな様

子を聞いて、家族がそろって自宅で過ごすことが、かけがえのない時間であることを感じていました。そして、連休後に学生は退院カードを作成してきたので、朝、私が内容を確認し、実習指導者もしくは受け持ち看護師に確認してもらってから渡すように伝えていました。しかし、翌日、学生に確認すると、病棟が忙しくて確認せずに渡してしまったことがわかりました。忙しかったとしても、受け持ち看護師への報告はできたのではないかと思われ、病棟スタッフとの連絡・調整・報告の必要性を振り返ってもらいました。この学生は、次に気管支喘息の子どもを受け持ちました。清潔ケアの技術習得ノートの準備がなかったことがありましたが、実習指導者から配慮することなどについてていねいに説明を受け、子どもにケアを行う際の準備や安全について学ぶことができました。

　幼児前期のけいれん重積の子どもを受け持った学生は、看護師と一緒にケアに入らせてもらい、子どもへの声かけなどを学んでいました。また、子どもの熱は下がっていたので、母親と一緒に積み木で遊ぶことができました。連休の間に退院となったので、1日半のかかわりでしたが、カルテから情報を確認することで、子どもの回復の早さを実感していました。2例目は、幼児前期の熱性けいれんと気管支炎のある子どもを受け持ちました。発熱が続いていたので安静が大事であることを学生と確認し、看護師と一緒に清潔ケアを行ったり、検査の介助をしたりしましたが、体調がすぐれないときの機嫌の悪さを実感したようで、「採血のときは、全身で嫌がっていたので、見ていて辛くなったけど、安全に早く終わるには抑えることも大事になる。指導者さんが言っていたことがわかりました」と話していました。受け持った当初は、学生の表情が硬く困惑している様子でしたが、その後は、看護師からのアドバイスを活かして、子どもの苦痛が最小限になるようシーネ交換でテープのはがし方に気をつけたり、新しいテープに絵を描いたりしてかかわっていました。

　扁桃摘出術を受けた子どもを受け持った学生は、入院時からかかわることができました。2日目（手術当日）は、午後からの手術だったので、空腹感がまぎれ安静が保てるように、学生はベッド上での遊びを考えてかかわりました。保育園に通っていた子どもだったため、保育園実習の経験を活かし、折り紙や塗り絵などを行い、笑顔で楽しく遊んで過ごしていました。

　その後、講義等で私は学校に戻っていたのですが、夕方、実習指導者から「母親が実習はちょっと遠慮したい」と言ってきたという連絡が入り、すぐに病棟に向かいました。直接、母親に話を伺うと「手術前は家族と過ごす時間がほしかったのに、学生さんだけでいられたのがちょっと…。子どもとの

時間を大切にしたいので」とのことでした。実習指導者と受け持ち看護師にも確認すると、母親は手術のときに涙ぐんでいて余裕のない様子で、学生に失礼な行動などはなかったとのことでした。また、学生は、入室の際に母親が泣いていた様子を見ていて、不安が強く家族の心情に配慮することが大切だったと感じたようでした。私が、学生に「上手にかかわっていたことで、子どもは不安なく過ごせたと思うよ。手術前はお父さんもいらしたようだから、家族で過ごす時間に配慮することをもっと伝えておけばよかったね。術後に痛みもあったから、お母さんも心配だったんだね」と伝えると、学生は少しほっとした様子を見せて、「お母さんはお父さんと手術前にいろいろと話したかったのでしょうか」「お母さんの気持ちも考慮してかかわることが大切だったと思います。これからはもっと家族への配慮をしていきたいです」と話してくれました。

　今回は、ご家族の負担にならないように受け持ちは終了とし、新たに幼児前期の気管支喘息で入院した子どもを受け持つことにしました。受け持ち看護師と清潔ケアなどに入れるように調整すると、子どもへの声かけや母親へのかかわりなど、学生はアドバイスを受けながら、吸入や吸引の介助やバイタルサインの測定も行ったり、また、おもちゃで一緒に遊んだりとかかわることができました。翌日には、学生が行くと子どもから近寄ってくるようになり、母親とも一緒に過ごすことができていました。

　前半・後半のグループのどの学生も2人以上の子どもを受け持ち、めまぐるしいスピードで実習が進んでいった感じがしましたが、子どもや家族のさまざまな反応を経験できた実習だったと感じました。

→ 授業リフレクションで確かめられたこと

　今回の授業リフレクションは、自校の教員にプロンプター（聞き役）*5になってもらい、「カード構造化法」*6で行いました（**図2**）。

■印象カードとキーワード
　カード構造化法の印象カードは、**『いろいろなことが経験できてよかったけど、少し無理もあったかな』**でした。今回の実習では、喘息や熱性けいれんなどの小児期に多い急性期の疾患から、消化器の慢性疾患の退院調整や、血液疾患、思春期の骨折など、さまざまな疾患や年齢の子どもと家族を受け持つことができました。一人の学生が2人以上の子どもを受け持ち、いろいろな経験をして、学生は子どもや家族に感謝されて達成感を感じる一方で、

図2 カード構造化法のツリー図と得られたキーワード

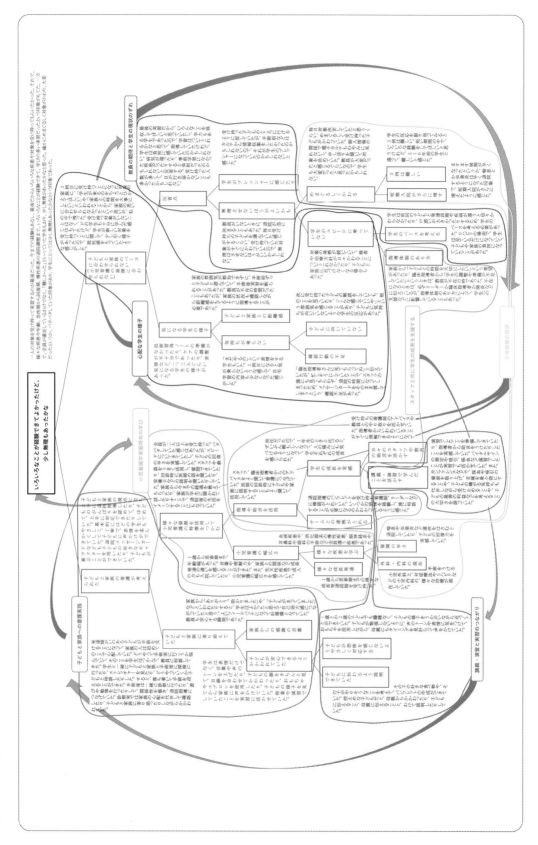

「ちょっと実習はひかえてほしい」という家族の反応もあって、少し無理もあったかなと感じたことが表れていました。

　また、カード構造化法で得られたキーワードは、「スタッフと共に学生の成長を支援する」「講義・演習と実習のつながり」「子どもと家族への看護実践」「小児看護学実習特有の学び」「小児病棟の現状」「心配な学生の様子」「教員の期待と学生の現状のずれ」の7つでした。

　「スタッフと共に学生の成長を支援する」では、日々の実習で、実習指導者をはじめ、スタッフの方々のていねいな指導が、学生の成長を支援していたと感じていたことが確かめられました。子どもへの声のかけ方や家族への心情に配慮した対応などを教わり、学生は次の日の子どもと家族へのかかわりに活かしていました。小児病棟での実習指導者の存在は心強く、学内の演習に参加してもらうようになってからは、学生が子どもの採血の介助や吸入、吸引を一緒に行えるように、アドバイスや配慮をしてくれていることを確認することができました。

　「講義・演習と実習のつながり」では、1年次に子どもの権利と倫理や小児看護の役割について学び、実習では「うそはつかないように」「子どもが怖がらないような」話し方を工夫したり、表情に注意したりしてかかわろうとしている学生の姿が見られました。また、2年次の演習では、検査を嫌がる子どもへのかかわりやプレパレーションについて考えましたが、実際に子どもとかかわってみると、思った以上に子どもが泣いている姿に心を痛める一方で、安全を守るために抑えようとして、学生としての役割を果たそうとしていたことが確認できました。そして、受け持ち看護師から助言を受け、子どもの苦痛を最小限にする方法を学生が考えていたことから、講義や演習と実習のつながりを感じていたことが確認できました。

　「子どもと家族への看護実践」では、学生が手術室の見学に行って子どもと家族の不安軽減に努めたり、血液疾患の子どもが安静を保てるように遊びを工夫してかかわり、子どもに笑顔が見られたり、子どもが学生を待っている様子を家族から伝えられたりしたことから、学生のかかわりが子どもと家族が回復に向かう一助になれていたと感じていたことが確認できました。また、退院指導を含めたメッセージカードをとおして、子どもが喜ぶ顔が見られ、家族からの感謝も伝えられたことで、子どもと家族への看護実践になっていたととらえていたことが確かめられました。

　「小児看護学実習特有の学び」では、学生全員が2人以上の子どもを受け持って、成長発達段階の違いや子どもの回復力の早さなどを実感していました。また、子どもの発達段階に合わせたコミュニケーションの方法や気を紛

らわせる工夫などを学んでいました。さらに、家族から子どもの成長の様子を聞いたり、手術での家族の不安の大きさを実感したりすることで、子どもの入院は、家族にとってとても重大な出来事であることを感じ、小児看護学実習特有の学びをしていたととらえていたことが確かめられました。

　また、カンファレンスでは、採血などの処置の苦痛を最小限にする工夫、子どもの最善の利益について考えること、そして手術や退院に向けての子どもと家族への説明の大切さを学んでいたことも確認できました。

　一方、「小児病棟の現状」では、入院期間の短縮がますます加速し、退院が早まっている現状がありました。今回の実習では学生全員が2〜3人の子どもを受け持っていました。昨年の実習状況と照らし合わせても、めまぐるしく入退院のある小児病棟の現状を感じていました。学生にとっては、発達段階も疾患もまったく違う子どもを受け持つことで、1人目の経験を2人目のかかわりに活かせず、戸惑うことも多かったと思います。このような現状のなかで学生が子どもとかかわり、小児看護学実習を進めていくには、どのような不安があるのかを確認し、さらに家族の状況を踏まえながら実習指導者と連携していくことの必要性を感じていたことが確認できました。

　「心配な学生の様子」では、実習指導者や受け持ち看護師への報告・連絡・相談が十分でなかったことがあったことを心配に感じていたことが確かめられました。また、子どもの体調がすぐれないときや受け持ちの子どもが代わったとき、学生は戸惑ったり硬い表情でいたりすることが気になっていたことが確認できました。特に受け持ちの子どもが代わったり子どもの様子に変化があったりしたときは、学生に同行し、自分が把握した状況を説明し、学生の気持ちを確認することに気を配っていましたが、学生が何に困るのかをさらに予測し、すみやかに支援できるようにしていくことの必要性を確認することができました。

　「教員の期待と学生の現状のずれ」では、小児看護学実習で、教員はいろいろなことを経験してほしいと思っていましたが、学生にとっては年齢も疾患も違う受け持ちの子どもが短期間で代わっていくことに、プレッシャーを感じていたのではないかと思いました。特に、連休の間に受け持ちの子どもが退院し、すぐに次に受け持つ子どもが決まり、情報収集や疾患の理解が十分でないまま、子どもと家族とかかわることへの不安や、実習展開の速さ自体を学生は大変に感じていたのではないかと思っていたことがあらためて確かめられました。そこに教員の期待と学生の現状のずれが生じていたととらえていたことがわかりました。

→ 今後の実習指導に向けての手がかり

　今回、学生が子どもと家族に寄り添えるような小児看護学実習をめざして、授業デザインと授業リフレクションを行いました。実習指導者や看護師と共に学生を支援していくことで、学生の成長を実感できたり、講義・演習と実習のつながりを確かめたりすることができました。そして、学生が子どもと家族の苦痛を最小限にしたいと考え、子どもが安心できるように工夫してかかわったことで、子どもと家族への看護実践につながったと思います。また、カンファレンスにおいてそれらの実践を学生それぞれが自分のことばで語り、子どもにとっての最善の利益について考えることで、小児看護特有の学びにつながったことを授業リフレクションで確かめることができました。これからも小児病棟のスタッフと連携を図っていくことで、学生の支援をしていきたいと考えます。さらに、講義・演習と実際の臨床での看護実践がつながっていくような授業の工夫も、今後続けていきたいと思いました。

　一方で、小児病棟の現状として、学生が子どもを受け持つ期間が短くなっており、6日間で2〜3人の子どもを受け持つことは、いろいろな経験ができてよいと思う教員とは異なり、学生にとってはとても不安であったと思いました。特に2人目を受け持つ場合、学生の不安がどのようなことなのか、どんな支援をしていくことで、子どもと家族に寄り添ったかかわりが考えられるようになるのか、その具体的な方法を模索していくことが、今後は必要になると考えました。学生は、健康障がいで入院している実際の子どもと家族にかかわることは初めてになります。教員の学んでほしいという気持ちだけが先行しないように、一人ひとり学生の思いを手がかりに、臨床のスタッフと協同して実習指導をしていきたいと思います。

　今回も、永井先生や目黒先生からアドバイスを受け、臨地実習の授業デザインに取り組みました。小児看護学実習での「ねがい」や「目標」を具体的に考えていくことで、教員として何を大切に指導していきたいと思っていたのかをあらためて考えることになりました。そして、実際の実習の様子を記述し、授業リフレクションを実施したことで、小児看護学実習での学生の不安に気づき、教員が学生の思いに寄り添うことから学生の支援が始まると考えることができました。小児病棟の現状のなかで、どのような支援をすることが、臨地実習で学生が子どもと家族に寄り添った小児看護を学ぶ経験になるのか、今後も検討を続けていきたいと思います。

（鈴木桂子）

小児看護学実習
小児看護学実習で大切にしたいこと

■小児看護学実習の特徴と教員の役割

　講義・演習編での小児看護学の授業に続いて、この臨地実習編では、小児看護学実習の授業デザイン・授業リフレクションを鈴木桂子先生にお願いしました。鈴木先生とは、数年前、小児看護学の授業リフレクションを学会発表[*7]されるということで、その発表に向けて目黒悟先生と一緒の研究会でお会いしたのが最初の出会いでした。現在は病院に異動となり勤務されているとのことですが、本稿では2020年度のコロナ禍の最中に、小児看護学の教員として行った実習指導の紹介をお願いしました。

　私のかつての臨床経験も子どもの看護であったので、今でも忘れられない場面がたくさんあります。また、看護教員としての小児看護学実習の指導経験からは、小児病棟に入院している子どもと家族の様子、そこにかかわる看護学生の緊張感やいろいろなエピソードなど、今でも思い出すことが数多くあります。そのなかでも、子どもの入院に家族が付き添っている場合、子どもとのかかわりはもちろんのこと、子どものお母さんやお父さんなどにどのようにかかわっていけばよいのか、子どもでも母親でもない20歳前半の看護学生にとっては、とても難しいことだと感じていました。

　鈴木先生も、学生には子どもと実際にたくさんかかわって、子どもの成長発達を実感したり、遊びをとおしてコミュニケーションを図ったりしてほしいと考えられていたと思います。また、付き添っている家族、特に母親にていねいに接して、子どもの入院に付き添う家族の不安や思いに寄り添ったかかわりを考えられるように、鈴木先生が学生以上に、家族へのかかわりに配慮されていたのではないかと感じました。

　一方、今回の実習の様子のなかでも紹介のあった、学生が受け持つことについての母親からの申し出は、それほどに家族が子どもの入院や治療などに敏感になっているということだとも感じました。そのたびに、鈴木先生は病棟に戻り、母親の気持ちを確かめるとともに、学生にその様子を伝え、家族の思いや不安に寄り添う大切さが、実習での学びとなるように努めていかれたのではないかと思います。

　もちろん、子どもに付き添っている母親や家族の反応は千差万別ですから、

学生の子どもへの誠実なかかわりを大変喜ばれ、入院や付き添いでの心労を
やわらげることにつながることもあります。こうした、学生と家族とのかか
わりの間でそれぞれの思いを確認し、学生が看護を経験できるように配慮し
ていくことに、教員としての役割の重要性を再確認することができました。

■学生の経験を大切にする小児看護学実習

　今回紹介していただいたのは、小児看護学実習2単位のうちの6日間の小
児病棟での実習でした。少子高齢社会の現在、子どもの人口減少と入院期間
の短縮に伴い、小児看護学実習で受け持たせていただくことができる子ども
は学生の人数より少ないことも多く、1人の子どもを2人の学生で受け持た
せていただいたり、同時に実習する学生数を減らして、鈴木先生の学校のよ
うに、1グループの学生をさらに前半・後半に分けて受け持てるようにした
りして、実習を進めているのが現状かと思います。また、入院期間が短いこ
とで、6日間の実習であっても、実習が休みとなる間に退院となって、受け
持ちの対象がかわることも多いと思います。今回の小児病棟実習でも、全員
2人以上を受け持つことになっていました。短いときは、1日半のかかわり
もあったようです。

　小児看護学実習を担当する教員としては、さまざまな健康障がいのある子
どもとその家族にかかわることで、たくさんの経験をして学んでほしいと思
うのですが、鈴木先生も述べていらっしゃるように、看護学生にとっては、
本当にめまぐるしいスピードで進んでいった実習だったのではないかと思い
ます。学生にとっては、受け持ちの対象が代わるごとに、新たな疾患を調べ
て記録にまとめ、成長発達段階を確認し、子どもと家族とのコミュニケーシ
ョンがとれるようにかかわり方を考えるなど、次々にしなければならないこ
とが起こり、とても大変なことなのだと思います。

　しかし、一人ひとりの子どもや家族とかかわった学生の経験を大切に考え
るのであれば、退院後すぐに次の受け持ちを決めずに、そのかかわりについ
て振り返る時間をとるのもよいのではないかと感じました。

　また、子どもと家族が了解してくだされば、他の学生が受け持っている対
象に、ピアサポートといったかたちで、学生どうしが助け合い看護を実践し
ていくことも検討できるといいのではないかと思います。すでに、いろいろ
な方法を模索されているのかもしれませんが、小児看護学実習を担当される
方には、学生が子どもの看護をどのように経験できるとよいかを吟味し、学
生の気持ちに寄り添った実習指導をしていただきたいと願っています。

（永井睦子）

" 授業デザイン・授業リフレクションを継続することの必要性 "

　今回、あらためて実習指導を振り返って、3年間の学生の成長を実感することができたと同時に、講義、演習、実習のつながりを考えて授業を展開していくことの重要さを再認識しました。臨地実習では、これまでも学内での講義や演習をもとに、学生が子どもと家族に寄り添えるような実践をしてほしいと考えていました。しかし、実習指導の授業デザインは初めてだったので、永井先生や目黒先生に相談させていただきながら6つの構成要素を具体的に考え、構成要素の関連性を大切に検討していく重要性を学びました。

　そして、授業リフレクションでは、受け持ちの子どもが短期間で変わっていくことで、学生のまとめの時間を十分に確保せずに進み、学生が経験していることを十分にとらえきれていなかったと感じることができました。卒業間近の学生だとしても、学生が子どもの看護を行うのは初めてになります。多くを学んでほしいという教員の思いを押しつけてしまうと、学生への負担になることをあらためて痛感することとなりました。それからは、学生の経験をていねいに把握し、学生の学びを大切に支援していくことを心がけていくようになりました。

　現在の私は産科病棟に勤めているのですが、急性期の病院ではさらに入退院期間の短縮化が進み、学生が対象を受け持つ日数に限りがあります。学生が学んでいく思考過程のスピードと臨床で求められるスピードの乖離を、ますます感じるところもあります。また、コロナ禍では、臨地実習で実際に看護の対象とかかわる機会も制限され、学生が看護を学ぶ機会もかなり少なくなっています。こうした現状から、臨床現場での学生や新人看護師の教育環境を整えていく必要性を感じています。今後も学生の緊張感をくみ取りながら、臨床で学生を迎えられるように、あらためて授業デザインに取り組み、授業リフレクションを継続していきたいと思っています。

（鈴木桂子）

引用・参考文献

★1 目黒悟：看護教育を創る授業デザイン：教えることの基本となるもの，メヂカルフレンド社，2011.

★2 目黒悟，永井睦子：看護の学びを支える授業デザインワークブック；実りある院内研修・臨地実習・講義・演習に向けて，メヂカルフレンド社，2013.

★3 目黒悟：看護教育を拓く授業リフレクション；教える人の学びと成長，メヂカルフレンド社，2010.

★4 鈴木桂子，吉原有佳理：子どもの発達段階を理解する小児看護学演習における学生の学び，日本看護学会論文集（ヘルスプロモーション），47，2017，p.35-38.

★5 前掲書★3，p.62-67.

★6 前掲書★3，p.24-35.

★7 鈴木桂子，目黒悟：授業デザインによる「ねがい」の明確化が授業の見方を変える−授業リフレクションによる気づき−，日本看護学教育学会 第24回学術集会講演集，2014，p.165.

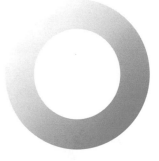

豊かな母性看護の学びに向けて

⟶ 妊婦・産婦・褥婦および新生児の看護を学ぶ

　今回、私が授業デザイン*1, 2を行ったのは、看護専門学校3年課程の2年生から3年生にかけて実施される2単位90時間の母性看護学実習です。90時間のうち30時間は、産科外来実習（妊婦健診、産後1ヶ月健診）、助産院実習（助産院および地域での助産師の活動）、学内での学習（レオポルド触診法、子宮底長・腹囲測定、沐浴などの技術練習・確認および実習のイメージをつけるためのビデオ学習など）を行います。また、60時間は病棟実習で看護過程の展開をしながら、妊婦・産婦・褥婦および新生児の看護を学びます。

　もちろん講義も大切ですが、母性看護は何よりも臨地で実際に体験することで学びが深まると考えています。ところが、学生は母性看護学実習に対して展開が速いうえに内容が多いなど、不安や難しさが先行してしまうことが少なくありません。また、これまでの学生のなかには母性看護を学ぶせっかくの機会であるのに、無難に済ませようとする様子が気になることもありました。ピュアな学生だからこそ、純粋に生命誕生に感動したり、自分たちが講義や演習で学んだ知識を使って実際に援助を体験したりすることで、さまざまな場面での母性看護を学べるのではないかと考えていました。

　こうしたことから、これまで講義・演習で学んできた母性看護学が、より豊かな経験になっていくような実習指導をしていきたいと考え、授業デザインに取り組みました（**図1**）。

⟶ 授業デザインで大切にしようと考えたこと

■実習施設の「学習環境・条件」

　実習する助産院は入院施設を有し、正常分娩はもちろん乳房ケア・育児教室・新生児訪問などを行っています。授業で初めて助産院という施設があることを知る学生もいて、実際に助産院に行くことで多くのことを経験することができます。

　病棟実習を行う病院は、NICUを備えた小児科と産科が同じフロアにある地

図1 6つの構成要素による授業デザイン

2年生　母性看護学実習

学習者の実態

《これまでの学習の状況》
3年課程の2年生
5人のグループ(男子 1名、女子 4名(うち社会人で出産・育児経験あり1名))
講義:女性生殖器、母性看護学概論、母性の看護過程および看護技術
周産期の正常および異常…母性関係の科目はすべて終了。

《グループの学習の状況》
基礎看護学実習I・II、老年看護学実習I・II・III、精神看護学実習を終了し、今回の統合実習はこれから行う予定。

《実習に臨む姿勢》
・グループで母性看護学実習の技術や記録に対する不安や疑問について不安が強いとされている。どの学生もかなり同程度に記録にこるような学生が多い。
・事前学習は提出されているが、事前に何度となく質問にこたえて記録を書いている。
・母性は難しいと言いながらも、質問するとがんばって答えている。

教材の研究

母性看護学実習 2単位90時間(30時間外来・助産院・学内、60時間病棟実習)

《産褥期実習》
妊娠初期から末期までの妊婦の子宮底長・腹囲測定、浮腫観察、産痛観察 およそ37週以降のレオポルド触診法の実践、内診見学(女子のみ)、産後1ヶ月健診(母子の同行見学、新生児助産の同行見学 赤ちゃんの抱っこなど。

《助産院実習》
妊婦健診の見学、ベビーマッサージ教室の見学、母乳育児の実際。

《学内学習》
産褥期実習および新生児看護に関するビデオ視聴、沐浴や妊婦体験視聴、紙上事例課題学習。

※出産に立ち会う許可が必要で、1人の分娩に1名が立ち会える。
・褥婦…分娩期の援助(陣痛、バイタルサイン、胎児心音、産婦の様子、分娩の進行状態、および産痛緩和の観察・援助、産痛緩和のマッサージ、リラックス法など)実践。お産の観察の援助が必要で、退行性変化の観察(産褥体操・温床法、足浴、退行性の援助の実践、内血の観察(貧血の援助)、温罨法、搾乳法の援助(肩の温罨法・減塩食指導、退院指導・指導など)、進行性変化の観察・援助(ハンドマッサージ)・指導
・新生児…観察(バイタルサイン、哺乳、排泄、黄疸、臍、反射)・援助(沐浴、清拭)
・主とサブの援助を実施)・指導(新生児群生の実際・母子愛
・帝王切開オペ室での帝王切開に立ち会い、出生時の新生児群の観察・援助や助産士または学生による沐浴をする形で行う。
・男子学生…全身状態の観察、退行性の観察、進行性変化の実際について、対象の許可された範囲で、女子学生または助産師で観察・援助・指導可能。

目標

・実際にかかわり、母性看護で大切なことがらを感じ、妊産褥婦およびその家族に必要な援助を考え実践することができる。
・学生が学んできた母性看護学の学習を深め、妊産褥婦と新生児の観察から必要な支援を考え実施できる。
・互いに協力しグループとして援助計画を実施することで対象とかかわることや援助を実施したことでの充実感をもち、自己効力感を得ながら、母性看護について学び続けることができる。

ねがい

・産褥やその家族の気持ちを感じ、プロの看護師として考えて援助する大切さを学んでほしい。
・産婦がお母さんになっていくことの大変さや子どもを受け持つことの大切さをかかわりをとおして学んでいくことを大切にしてほしい。
・新生児はことばで訴えることはないので、看護師としてすべてを観察していかなければならないことを学生が観察し、人間として尊重する態度で接してほしい。
・看護師のチームとしてグループで協力し合う経験をしてほしい。
・看護する喜びと学び続けることの喜びを感じて学び続けていってほしい。

教授方略

・学生の母性看護実習に対する不安の除去
病棟実習開始前に記録と沐浴の方法の除去を実施する。
・事例を用いた記録方法の指導
一実習中のデモンストレーションおよび指導
・実習中に意識的に私から声をかけて、学生の思いや気持ちを整理してもらう。
一学生が学んできた看護技術を語りながら指導を行う。
一はじめから完璧を求めるものではなく、やりながら教えることを伝える。
・分娩期の援助で緊張の緩和
一学内の演習で産婦の援助の学びをつなげることで学生は学び続けられるような支援
一実際に分娩に立ち会ってもらい、受け持ちの気持ちを活かしながら援助計画を立てて実践してみよう
一声かけ実習の前半のところで、何かつまづいたところで、
産婦が変わったところで記録に残し、産褥の気持ちを想像して実践してみよう
・実習中の経験を後半の実習につなげるための続けられるような実習の支援

学習環境・条件

《助産院について》
房ケアや新生児生助問事業、育児教室などを行う。
・異常がない経産婦の分娩が中心、他の施設で分娩した褥婦の乳

《実習病院について》
3次救急を担うヘリポートを備えた地域医療の中核病院で、同じフロアにNICUを備えた小児科病棟が併設され、異常のある妊産褥婦・新生児を受け入れ病院から助産が積極的にかかわる知識は時(には必要)。
助産師外来では妊娠期から助産師が積極的にかかわる。(産科カルテ・紙カルテ併用)(電子カルテ用)
・分娩の立会いは、産婦の希望を行え、人数・年齢制限がない。(電子カルテ用)

《実習の状況》
・学生は産婦の許可があれば1件につき1名まで分娩に立ち会える。
・母乳育児の分娩数が少なく、全員が分娩に立ち会うのは難しい。
・母乳受け入れ病院で、母子ともに早期に受け持ち関われることもある。
・実習指導者:2名(かかわりは最終助産フォローがつけとなることもある)。
・担当の助産師が観察時、声をかけてくれる。
・沐浴指導は学生で1つのパンフレットを作成し、指導に活用できる。
母親が自分で自分の赤ちゃんを沐浴する形で行う。
・退院後1週間につった母子を母乳相談でみることにより、退院後の母や乳児の状況をみる。

域医療の中核病院です。異常のある妊産褥婦を受け入れ、母体搬送や緊急帝王切開などの緊急対応も多く、看護学生であっても正常な経過だけでなく異常や合併症などの知識も必要となってきます。また、正常分娩の割合が少ないため、学生全員が分娩の見学をするのは難しい状況があります。一方、助産師外来の活動があったり、夫や家族の立ち合い分娩など産婦の希望に沿った分娩が行われたり、また母児同室や母乳育児指導などのきめ細かな看護も行われています。

■「学習者の実態」の把握

　今回、母性看護学実習を担当した2年生後期の学生5名は、高校卒業後の4名と子育て中の社会人の学生で、男子学生1名、女子学生4名のグループでした。

　学内での母性看護学に関する科目はすべて修了し、基礎看護学実習、老年看護学実習、精神看護学実習を終えています。学生は、母性看護学実習に向けて事前の課題学習を計画的に進めていましたが、実習に対し「母性は難しい」「実習が不安」と話し、実習開始前から沐浴や実習記録の方法を質問にきていました。その一方で、「赤ちゃんはかわいい」「沐浴するのが楽しみ」と笑顔で新生児人形を抱いて、積極的に沐浴の練習をする姿も見られました。

■「ねがい」の明確化

　母性看護の対象は、周産期という女性のライフサイクルのなかでも変化に富み、病気ではなくても命の危機と隣り合わせの経過になることもあります。また、新しい生命の誕生を迎える喜びのときでもあり、家族の役割の転換点でもあります。一方、学生にとっては、母性看護学実習は周産期の看護を体験できるとても貴重な時間です。にもかかわらず、不安な気持ちや展開が速いということだけで投げやりな実習になるのはもったいないと考え、学生がもっと産婦やその家族の気持ちを感じ、プロの看護師として考えて援助する大切さを学んでほしいという「ねがい」を明確にすることができました。

　また、産婦がお母さんになっていくことの大変さや子どもを思う親の気持ちを、受け持つ方とのかかわりをとおして学んでいくことを大切にしてほしいという「ねがい」も明確にできました。そして、母性看護学実習では、新生児の看護も学びます。新生児はことばで訴えることはないので、看護師がすべてを観察していかなければならないことを学生が感じ、尊重した態度で接してほしいという「ねがい」がありました。

　さらに、母性看護学実習は、学生それぞれが自分の計画した援助を実践し

つつ、グループで互いに協力をすることが多い実習でもあります。看護チームとして、グループで協力し支え合う経験をしてほしいという「ねがい」も確認できました。それぞれの学生が、母性看護を実践することをとおして、専門職となり成長していくためにも、看護することの喜びを感じ学び続けていってほしいと考えました。

■「目標」の具体化

母性看護学実習では、実際の母性看護の対象とかかわることそのものが学びだと考えています。ですから、学生が実際にかかわり、母性看護で大切なことを感じ、妊産褥婦およびその家族に必要な援助を考え実践することができるという「目標」を挙げました。

また、学生が学んできた母性看護学の知識を大切に用いて臨地での学習を深め、妊産褥婦と新生児の観察から必要な支援を考え実施できるという「目標」も挙げました。

新生児の沐浴では、学生それぞれが行動計画を立案するだけでなく、グループメンバーや各々の受け持ちの方の予定も意識しながら、実施時間や協力者・教員などをグループで調整することが必要となるので、互いが協力しグループとして援助計画の運営ができることも「目標」にしました。

さらに、学生が実習をとおして対象とかかわることや援助を実施したことでの充実感をもち、自己効力感を得ながら母性看護について学び続けることができるという「目標」も挙げました。

■母性看護学実習の「教材の研究」を深める

学生は産婦の同意が得られれば、経腟分娩や帝王切開による出産に立ち会うことができます。出産に立ち会うことで、分娩や周産期の知識を根拠とした看護を実践しながら学ぶと同時に、産婦や家族の気持ちに寄り添い、生命の神秘を感じ考えることができる本当に貴重な機会だと考えます。

出産後は受け持ちの褥婦と新生児の2人を担当させていただくことができるので、産褥期の進行性変化・退行性変化を日々の観察をとおして実感することができます。また、新生児が子宮外の環境に適応していく過程を観察することも大切です。そして、母子相互作用や母子愛着形成など、母子を一体としてとらえ密接にかかわっていくことを体験することが大切だと考えます。褥婦が新生児の育児技術を習得し、自立して授乳ができるよう支援し、さらに退院後の生活を想起した援助を考えていくことも重要だと考えました。

なお、男子学生においては、受け持たせていただく褥婦や学生自身にも無

理がないように、授乳や日々の観察をどこまで実施するか必ず確認しました。そして、褥婦と学生の了解のもと、できるだけ見学したり実践したりできるように、教員や指導者あるいはグループメンバーの女子学生と一緒に訪室するなど、配慮していくようにしました。

■「教授方略」の工夫

　まず、学生たちの母性看護学実習に対する不安を取り除くために、病棟実習を開始する前に記録の方法と新生児の沐浴について指導を計画しました。また、実習中にも不安な気持ちをそのままにしないように、意識的に私から声をかけて、学生の思いや気持ちを語ってもらうことにしました。臨地で語りながら思考を整理していくことで、安心した気持ちで実習が進められるとよいと考えました。

　分娩期の援助では緊張感が強くなるので、学内演習で学んだ産婦の援助を思い出してもらったり、実際に分娩台に乗ってもらったりして、産婦の気持ちを想像し実際の分娩につなげようと考えました。

　さらに、「実習前半の経験を実習後半に活かし、受け持ちの褥婦が代わったところで、何か1つでもいいから援助計画を立てて実践してみましょう」と声をかけ、実習前半の経験を後半につなげて活かすことで、学生は学び続けられると考えました。

　こうして、学生が母性看護の対象に真摯に向き合えるよう支援することで、実習での経験が豊かな学びの場となるように意識した授業デザインをすることができたと考えます。

➡ 母性看護学実習の実際

　ここでは、病棟実習での実際の学生の様子について紹介します。

■病棟実習前半の学生の様子

　学生5名それぞれが産婦または褥婦と新生児を受け持つことができ、援助を行いました。

　実習初日に産婦を受け持った学生は、あいさつした途端に、「せっかく学生さんがいるんだったら、あなた（夫）じゃなく、学生さんに腰をさすってもらうから、代わって！」と言われて戸惑っていました。そこで、教員が「せっかく言ってくださったのだから、旦那さんと代わりましょう」と促すと、学生はそのまま腰をさすりました。分娩は順調に進み、児娩出のときには学

生の手を握りながら分娩になりました。分娩後には、「腰をさすってもらい楽だった。いきむときには手を握ってもらったので安心できた」と話してくださり、学生は「役に立ててうれしかった」と笑顔で話していました。

　また、帝王切開での出産予定の妊婦を受け持った学生は、術前から帝王切開による出産、そして退院までの一連の過程にかかわることができました。実習のなかで不安なことがあると、毎回そのことを聞きにきましたが、その都度どう思っているのか、どうしたいと考えているのかを尋ねると、学生は自分が思っていることを語り、自分で考えて実習を進めていきました。

　男子学生は帝王切開後の褥婦と新生児を受け持ちました。実習のはじめは、淡々とバイタルサイン測定を行い、排泄回数や食事の摂取量だけを聞く状況でした。しかし、実習が進むにつれて、褥婦と教員の会話に加わることができるようになり、足浴の援助をしたときには、褥婦の子どもに対する思いを聞いたり、学生自身が自分の子どもの頃のことを語ったりして、褥婦とのかかわりを少しずつ深めることができました。その後は授乳時に、乳房の観察も行わせてもらうことができ、「授乳すると張りが全然違います」と観察して実感したことを話していました。また、授乳の様子は褥婦の後ろから観察するようにしていましたが、「視界に入らないところから観察したほうが、羞恥心への配慮になると思った」と学生なりの考えを話してくれました。

　学生たちは、新生児のバイタルサイン測定やオムツ交換の場面で、新生児が動いたり大量の胎便が出たりしたことに困っていたので、「赤ちゃんが驚かないように、声をかけてね」「おしりはしっかり拭きましょう」「わからないことがあったら、すぐに聞いてください」と学生に伝えるとともに、新生児への援助を一緒に行うようにしました。学生は「声をかけると静かにしてくれる。こんなに小さくても聞いているんですね」「こびりついた便は少し力を入れないととれない」など、徐々に新生児の様子や援助に慣れていきました。沐浴時の声かけは学内ではぎこちなかったのですが、新生児への声かけは徐々に自然になっていきました。

　一方で、病棟実習の開始時にグループメンバー内で、実習の進め方について意見の食い違いがありました。そのことについて学生と話をする時間をもったところ、学生それぞれがいろいろな思いを話してくれました。その後は話し合いをもつことはありませんでしたが、実習が進み学生のまなざしが対象へと向かっていくにつれ、グループメンバーの協力も少しずつできていったように感じました。

■病棟実習後半の学生の様子

　実習後半には、別の学生が分娩に立ち会うことができました。その学生は、はじめはかなり緊張した表情でしたが、助産師から声をかけてもらい、陣痛の痛みに涙を流している経産婦に対し、うちわであおいだり、足の付け根をマッサージしたり、呼吸法を一緒に行ったりと、献身的に援助する姿がありました。分娩後のバースレビューで褥婦から「1人目のほうが痛くなかった」という話を聞き、学生は「教科書とは違うんですね」と驚いていました。

　また、学生たちは哺乳量のアセスメントや授乳方法について、助産師によって考え方に違いがあることを、どのようにとらえたらいいか悩む様子がありました。「どれも間違いではない。それぞれの助産師には経験からくる母乳に対する思いがあるからね」ということを学生に伝えると「えー、奥が深いですね。難しいけど、わかる気がする」と納得した顔をしていました。

　さらに、実習後半で受け持った対象には、実習前半の経験を活かし、何か1つでもいいから援助計画を立て実践してみることを投げかけると、学生は援助を工夫して実践しようとしていました。I型乳房の初産婦を受け持った学生は、「前半の実習では授乳の指導はできなかったけど、I型のおっぱいに適した『縦抱き』での授乳の指導をしてみたい」と考えを伝えてくれました。そこで、学生の思いを具体的な援助につなげるために、教員が作成したI型の乳房モデルを使い指導方法を一緒に考えました。それは、はじめに褥婦に人形を用いて抱き方の練習をしてもらい、次に新生児を抱いて実際に行うという流れで、授乳の指導を行う方法です。こうして、褥婦は人形で練習したときの方法で、自分の赤ちゃんを支えて授乳することができていました。このような実際の授乳の指導場面を経験した学生は、「少しずつお母さんになっていくんですね」と話していました。

　一方、初産の褥婦を受け持った学生は、何もかも初めての経験で戸惑う褥婦の様子を見て、「実習が終わる前にパンフレットを用いて指導を行いたい」と考えていました。学生がパンフレットと新生児人形を用いて、沐浴時の赤ちゃんの支え方を体験してもらいながら説明すると、「そうやるんですね!」「沐浴はずっと不安に思っていたので、こういうのがほしかった!!」と、とても熱心に聞いていました。学生は指導をしたあとに、「一生懸命聞いてくださり、お母さんの退院後の沐浴や育児の不安を実感しました。指導できてよかったです」と話してくれました。

　実習前半は、教員が沐浴の調整をしましたが、実習後半に入ると、学生どうしで協力し「今日は体重測定中におしっこをしないかな。そのときはバス

タオルをかえるね」「排泄の記録をしておくね」など、互いに声をかけ合うことが増えました。

　今回の実習の後半は分娩件数が多く、病棟全体があわただしく、実習の報告をする助産師が忙しいため、なかなか報告ができないことも多かったのですが、学生は病棟の状況を理解し、むしろ「忙しくて今日は大変ですね」と助産師を気遣う様子がありました。

　また、学生は、沐浴や足浴の援助や退院指導など、自分が考えて実施したいことを積極的に報告してくれるようになり、教員も安心して学生の行動を見守っていくことができました。実習最終日になっても、リラックスを促す援助や褥婦への指導を全員が考えてきたので、ギリギリまでめいっぱい受け持ちの方に援助を行っていました。実習が終了したときには、「母性の実習は楽しかった!」「だんだんわかってきた!!」「お産に入れてよかった!」「赤ちゃんがかわいかった!!」と、すがすがしい表情をしていました。

授業リフレクションから見えてきたこと

　今回の授業リフレクションは、自校の教員にプロンプター（聞き役）[3]になってもらい、「カード構造化法」[4]で行いました（**図2**）。

■印象カードとキーワード

　実習に対する印象カードは、『**めいっぱい学んだな！**』でした。これは、母性看護学実習で多くの豊かな経験をすることで、実習最終日までめいっぱい学び続けた学生の姿から得られた印象を表していました。また、カード構造化法で得られたキーワードは、「母性看護を実践し学んでいく喜び」「母性看護の経験の豊かさが学び続ける学生を育てる」「どんどん自立していく学生」「私と学生の関係の変化」「お母さんと学生の信頼」「助産師とのかかわりから学ぶ学生」「学生から私が学ばせてもらったな」でした。

　「母性看護を実践し学んでいく喜び」では、育児技術が不安だという褥婦に対する沐浴指導でのやりとりで、学生が退院後の生活を思い描くとともに、褥婦の負担にならないよう短時間に指導を計画するなど、褥婦の気持ちを感じ必要な援助を考えて実習していたことが確認できました。また、I型乳房の褥婦に縦抱きの授乳方法を指導した場面で、学生は縦抱きで上手に新生児を支える褥婦の姿を見て、方法が伝わったということだけではなく、褥婦が母親として育児を習得していく過程を感じて学んでいたことが確かめられました。

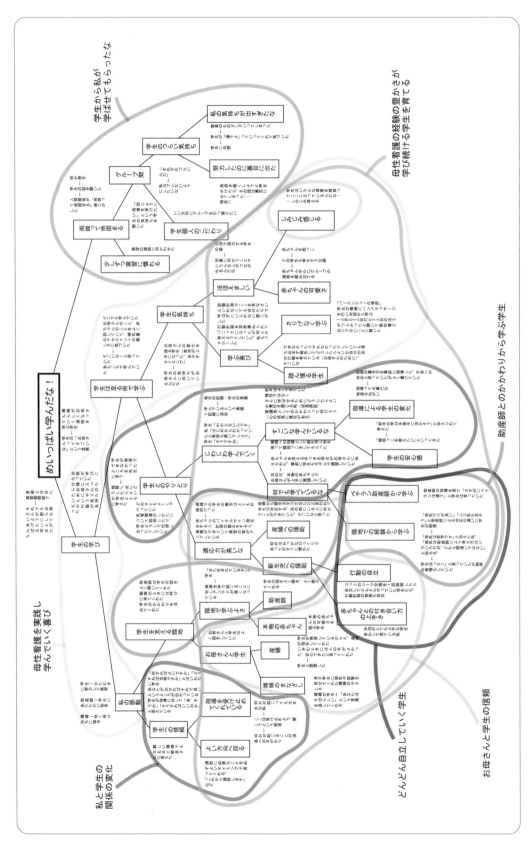

図2 カード構造化法のツリー図と得られたキーワード

「母性看護の経験の豊かさが学び続ける学生を育てる」では、経産婦で2人目の分娩をした方から今回のほうが辛かったという話を聞いた学生は、テキストではわからないことを褥婦のことばから学んでいたことが確認でき、臨地での経験の重要さをあらためて実感しました。

また、哺乳量のアセスメントで、学生は実際に新生児が哺乳した量や回数を計算したり、排泄の回数が適切か考えたり、脱水症状がないか確認したり、体重減少は生理的な範囲で起こっているか計算したりしていました。助産師によって多少の見解の相違があるのは、助産師のこれまでの経験からの思いであることを納得し、それを理解しようとする学生の姿が確かめられました。

さらに、どの学生も新生児の沐浴や観察時の声かけが、実習を重ねることで自然なものになっていきました。そして、新生児に対する愛着が深まっていくことで、上手にかかわれていたことも確認できました。男子学生も徐々に褥婦とコミュニケーションができるようになり、かかわりを重ねることで、観察時の配慮などより対象のことを考えた援助が学べており、そうした豊かな経験が学生を育てていっていると、とらえていたことが確かめられました。

「どんどん自立していく学生」では、帝王切開予定の妊婦を受け持った学生は、援助をする前に私にいろいろ確認してから動き、不安に対処していたのだと思いました。学生は、実習でいつも自信があるわけではなく、不安があるときもあり、誰かがいて確認することで自立して学んでいくのだと考えられました。また、母性看護学実習を不安に思っていた学生たちでしたが、実習場面での学生の考えを受け止めていったことで、学生はいつの間にか母性看護学実習の環境に慣れ、安心して実習に取り組めていたことが確認できました。そして、このような学生たちの姿を、どんどん自立して学んでいったととらえていたことがわかりました。

「私と学生の関係の変化」では、今回、授業デザインをして臨んだことで、これから母性看護を学ぶ学生の気持ちを整えようと、私は学生に積極的に声をかけてかかわろうとしており、これまでの実習の調整方法との変化に気づきました。学生も私の声かけに答えたり、援助に行くときと戻ったときに報告をしたり、何かあったら相談するなど、私と学生の関係に変化があったことが確かめられました。

「助産師とのかかわりから学ぶ学生」では、産婦とかかわるときに、助産師が学生に声をかけて援助に入るきっかけをつくってくれたり、褥婦の観察をするときに学生を呼びに来てくれたり、学生の報告を聞いてくれたりしたことで、助産師とのかかわりから多くのことを学生が学んでいたことが確かめられました。

「お母さんと学生の信頼」では、男子学生は受け持ちの褥婦とのかかわりをとおして授乳や診察の見学もさせてもらい、足浴の援助も行ったこと、また、褥婦に縦抱きでの授乳の指導をした学生は、実際に授乳ができただけではなく、授乳をとおして褥婦がお母さんになっていく過程を実感したこと、さらに手を握ってもらい安心できたと伝えられた学生など、そのかかわりが看護となっていたことが確かめられました。このように、褥婦とのかかわりをとおして母性看護をあらためて実感し、お母さんとなっていく対象との信頼感を育んでいたことが確認できました。

「学生から私が学ばせてもらったな」では、グループで実習を進めていくなかで、実習の進め方について学生が悩む場面があり、そのときに学生のことばに耳を傾けたことで、学生がいろいろな思いを話してくれたことが確認できました。これまでは、自分が何とかしなくてはならないと思い込んで、学生に何か言わなければという対応になりがちでしたが、今回は学生のことばをしっかり聞くことの大切さを学ぶことができました。

→ 今後の実習指導に向けて

今回の授業デザインから授業リフレクションをとおして感じたことは、臨地実習で実際に経験することによる母性看護の学びがとても大きいということでした。テキストや参考書、ビデオではピンとこなかったことが、臨地実習で見たり触れたり実践したりすることで、スッと理解できる場面が幾度もありました。臨地でしか経験できないことがカード構造化法のツリー図（**図2**）のあちこちに表れていて、あらためて母性看護学実習でのかかわりの大切さを実感することができました。そして、学生が自ら考え、援助をしていく経験を重ねることで、学び続けることの喜びにつながっていくのだとあらためて感じました。今後も、学生の豊かな学びの場となるよう、母性看護学実習に対する不安を軽減し、学べる環境を整えていくことで、より豊かな学びができるように学生とかかわっていきたいと思います。

また、今回の実習では、学生が実習での経験を語る姿をたくさん見ることができました。学生が実習で経験したことをグループメンバーや教員に語ることで、その意味を自分なりに受け止めることができたように感じました。今後も学生の学びを学生自身で深めることの手助けができるよう、学生が語れる環境を提供し、学生のことばに真摯に向き合い、耳を傾け、学生と共に学んでいきたいと考えます。

（知久祥子）

生命の誕生と出会う貴重な経験の大切さ

■看護基礎教育における母性看護学実習

　知久祥子先生には、母性看護学の講義・演習編に引き続き、母性看護学の臨地実習編も執筆していただきました。

　知久先生は、現在、看護専門学校で母性看護学の看護教員として母性看護学および母性看護学実習を担当していらっしゃいます。多くの看護専門学校では、母性看護学を担当する教員は1～2名であり、知久先生のように助産師の資格持っている方が多いと思います。しかし、専門的な分野であることや、少ない人数で任されていることから、教員として同じ学校にいても母性看護学の授業内容を詳しく把握していなかったり、また、同僚であっても他の看護学の先生には講義や実習について、なかなか相談することができなかったりすることも多いのではないかと推測します。そういった意味で、知久先生にお願いした講義・演習編と臨地実習編は、母性看護学の教育に携わる先生方や実習指導者の方だけでなく、他の看護学の先生方、あるいは助産師教育課程の先生方にも、看護基礎教育のなかの母性看護学の授業デザインや授業リフレクションの実際が詳しく紹介されているので、大いに参考としていただける内容だったのではないかと思います。

　「看護師を育てる」母性看護学の講義や実習について検討するということは、母性看護学教育に携わる方々にとっては、1つの大きな検討事項なのではないかと思っています。それは、2016年6月に開催された、第18回日本母性看護学会学術集会*5が、母性看護学教育の新たな展開をめざして「母性看護学教育再考～あらためて考えよう！　どう教える?!　母性看護学」というテーマであったことからも感じられました。参加者のなかには看護師養成教育や助産師養成教育に携わっている助産師の方々も多かったと思いますが、このテーマからも母性看護学教育を再考するということに関心が向けられていることがわかりました。

　ちなみに、この学術集会では、本書の編者の一人である目黒悟先生が、「教えることの基本となるもの～臨床の知としての教育技術の獲得～」というテーマで教育講演をされています。看護師養成教育での母性看護学をどのように教えていくか、きっと大切な視点を伝えられたのでしょう。

■看護学生にとっての母性看護学実習

実は、私もかつて看護専門学校に勤務していたときに、1年あまり母性看護学実習を担当していたことがありました。産科領域での看護経験はなかったので、母性看護学の専門知識は、自分が学生時代に学んだ母性看護学の講義・演習・実習での経験が頼りでした。

私が学生の頃は男子学生の母性看護学実習は必修ではなく、平成のカリキュラム改正後に男子学生の母性看護学実習は必修となりました。ですから、私が勤務していた看護専門学校は、比較的男子学生が多かったので、毎回、男子学生にどのように指導をしていけばいいのか、ドキドキした記憶があります。しかし、男子学生・女子学生にかかわらず、きっと多くの学生たちにとって、妊娠・分娩・産褥・新生児という未知の世界を体験する母性看護学実習は、とりわけ緊張が高い実習だということを、知久先生の学生たちの様子からもあらためて感じることができました。

■知久先生の実習指導に学ぶ

母性看護学実習では、周産期にある妊産褥婦の看護を学ぶために、病院だけでなく助産院やマタニティーケアを経験できる施設など、各校で実習施設が工夫されていると思います。しかし、女性の一生において数回しかない出産の場面に立ち会い、新しい生命の誕生に直接出会うといった母性看護学実習ならではの経験は、予想していた緊張感をはるかに超えて、看護学生だけに与えられた本当に貴重な経験となるのではないでしょうか。

実習でのこのような直接的な経験が本当に貴重な経験となるためには、学生が不安に思う気持ちを受け止め、日々の変化のなかで対象へのかかわりをとおして学べるような支援が大切だと思います。知久先生は母性看護学実習に臨むにあたって、授業デザインを行い、自身の「ねがい」を明確にできたことで、ていねいに学生にかかわることができたのだと考えます。

なかでも、学生の実習状況に合わせてI型乳房のモデルを作成し、そのモデルで練習して実際の授乳をしてもらうといった、知久先生の個性あふれる指導は、対象にかかわるうえでの具体的な支えになるだけでなく、先生の「ねがい」にある産婦がお母さんになっていく過程を学んでいくことにつながっていったと考えます。こうした指導は、母性看護への関心を高めるとともに、生命の誕生や看護に携わる喜びを経験するかけがえのない学びとして、学生のなかに大切なものとして残っていくのではないかと思います。

（永井睦子）

" 母性看護学実習での学生の学びを支える喜び "

　今回、あらためて自分自身の母性看護学実習の授業デザインと授業リフレクションを振り返り、お母さんと赤ちゃんを支える看護の大切さや、そこでの学生の経験も大切にする臨地実習の授業デザインを意識して、実際の指導に臨んでいたことを確認することができました。また、授業リフレクションでは、「お母さんのために何かしたい」と学生の姿勢が変化していったことや、「母親になっていくことの大変さ」を実感し、学生と共に支援していこうとしていたことも確かめることができました。

　この授業リフレクションを行ったあと、現在も私は母性看護学実習の指導を続けています。時代に翻弄され、少子化そしてコロナ禍と、周産期医療にはさまざまな困難な状況が生じています。しかし、そういう状況だからこそ母性看護学実習をより大切にとらえ、そこでの貴重な経験が学生の学びや成長へとつながっていく過程を支えていきたいと考えています。また、学生は母性看護学実習をとおして自分の学習を進めながら、実は看護師になるための変化を経験しており、だからこそ実習は欠かせないのだと実感しています。そうしたなかで、私は自分が指導しなきゃという奮闘はやめて、学生の話を聞き、その思いを形にするかかわりをしていきたいと、実習指導の考え方も変わったと思います。どんな状況でも、学生の母性看護学実習での経験が豊かに学生を育ててくれており、私は、この学びの支援ができることに幸せを感じています。

（知久祥子）

引用・参考文献

★1 目黒悟：看護教育を創る授業デザイン；教えることの基本となるもの，メヂカルフレンド社，2011.

★2 目黒悟、永井睦子：看護の学びを支える授業デザインワークブック；実りある院内研修・臨地実習・講義・演習に向けて，メヂカルフレンド社，2013.

★3 目黒悟：看護教育を拓く授業リフレクション；教える人の学びと成長，メヂカルフレンド社，2010，p.24-35.

★4 前掲書★3，p.62-67.

★5 松原まなみ：第18回日本母性看護学会学術集会報告，日本母性看護学会ニュースレターNo.17，2016，p.2-4.

対象とのかかわりを大切にした実習指導

→ 精神看護学実習での学生の学びを振り返る

　看護専門学校の3年課程で精神看護学実習を担当していた当時の私は、それまでも臨地実習で学生に学んでほしい内容をいろいろと考えて実習指導を行ってきました。しかし、一度に約10人の学生の実習指導となることが多く、一人ひとりの実習場面に対応したり、学生が困っていることを一緒に考えたりすることが十分にできていないのではないかと感じていました。また、かかわりのモデルとなっている病棟職員の方々の言動など、学生に学んでほしいと思うことが多くあり、精神看護で大切なかかわりの意味を考えてもらうようなはたらきかけが足りていないとも感じていました。

　そこで、授業デザイン*1, 2と授業リフレクション*3に取り組むことで、精神看護学実習で、学生は何を学んでいるのか、よりよい指導のためにはどういったかかわりがさらに必要かなど、自分の指導をていねいに振り返ってみたいと思っていました。

　とはいえ、長年精神看護学の実習指導をしてきましたが、臨地実習の授業デザインと授業リフレクションに取り組むのは、今回が初めてでした。講義法と違って1回の実習で担当する学生はそのクラスの数名ですので、授業デザインを行うにあたっては、まず「学習者の実態」をとらえていくことにしました。(**図1**)

→ 授業デザインで大切に考えたこと

■学生のこれまでの実習経験とそれぞれの課題

　今回担当する学生は2年生9名で、基礎看護学実習Ⅱを経験したあと、各看護学実習が始まって2クール目の実習でした。1クール目は9名中5名が母性看護学実習、4名が老年看護学実習Ⅱを経験していました。精神看護学実習では2グループが一緒に実習するので、前の実習の経験が異なるという特徴がありますが、それぞれの看護学実習で対象者とかかわり、コミュニケーションをとった経験を活かしてほしいと思いました。また、学生の個別の

図1　6つの構成要素による授業デザイン

学習者の実態

2年次　精神看護学実習　病棟

3年課程　2年次後期
社会人経験者　1名　　（女性8名　男性1名）
領域別実習　9名の実習の経験状況
9名の実習の経験状況
5名　基礎看護学実習Ⅱのあと母性看護学実習を経験する。
4名　基礎看護学実習Ⅱのあと老年看護学実習Ⅱを経験している。

・学生は精神障がい者には、直接かかわったことがなく、授業後の感想でかかわるのが不安であるという学生が多い。
・授業でディケア施設のDVDの教材視聴で、実習病院でかかわる回復期や慢性期の患者のイメージがついたという学生がいる。

既習学習
・精神看護学概論：人のこころ、ストレスや現代社会と精神障がいの疾病の成り立ちや予防と対策を学んでいる。
・コミュニケーション論：アサーション、アサーションについて
・精神看護学援助論Ⅰ、Ⅱで、こころの危機状態や精神障がいの疾病の病態・症状・看護について学んでいる。また、「幻覚妄想状態」の事例についての授業を受け、対象をイメージしながら精神看護の展開を学習している。

教材の研究

入院治療として統合失調症の診断を受けている患者は、長期の入院生活や退院を繰り返しており、回復度や慢性期の老年期になっている対象者が多い。
統合失調症は、それぞれの性格や個別の症状があり長期にわたって治療や薬物療法などによる状態を示しているため、その時期やその日によって状態が変化する。
症状を看護師が観察、コミュニケーションをすることで状態を把握することができる。対象者は、薬物副作用等を理解してかかわる（活動性は緩慢で自閉的）が強いと感じられ、対象者の強みを理解しスムーズにかかわり（作業療法士で活動性）促すことで活動性が出る。対人関係もスムーズに行うことができる。
現在でこのかかわり方は、こころに健康な側面をもち、コミュニケーションで自己を内省する表情、行動、ことばで正直に表現してくれるなど側面からPSW（ソーシャルワーカー）、看護師、作業療法士、医師などで検討しながら行っており、多職種での連携が必要となる。
退院については患者や家族の意向を汲み込みながら振り返り方を振り返り行っていくことができる。

目標

1) 精神に障がいのある対象者が、病気により日常生活で何に困っているのかを理解し、対象者の強みを活かした援助ができる。
2) 対象にかかわる自分のコミュニケーションについて、対象との関係から自己を内省し、看護者としての自己を知ることができる。
3) 精神に障がいのある対象を一人の人格をもつものとして尊重しかかわることができる。
4) 医療チームメンバーによる日々の対象のかかわりの意味や連携について考えることができる。

ねがい

・精神に障がいのある対象者に過度な偏見を見たずにかかわることでとても大切な自己や他者理解を意識してほしい。コミュニケーションを学び自己理解と他者理解につなげてほしい。
・精神に障がいのある対象者は、病気（症状や治療等）により日常生活に影響が出てしまい、自立しての生活がしづらい状況におかれている。
・対象者には、それぞれの生活背景があり性格や生活習慣からとてもその人の強み（ストレングス）があること、それが問題にもなるようなバランスがとれていない状況であることを知ってほしい。
・退院に向けて対象者本人のかかわり状況や、見守りや声かけや促しなど相手のペースを利用して、支える視点を大事にしてほしい。

教授方略

・学生は2週間実習で2人1組になり、1名の患者を受け持つ。
・学生（2人1組）は、患者をそれぞれに行動し共に行動し作業療法の参加や日常生活等について、かかわりの振り返りや気持ちを交換して、かかわりの振り返りに必要な情報を、日々情報常生活等について、観察、コミュニケーションや患者理解をしていく。
・学生の患者を理解するための情報整理、その意味についてカンファレンス等で口頭や記録で確認する。
カンファレンス会話からの情報記録に主とめることで病状や薬物副作用の日常受け持ち以外の学生からも意見をもらい理解につなげる。
・学生が他者ケアマップ等での記録に主とめることで対象者の理解を深める。さらに対象者理解を深める。
・生活への影響や強みを整理・理解できるようにする。その反応や行動から患者のかかわり方、悩みや疑問への援助計画・実施をするときの対象の気持ちを考えると自立学退院の方向性を考えるようにする。
教員は、日々、学生個々の情報時に対象のかかわり方、悩みや疑問に実施してもらい、声のカンファレンスや各々の振り返りで患者への理解を深める。それを日々のカンファレンスで振り返り、対象理解（他者理解）と自己理解につなげる。また、特に気になる場面での会話をプロセスレコードで振り返り、他者理解や自己理解を促す。
・病棟看護師に対して学生全員で協力し、その後カンファレンスや各々の振り返りで患者の状を施してもらい、その向かっているかを発揮できたかを考える機会をもつ。安全性を持っているかを発揮できたかを考える機会をもつ。

学習環境・条件

病棟は閉鎖病棟（50床）1フロアで看護単位を構成され、男性と女性半々の病室で構成され、中央にホールがある。患者は1日の多くをホールで過ごすことが多い。学生も、ほとんどこの場所でコミュニケーション支援をする。
ホールでは、食事をする場としても活用しているホールでコミュニケーション支援をする。雑談や作業療法プログラムなどに活用している。病棟では、毎日作業療法士が作業療法のプログラムが行われており、患者の1/3〜1/2の方が参加している。
病棟ホールでは毎日作業療法士が、作業療法やレクリエーションを行っており、学生も一緒に参加し、看護師に対応していただく。
実習指導者は不在時も多く、看護師に対応していただく、15：1の看護配置のため回復度状態の患者を日常生活で見守りながら促すことが多い職員が重症患者にかかわるため、日々学生への実習アドバイスをゆっくりもらう時間がとれていない。

状況を前回の実習担当の教員から聞き、実態を把握していきました。

　一方、学内での精神看護学90時間の授業はすべて履修しています。具体的な学習内容は、自己理解や他者理解、精神に障がいのある対象者の病態・症状や看護、そして講義・演習編で紹介した『幻聴妄想かるた』*4を使った対象理解、また、統合失調症の紙上事例の看護展開などです。しかし、学内で学習はしても、やはり実際に精神に障がいのある患者にかかわることに不安を感じる学生もいるのではないかと考えました。さらに、精神看護学実習では、患者とのかかわりをとおして、学生自身が自分のコミュニケーションのありようを見つめる機会にもなっていくと日頃から感じていたので、患者に出会うことで、学生が自分自身の理解もできるとよいと考えました。

■精神看護学実習で大事にしたい「ねがい」

　今回「ねがい」を考えていくことで、私は精神看護学実習で学生が何をどのように学んでいくことを大切にしたいと思っているのかを明確にすることができました。

　精神看護学実習では、学生が初めて精神に障がいのある対象とかかわり、緊張した場となることが多いと考えます。これまでの学生の経験では理解できない患者の言動や態度にショックを受けて、そのまま実習が終わってしまっては、残念に思います。ですから、学生には過度な偏見をもたずに患者にていねいにかかわることで、患者の理解につなげてほしいと考えました。

　また、精神に障がいのある患者の混乱や苦しみは外見では理解しづらく、日常生活も困難となります。一見問題なく生活しているようでも、社会生活をしていくうえでは問題を抱えているために入院していることを知ってほしいと思いました。

　さらに患者は、それぞれの性格や生活背景をもった個別性のある存在で、健康な面や強みももっているものの、その考え方は繊細で、バランスがとれずに病気になったり、症状が悪化しやすくなっていたりします。精神に障がいのある患者に対しての日常生活での声かけや促しは重要な看護であり、その人のペースを大切にしてかかわってほしいと考えました。

■精神看護学実習の「目標」の具体化

　本校の精神看護学実習の実習要項には5つの実習目標が示されていますが、学生が目標を達成するためには、より具体的な「目標」にしていく必要があると気づきました。そこで、各看護学実習が始まって2クール目であることや、「学習者の実態」と「ねがい」を踏まえて次の4つを考えました。

1）精神に障がいのある対象者が、病気により日常生活で何に困っているのかを理解し、強みを活かした援助ができる。

2）対象にかかわる自分のコミュニケーションについて、対象との関係から自己を内省し、看護者としての自己を知ることができる。

3）精神に障がいのある対象を一人の人格をもつ人として尊重しかかわることができる。

4）医療チームメンバーによる日々のかかわりの意味や連携について考えることができる。

■精神看護学実習としての「教材の研究」

実習病棟では、統合失調症の診断を受けている患者が多く、急性期から慢性期までの方が入院しています。学生が実習中に受け持つ患者は、慢性期で症状が落ち着いている方々です。また、現在の気持ちをことばや行動で正直に表現してくれる方も多いので、学生はプロセスレコードを用いて自分のかかわりを振り返ることができると考えました。さらに、患者の退院に出会うこともあり、患者や家族の意向を尊重し、ソーシャルワーカー、看護師、作業療法士、医師などでカンファレンスするなど、多職種での連携についても学べると考えました。

■精神科病棟の「学習環境・条件」

実習病院は、自然に囲まれた静かな環境にあり、地域の精神に障がいのある患者にとって入院施設の拠点となっています。実習する病棟は、閉鎖病棟50床で、食事や談話をするデイルームは広く開放感があります。患者は1日の多くを中央のデイルームで過ごし、食事や作業療法などを行っています。

看護体制は15対1ですが、作業療法士、看護助手、清掃の方まで、患者に合わせた対応をしており、かかわりの見本となるところが多くあります。

実習指導者は実習期間も2交代勤務で不在時も多いので、日々の学生の報告・連絡は日勤のスタッフに対応していただいています。

■2週間をどのような「教授方略」でかかわるか

病棟での実習は2週間のうち8日間で、最終日はカンファレンスとなっています。病棟との調整で、学生2人で1名の患者を受け持つことになっているので、患者とコミュニケーションしたり作業療法に参加したりしながら、対象の理解を深めていけるといいと考えました。

そこで、学生たちの患者へのかかわりを毎日確認し、学生が対象の気持ち

を想像できるように問いかけ、かかわり方を一緒に考えていくことにしました。また、薬物療法の副作用の影響が出ていないか、患者の自立や退院に向けての方向性を考えることができているかなどを確認できるようにしていこうと思いました。

さらに、毎日の学生カンファレンスでは、学生がその日のかかわりを振り返り、互いに話し合える場にするように促し、特にプロセスレコードの検討では自己理解や他者理解につなげられるようにしたいと考えました。

もう1つの精神看護学実習の特徴として、学生主体で企画し実施するレクリエーションがあります。学生全員が協力して安全に実施できるようにサポートしていくことにしました。

➡ 精神看護学実習の実際

■実習1～2日目の学生の様子

実習初日、学生たちは施錠で管理されている閉鎖病棟に初めて入り、デイルームで過ごしている患者の雰囲気に、緊張して立ちすくんでいる様子でした。指導者からオリエンテーションを受け、その後、受け持ち患者を紹介していただきました。学生たちは、患者から初めて話しかけられたことで、どのように接したらよいか戸惑っている様子でしたが、薬の副作用で聞き取りづらい話でも、学生はわかろうと必死に耳を傾けていました。

初日の学生カンファレンスでは、精神科病棟や患者の印象などを話し合いました。そこでは、「暗い、かかわりづらいイメージがあったが、フレンドリーな方も多いのだと感じた」「実習するまでは怖いと思っていたけれど、優しい人のように感じた」「本当に病気なのか、見てもわからない人も多い」「普通に生活したいと思っているのだと感じた」などの気づきのほかに、「実際にどんなふうに話せばよいのか、どこまで話してよいのか不安だったけど、先生が話しているのを見て、普通に話せばいいのかと思ってやってみた」といったことが出されました。

2日目以降は、受け持ち患者と直接会話したり好きなことに誘ったりして、どのような人なのか、理解に努めていました。また、毎日行われている作業療法に、学生は患者と共に参加していましたが、そこでの作業療法士の患者への接し方や配慮の仕方は、常に学生の見本となっていました。

一方、患者と会話しているなかで、突然患者の反応が変わり話が続かなくなったり、話の内容が何についてなのかわからなくなったりしたときも、戸惑いながらもそれを受け入れている学生の姿に、学生なりの優しさや適応す

る力を感じました。

■実習3日目以降の学生たち

　数日が過ぎると、学生たちは自分の受け持ち患者へのかかわりが、自分の思うようにならず、それぞれに悩みが生じ始めていました。そうしたときは、プロセスレコードを書いて自分のかかわりを振り返るとともに、患者の理解を深めていきました。また、そのときの学生の考えや思いを聴き、今後どのようにかかわっていくか、一緒に考えていきました。

　なかでも印象深かった学生の様子を紹介すると、たとえば、学生Aは、病室の前に行っては躊躇して戻ってくる様子がありました。学生にその理由を尋ねると、「受け持ち患者から『入ってこないで…』と強い口調で言われたけれど、心配で…」と答えました。私は、「その心配している気持ちを自分でことばにして伝えてみたら…？」と話しました。その後、学生は部屋に入っていき患者に声をかけると、「今から一緒にデイルームで話をしようと言ってくれました」と笑顔で私に報告してくれました。

　学生Bの受け持ち患者は、ちょっとしたことで大声で怒り出すことがありました。学生は会話をとおしてよい関係をつくっていましたが、ふだん穏やかなときにかかわれても、怒り出すとどう話しかけてよいのかわからず、距離を置いてしまっていました。学生はその患者について、病状から感情のコントロールができないところもあるけれど、今までの人生で苦労している人で、実は周りへの患者にも優しいところがあると感じていました。そして、怒っている理由やその気持ちがわかると少し落ち着くのではないかと考えることができました。実際、患者が怒り出して「嫌なんだよ!!」と大声を上げたとき、学生が静かに近くに寄っていき、「嫌なんですよね」と話しかけると、一瞬黙って静かになり、小さな声で「嫌なのよ…」と興奮が収まっていきました。その直後に学生とこの場面を振り返ると、学生は自分でもこんな反応になると思っていなかったと驚いていました。

　学生Cは、受け持ち患者以外にもいろいろな患者と会話してよい関係をつくっているように見えていました。しかし、突然「精神看護学の実習が早く終わってほしい。私には、辛い」と言ってきました。私は、「そうなんだね」と受け止め、その理由を尋ねると、部分的には理解できても文脈がバラバラで訳がわからない患者の話を、どこまで受け止めたらよいのかわからなくなって辛いのだと話してくれました。私は、患者の症状や病気の特徴から、すべては理解できないことを説明しました。また、私の意見として、「看護師がどんなに患者に共感し、近い気持ちになったとしても本当の意味で同じに

はなれない。わかろうとすることは大切だが、わからないことは本人に教えてもらい、自分と違うところは違うと自覚することが大切だと思う」と伝えました。また、「患者の世界をすべて理解できなくても罪悪感をもつ必要はないのでは…」とも話しましたが、学生の反応はその場では確認できませんでした。

■実習を振り返る最終カンファレンス

　病棟での実習終了時に学生たちは、自分の受け持ち患者だけでなく、今までかかわったいろいろな患者にお礼を言って握手したり、お互い涙ぐんで手を振ったりと、別れを惜しんでいました。学生たちは、思った以上に患者との関係を深めており、患者から学んだことが多かったのだと感じました。

　最終カンファレンスでは、病棟実習での学びを一人ずつ発表しました。実習指導者も発表を聴くために参加してくださいました。学生は、精神に障がいのある対象とかかわって学んだことや自己のコミュニケーションの考え方の変化などを発表していました。

　実習が早く終わってほしいと言っていた学生Cは、「今まで患者のことを第一に考え話を聴き、その考えを尊重する看護を実施しようと思っていたため、精神症状がある患者や精神看護に対して苦手意識をもってしまっていました。しかし、プロセスレコードや先生との会話などで、看護者としてそのときの混乱していた自分の気持ちや行動を振り返ることができ、患者に起きていることを受け止めていけるようになりました」と発表していました。

　学生それぞれが、対象とのかかわりをとおして自分自身の考え方やコミュニケーションの仕方に迷い、今までの思い込みとは違う考え方や方法があるのだという発見をしていました。

　実習指導者からは、「2年生の今だからこそ、かかわり方を大切に学んで今後の看護に活かしてほしい」と温かいことばをいただき、学生の学びが支えられていると感じました。

➡ 精神看護学実習の授業リフレクション

　今回の授業リフレクションは、「カード構造化法」*5 を用いて、プロンプター（聞き役）*6 には、同じ看護学校の教員になってもらい行いました（**図2**）。
　カード構造化法の印象カードは、『**積み重ねていた!!**』でした。これは、学生が実習をとおして精神に障がいのある対象に出会い、それぞれがさまざまなことを感じ考えて変化しており、看護学生としての学びが積み重なって

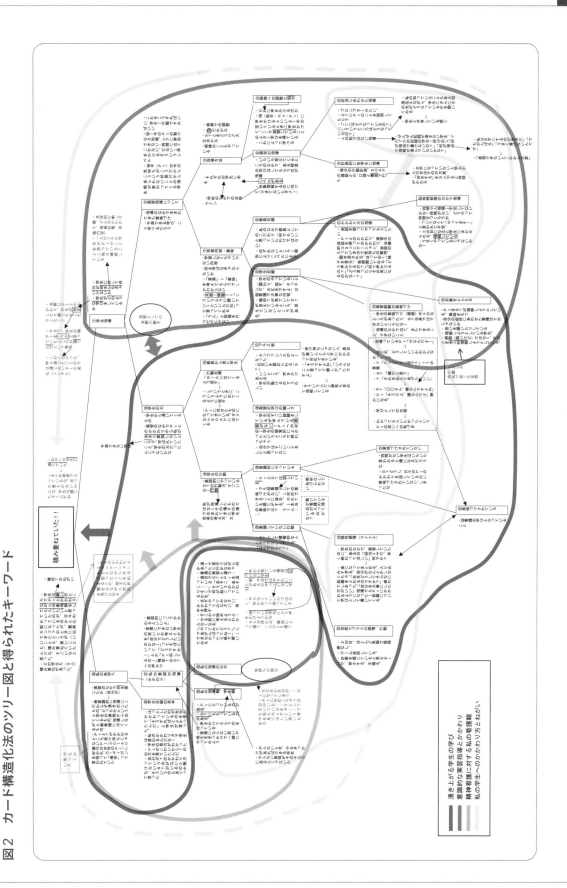

図2 カード構造化法のツリー図と得られたキーワード

いる印象だったからです。

　また、ツリー図（**図2**）から得られたキーワードは、「湧き上がる学生の学び」「意識的な実習指導とかかわり」「精神看護に対する私の看護観」「私の学生へのかかわり方とねがい」でした。

■「湧き上がる学生の学び」

　このキーワードは印象カードに一番近く、ツリー図の中心部分で大きな範囲を占めていました。学生は、それぞれの受け持ち患者とのかかわりの場面から、私の予測を超えて多くのことを学んでいました。精神看護学実習の実際で述べたように、疑問が生じたり困難な状況に直面したりしながらも、学生はそれを学びに変えていく力を持っており、たくましさも感じました。また、多職種からも学びを積み重ねていたことが確認できました。

■「意識的な実習指導とかかわり」

　以前の私は、実習要項に示されている目的・目標に沿って指導を行い、教員は病棟との調整を行うことが実習指導だと思っていました。しかし、今回は実際に授業デザインを行い、6つの構成要素（**図1**）を検討したことで「目標」を具体化できました。そうすることで、精神看護学実習で学生は具体的に何を学ぶとよいのかを意識化でき、意図的にかかわろうとしていたことが確かめられました。また、それが「湧き上がる学生の学び」を支えていたことも確認できました。

■「精神看護に対する私の看護観」

　精神看護学実習で学生に学んでほしいこととして、精神に障がいのある患者も、入院生活のなかで他の患者への気遣いや優しい気持ちがあることをわかってもらえたらよいと思っていました。その思いは一人の看護師としての私の看護観であり、初めて患者と接する学生にとっては、かかわり方のモデルになっていたと考えられました。精神看護に対する私の看護観は、いくつかの実習指導場面に表れていており、「湧き上がる学生の学び」をもう一方から支えていることがわかりました。

■「私の学生へのかかわり方とねがい」

　「湧き上がる学生の学び」「意識的な実習指導とかかわり」「精神看護に対する私の看護観」をさらに下から支えるものとして、「私の学生へのかかわり方とねがい」がありました。学生には感じる力や気づく力があり、患者にか

かわるきっかけがあればかかわっていけると思っていました。また、学生がかかわれないのには理由があると考え、学生から話を聴いて解決方法を一緒に考えていけば学んでいけると思っていました。実習指導では、その力を信じてかかわっていきたいという「ねがい」があったことを再確認できました。

　カード構造化法でわかったことは、自分が意識しないうちに実習指導に対して肯定的な見方をするようになっていたことです。そこには、学生の学ぶ力を信じてかかわることと、実習指導に対する私の「ねがい」がしっかりとあったからだと気づくことができました。

➡ 今後の実習指導に向けての示唆

　今回担当した学生も、精神に障がいのある対象理解のために『幻聴妄想かるた』を用いた授業を受けていましたが、ある学生は実習での経験を振り返って、「患者は幻聴や妄想だとわかっていても恐怖心があり、誰かに話しても理解してもらえず苦しんでいたり、その幻聴や妄想にずっととらわれて生活したりしていることがわかった」と話していました。学内での学習があったうえで、実際に患者に接することでさらに対象理解が深まっていく過程がわかりました。今後は、学内の授業と臨地実習での経験や学びがさらに積み重ねられるようにしていきたいと思いました。

　今回、実習指導での授業デザインと授業リフレクションは、私にとって初めての経験でしたが、「学習者の実態」からそれぞれの学生の課題、実習病棟の患者を意識した「教材の研究」、具体的な「教授方略」などを考えながら実習指導を行うことができました。また、実習指導における「ねがい」が明確になり、指導の方向がブレずに学生と向き合うことができました。

　臨地実習では日々いろいろなことが起こり、それが学びのチャンスになると考えますが、目先のことだけにとらわれていると、大切な学びの場面を活かすことができずに過ぎてしまうことがあると思います。そのためにも、臨地実習においても授業デザインで自分の看護観や「ねがい」を意識し、また、時には授業リフレクションで自分の実習指導を振り返ることで、さらに次の実習指導でも学生にていねいにかかわっていくことが大切だと思うことができました。

（権田和江）

精神看護学実習

精神看護の学びを支えるために

■臨地実習の授業デザインと授業リフレクションに取り組む

　権田和江先生には、精神看護学の講義・演習編に引き続き、精神看護学実習における授業デザインと授業リフレクションの実際についても紹介していただきました。

　権田先生は、講義法については何度も授業デザインに取り組んだことがあるとのことでしたが、実習指導の授業デザインについては今回が初めてということで、私がこれまでに取り組んできた実習指導での授業デザインや授業リフレクションのこと、実習指導での授業デザインの特徴や実際の進め方などについてお話しする機会がありました。

　講義法の1コマ90分の授業をデザインしリフレクションするということと違って、数日間にわたる臨地実習の授業デザインをどのように考えたらいいかということについては、よく質問があることですが、『看護の学びを支える授業デザインワークブック』の「起きていることを大切に『臨地実習』をデザインする」*7を参考に授業デザインに取り組んでもらったところ、すぐに授業デザインの6つの構成要素がメールで届きました。また、紙幅の都合で紹介できませんでしたが、権田先生は「実習スケジュール」*8や「1日の実習の流れ」*9についてもこの精神看護学実習で取り組まれていました。

　権田先生はきっと、授業リフレクションと同様に、"なるほど、講義と同じように授業デザインを考えていいんだ"と感じられたのではないかと思っています。

■精神看護学実習の様子と授業リフレクションで確かめられたこと

　ここで紹介された2週間の精神看護学実習の実際の様子は、その一部であり、日々もっとさまざまなことが起こっていることは、看護教員や実習指導を担当したことがある看護師の方々は十分わかっていただけると思います。実際、権田先生が最初に書かれた原稿には、もっと多くの学生と患者さんとのやりとりや、学生への権田先生かかわりの場面、そして精神科病棟に入院されている患者さんへの権田先生のかかわりがたくさん述べられていました。そのすべてを紹介できないのは残念なくらいですが、その様子から私が感じ

たのは、学生にとって権田先生の患者さんへのかかわりがモデルとなっていたのだろうなということです。また、権田先生はいつも学生のそばにいて、学生の困った様子を感じると先生のほうから声をかけて学生の話を聴き、学生の思いや考えを大切にしながら患者さんへのかかわり方を一緒に考えてくれていたのだろうと感じました。

　そうした学生へのかかわりの根底には、権田先生自身も述べているように、学生の学ぶ力を大切に思い、その力を信じてかかわっていこうとするブレない先生の「ねがい」があったのだと思います。講義・演習編に紹介された、精神に障がいのある対象理解のための『幻聴妄想かるた』を用いた講義の授業リフレクションでも、先生には「学生の学ぶ力を信じた授業をしてよいのだ」という気づきがありました。そのことが今回の実習でも一貫していたと考えます。前回の授業リフレクションでは、ご自身の不安を大きく感じていた権田先生でしたが、今回の実習ではまったく不安という内容はなく、むしろ学生の力を信じてかかわるという、権田先生の精神看護学を教える人としての変化と成長が強く表れていたのではないかと思いました。

■権田先生の実習指導に学ぶ

　これから看護師になる学生にとって、精神看護学実習で精神に障がいのある対象にかかわる経験は、生涯で唯一の経験になることもあるでしょう。けれども、どのような分野の看護に携わるとしても、健康問題が生じている患者の思いや苦しみを理解したり、それぞれの性格や生活背景を踏まえて対象を理解したりしていくことの重要性を深く学んでいけるのが、精神看護学実習であるとあらためて感じることができました。

　また、「日常生活での声かけや促しは重要な看護であり、その人のペースを大切にしてかかわってほしい」と述べている権田先生の「ねがい」に共感するとともに、私もそうした看護を伝えていきたいと思いました。

　今回、権田先生の実践に触れて、学生が持っている力を信じて指導を行うことの大切さや、教える人として自分自身の学生へのかかわりをていねいに振り返る授業リフレクションの重要性について、あらためて学ぶ機会をいただいたと感じています。

（永井睦子）

" 対象とのかかわりから学ぶ精神看護 "

　ここで紹介した精神看護学実習では、学生に精神に障がいのある対象がその生活で経験している辛さを理解して看護を学んでほしいと思い、まずは対象者とのコミュニケーションが大切だと考えていました。

　今でも思い出すことは、学生が対象者とかかわるときに悩みながらも向き合い、試行錯誤しながら相手を理解し、学生自身も変化し成長する姿です。多くの看護学生にとって、精神看護の対象者と向き合うことは初めてで、どのような人なのか、どのように接してコミュニケーションをすればよいのか不安や恐怖心があったと思います。しかし、学生たちは目の前の対象者と直接話し、その方を理解していこうとするなかで、コミュニケーションの力を磨いていくことができた大切な実習であったとあらためて感じました。このような学生の変化・成長に気がつくことができたのも、授業デザインと授業リフレクションを行い、自分自身の大切な軸を意識できたからだと思っています。

　現在、私は教育の場を離れ、精神の訪問看護を行っていますが、そこで日々感じるのは、やはり対象の方とのコミュニケーションが看護であるということです。これからも対象者とのかかわりを大切にして、精神看護を続けていきたいと考えています。

（権田和江）

引用・参考文献

★1 目黒悟：看護教育を創る授業デザイン：教えることの基本となるもの，メヂカルフレンド社，2011.

★2 目黒悟、永井睦子：看護の学びを支える授業デザインワークブック；実りある院内研修・臨地実習・講義・演習に向けて，メヂカルフレンド社，2013.

★3 目黒悟：看護教育を拓く授業リフレクション；教える人の学びと成長，メヂカルフレンド社，2010.

★4 ハーモニー（就労継続支援B型事業所）編著：幻聴妄想かるた，医学書院，2011.

★5 前掲書★3，p.24-35.

★6 前掲書★3，p.62-67.

★7 前掲書★2，p.76-91.

★8 前掲書★2，p.89.

★9 前掲書★2，p.90.

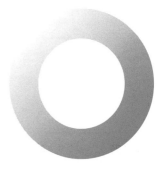

複数の患者を受け持つ学生の経験を大切にするために

→ 「看護の統合と実践」の臨地実習に向けて

　本校は、看護師3年課程の第一学科、看護師2年課程の第二学科、そして准看護師を養成する第三学科と、保健師を養成する保健学科の4学科がある看護専門学校です。

　私が所属しているのは、看護師3年課程1学年定員60名の第一学科で、本課程は2018年度に開講しました。今回担当したのは、本課程の1回生ですので、「看護の統合と実践」の実習は学生にとっても、私たち教員にとっても初めての実習でした。また、それまで私は病院で実習指導者をしていたので、病院で受け入れている他校の実習指導の経験はありましたが、看護教員として「看護の統合と実践」の実習指導をするのも初めてでした。

　多くの学校で臨地実習の最後に行っている「看護の統合と実践」の実習（2単位90時間）では、基本的な考え方として、学生が新人看護師になり直面すると思われる、急変時の対応や高度な技術の経験のほかに、複数の受け持ち患者を担当することや看護チームの活動、夜間の看護、他職種を含めた協働など、より具体的な臨床の看護場面を知り、状況に応じた実践的な看護体験を看護学生のうちに経験したうえで、新人看護師になっていくことが求められていると思います。ですので、それまで病院の実習指導者として学生を迎え入れる立場だった私には、看護教員として学生を連れて病院に出向き、新人看護師になっていくことを支援する立場で学生を指導することに対して、不安や緊張がありました。

　今回の「看護の統合と実践」の実習で担当した学生たちは、男子2名と女子3名の計5名でした。これまでの各看護学の臨地実習では、患者を受け持ち看護過程の展開も行ってきましたが、この実習では、自分の受け持ち患者以外に、グループの他の学生が受け持つ患者も同時に受け持って、優先順位を判断し、チームの一員として看護援助を実践することをねらいとしています。また、看護管理者やチームリーダー、スタッフの見学をとおして、それぞれの役割を知り、チームナーシングや診療の補助について学ぶこともねらいとしています。

　学生たちは、そうした実習のねらいや内容を実習オリエンテーションで聞いて、今までの実習との違いに戸惑いや不安を抱いた様子でした。そのため、担当する学生には、複数の患者を受け持つということのイメージがつくように、複数の患者を担当するときに用いる行動計画用紙を使って説明することにしました。そうすることで、実習の展開についておおよそのイメージをもち、少しでも不安の軽減になるといいと思ったからです。また、病棟の看護師が複数の患者を受け持ちながら、優先順位をつけて行動していることを見学して学んでほしいことも伝えました。そして、実習が始まってからは受け持ち患者の情報収集だけではなく、他の学生が受け持つ患者の情報を共有できるようなカンファレンスを毎日行いたいと考えました。さらに、できるだけ患者とのかかわりを多くもつことで、患者の理解につなげ、臨床の場面で具体的に考えながら看護を実践できるように指導していきたいと考えました。

　ここからは、「看護の統合と実践」の実習のなかでも、このような複数の患者を受け持って行う実習展開に焦点をあてて、授業デザイン（図1）[*1, 2]と実際の実習の様子、そして授業リフレクション[*3]で確かめられたことについて述べていきたいと思います。

⟹ 授業デザインで大切に考えたこと

■実習経験を重ねてきた「学習者の実態」

　今回担当する3年生の5名は、各看護学の臨地実習でも同じメンバーで行ってきたため、学生間での交流は図れていました。2年次後期から小児看護学実習、母性看護学実習、精神看護学実習、成人看護学実習、老年看護学実習、在宅看護学実習の順に実習を経験してきて、今回が看護学生として最後の実習となることで、「統合実習が楽しみでがんばりたい」という学生がいる一方で、オリエンテーション後も複数の患者を受け持つことに不安がある学生もいました。また、受け持ち患者の看護過程の展開は他の実習でも行ってきましたが、苦手意識のある学生もいました。グループには社会人経験があり、年上で面倒見のよい学生がいるため、メンバー間で何でも言える関係という印象でした。

■複数の患者を受け持つ実習に向けての「ねがい」

　複数の患者を受け持って看護を実践するためには、まずは自分の受け持ち患者の理解、看護計画の立案および実践が大切であると考えました。そして、他の学生が自分の患者を受け持って、実際に同じ看護を提供できるようにし

図1 6つの構成要素による授業デザイン

3年次 「看護の統合と実践」実習

教授方略

- 看護場面や看護師の役割・活動を多く見学してすすんでいくために、看護師長、病棟スタッフ全体に協力を依頼する。複数の患者の受け持ちができるように、情報を共有する機会を意識的にとっていく。
- これまでの学習や実習での経験をすべて活かして、複数の患者に看護を提供していけるように指導していく。
- 患者のケアの優先度を決定するときに、適切な判断をするための情報が共有され、適切に判断されているかを確認し、タイムマネジメントの判断の過程を指導していく。
- 看護チームの一員として看護を実践できるように、臨床の指導者やスタッフにも協力を依頼する。また、学生と行動を共にして見守り、すぐに相談できる環境づくりを心がける。チームのなかで学生が自ら報告・連絡・相談を行い、行動できるように支援していく。

学習環境・条件

- 実習病棟はこれまでも成人看護学実習を受け入れている。
- 病棟には学生のウェルカムボードが作成されていて、病棟全体で学生を受け入れてくれる雰囲気がある。
- 実習指導者は看護師と指導者の役割を兼ねているため、日々患者を受け持ちながらの指導になるが、看護師の指導や助言をしてくれ、学生の実習指導には理解がある。
- 統合実習の受け入れは初めてのため、どのように指導していくのかを理解してもらえるように、できるだけカンファレンスに参加してもらう。
- 優先度の判断やタイムマネジメントなどについては、看護師の先輩として助言をもらえるように依頼していく。

目標

1) これまでに学んできた知識と技術を統合し、援助の調整や優先順位の考え方を知り、チームで協働することの大切さを理解できる。
2) 複数の患者の看護過程の展開をとおし、ケアの優先順位を判断しながらチームで看護援助を実践することができる。

ねがい

- 複数の受け持ち患者の理解を図り、看護チームで協働していくことのたいせつさとタイムマネジメントをして、援助の優先度を考えて看護を実践していけるようになってほしい。
- 患者の回復に向けてどのような連携や協働が必要であるかを考えられるようになってほしい。
- 患者を中心として、どのようなことが大切で、看護チームだけではなく医療チームとしての協働の実際を知り、そのなかで看護を提供することの大切さや看護の役割を学んでほしい。

学習者の実態

- 3年課程3年次後期 学生5名(男子2名・女子3名)
- 同じメンバーで実習してきたため、学生間の交流は図れている。
- 2年次後期から小児看護学実習、母性看護学実習、成人看護学実習、老年看護学実習、精神看護学実習、在宅看護学実習を経験し、最後の実習となる。
- 「統合実習が楽しみでわくわくする」という学生と、オリエンテーション後に複数患者の受け持ちに不安のある学生がいる。
- 受け持ち患者の看護過程の展開は他の実習でも行ってきたが、苦手意識のある学生もいる。
- 社会人経験があり、年上で面倒見のいい学生もいるため、グループ内で何でも言える関係という印象がある。

教材の研究

- 学生が新人看護師になり直面すると思われる急変時の対応や高度な技術、複数の受け持ち患者を担当することや、看護チームの一員としての看護、夜間の看護、他職種を含めた協働など、より具体的な臨床の看護の経験のほかに、状況に応じた実践的な看護体験を学生時代に経験することで、新人看護師になっていくことにつながっている。
- 術後の回復期に必要な援助や人工股関節置換術のリハビリテーションを行っている患者を受け持つことが多い。
- 人工股関節置換術や関節置換術後のリハビリテーション看護って何かを把握し、患者とのかかわりのなかから優先順位を考え、チームで看護を提供することの大切さを学んでいくことが大切である。
- 医療やリハビリテーションのスタッフなど多職種と連携し、医療チームの連絡調整の実際を学ぶこともたいせつである。
- 学生がこれまでの実習経験から得た知識や技術、そして看護過程やタイムマネジメントは最大限に活かし看護していくことで、優先度の判断やタイムマネジメントはぜひ学んでほしい。

ていくためには、患者の情報から自分が考えた看護計画を伝えていくことで、共通に理解していくことが大切になると思いました。そこで、複数の受け持ち患者の理解を図り、看護チームで協働していくことの大切さを知り、さらに援助の優先度を考えてタイムマネジメントをしていけるようになってほしいと考えました。

また、実習病棟には術後のリハビリテーションを行う患者が多く、回復に向けて医師・理学療法士・作業療法士などの職種とのかかわりも多くあり、患者の回復に向けてどのような連携や協働が必要であるかを考えられるようになってほしいと思いました。患者を中心として、どのような連絡・調整や連携の場をつくることが大切で、看護チームだけではなく医療チームとしての協働の実際を知り、そのなかで看護を提供することの大切さや看護師の役割を学んでほしいと考えました。

■統合するということを意識した「目標」

実習要項にある実習目標を確認するとともに、自分の「ねがい」と照らし合わせ、本実習の「目標」を具体的に考えていきました。看護学生としては最後の実習となるため、これまで学んできた知識や技術を統合するとともに、実習での経験をすべて活かし、来春には新人看護師となっていくことをめざして、看護チームや医療チームの一員として協働していくことの大切さを学んでほしいと思い、次の「目標」を考えました。

1) これまでに学んできた知識と技術を統合し、援助の調整や優先順位の考え方を知り、チームで協働する大切さを理解できる。
2) 複数の患者の看護過程の展開をとおし、ケアの優先順位を判断しながらチームで看護援助を実践することができる。

■複数の患者を受け持つにあたっての「教材の研究」

実習病棟は、手術を受けた患者が多く入院しており、人工股関節置換術や人工膝関節置換術後のリハビリテーションを行っている患者を受け持つことが予測されました。術後の回復期にある対象の看護において、援助に必要なことは何かを把握し、患者とのかかわりのなかから優先順位を具体的に考え、チームで看護を提供することの大切さを学んでいくことが重要であると考えました。また、医師やリハビリテーションのスタッフなどと連携を図り、医療チームへの連絡・調整の実際を学ぶことも大切だと考えました。

さらに、今後新人看護師になり直面するであろう診療の補助技術やこれま

でに経験していなかった看護技術、そして複数の受け持ち患者を担当することでの看護チームの活動など、より具体的な臨床の看護場面を知ることや、状況に応じた実践的な看護を見学するなど、学ぶ内容は多岐にわたると思いました。そのなかでも、今回は、学生がこれまでの実習経験から得た知識や技術、そして思考過程を最大限に活かし統合していくことで、優先度の判断やタイムマネジメントはぜひ学んでほしいことであると考えました。

■実習病棟の「学習環境・条件」

今回実習する病棟は、これまでも本校の成人看護学実習を受け入れている病棟です。病棟には学生へのウェルカムボードが作成されていて、病棟全体で学生を受け入れてくれる雰囲気があります。実習指導者は看護師と指導者の役割を兼任しているため、日々患者を受け持ちながらの指導になりますが、実習指導者以外の看護師も指導や助言をしてくれることもあり、学生の実習指導については理解のある病棟です。

しかし、「看護の統合と実践」の実習の受け入れは初めてのため、どのように指導していくのかについて理解をしていただくために、できるだけカンファレンスに参加してもらうよう依頼するとともに、指導者との情報共有をお願いしました。また、特に優先度の判断やタイムマネジメントなどについては、看護師の先輩として、助言をもらえるように依頼していきました。

■「看護の統合と実践」の実習を進めるうえでの「教授方略」

今回の実習では今までの実習とは違い、看護師長の役割、チームリーダーの役割、診療の補助の実際について、それぞれ同行させてもらうことで、さまざまな看護の役割などを学ぶ機会をもつこともねらいにしています。これまでの実習で経験していなかった看護場面や看護師の役割・活動を見学することをとおして、多くのことを学んでいくことができるので、看護師長をはじめ、病棟スタッフ全体に協力が得られるように依頼していきました。また、学生もチームナーシングのメンバーとなるように、自分の受け持ち患者の看護計画や行動計画を他の学生に伝えていくことで、複数の患者の受け持ちができるように、情報を共有する機会を意識的にとっていこうと考えました。

そして、学生たちのこれまでの学習や実習での経験をすべて活かして、複数の患者に看護を提供していけるように指導したいと考えました。具体的には、患者のケアの優先度を決定するときに、適切な判断をするための情報が共有され、優先度が適切に判断されているかを確認し、タイムマネジメントを行うにあたっての判断の過程を指導していくことを大切に考えました。ま

た、この過程では、看護チームの一員として看護を実践できるように、臨床の指導者やスタッフにも協力を依頼しようと考えました。そして、患者とのかかわりも大切にできるように、学生と行動を共にして見守り、すぐに相談できる環境づくりを心がけるようにしました。さらに、チームのなかで学生が自ら報告・連絡・相談を行い、主体的に行動できるように支援していくためにも、指導者とこれまで以上に学生の状況を確認し共有しながら進めていこうと考えました。

➡ 複数の患者を受け持つ実習の実際

■実習初日から1週目の学生の様子

　実習初日は看護部長および副看護部長より、看護管理者の立場からのオリエンテーションを受け、その後は実習病棟でそれぞれが主に受け持つ患者の情報収集を行いました。事前に患者の年齢、性別、疾患名については情報をもらっていたため、学生は事前学習を行ってから実習に臨むことができていました。

　2日目、3日目の午前中は、実習病棟の看護師長と行動を共にして看護管理の見学実習を行う学生と、受け持ち患者の看護援助を行う学生に分かれて実習を行いました。

　受け持ち患者の看護過程の展開は、これまでも行ってきましたが、なかなか看護を展開できない学生もいました。そのため、カンファレンス後にこの実習に対する思いや目標を再度確認したところ、学生は「苦手意識のある看護過程の展開ができるようになりたい。チームで行動することや複数の患者の受け持ちをして、患者の理解を深めたい」と話してくれました。そこで、この学生には、苦手意識をできるだけ取り除けるように、個別で指導をしていくようにしました。

　人工股関節置換術後の患者や人工膝関節置換術後の患者を受け持った学生には、転倒に注意しながら日常生活動作を行えるように、患者の安全・安楽・自立を考えてかかわれるように指導していくと、リハビリテーションに行くときには時間に余裕をもって、無理のない動作で行えるように気を配った援助ができていました。また、受け持ち患者の実際のリハビリテーションを見学したり、実際に患者と一緒に参加したりして、退院に向けての理学療法士や作業療法士の具体的なかかわりも知ることができました。

　進行性の神経疾患の患者を受け持っている学生たちも「病気は治らなくても、今よりも筋力をつけて転倒しないように、リハビリを病棟でもがんばれ

るようにかかわりたい」と考え、病棟で行うリハビリテーションを患者と一緒に行うことを計画し実施していくようになりました。

　4日目以降のカンファレンスでは、関連図から患者の全体像、アセスメントした内容や看護問題について発表し、学生どうしでそれぞれの患者情報を共有していきました。看護過程の展開が進まない学生には引き続き個別に指導し、わからないことをそのままにせず、相談するように伝えました。どの学生も、2週目からは複数の受け持ち患者に看護を行っていくため、発表を聞くだけではわからなかった患者の性格や特徴、退院後のことなどについて、互いに真剣に質問する様子が見られました。

■実習2週目の学生の様子

　2週目の月曜日は学内実習でしたが、翌日から複数の患者の看護を実践していくために、主に受け持っている学生が、メンバーと一緒に優先順位を考え、行動計画を考えていきました。初めて複数の患者を受け持つことで、優先順位がなかなか考えられずにいる学生もいましたが、メンバーから「リハビリに行く前にトイレを済ませるように患者さんに声をかけたほうがいいかも」「退院したら一人で生活していくから、できるだけ自分でできるようにかかわったほうがいいのでは？」などの助言をもらい、患者に必要な援助を計画していこうと努力する姿が見られました。

　翌日からは、チームリーダーに同行して学ぶことが並行してあったため、その学生の受け持ち患者と自分が主として受け持っている患者を担当する複数受け持ちの実習が始まりました。ここでは、リーダーに同行している学生の受け持ち患者を2人目の受け持ち患者として、2人の患者の優先順位をつけ、看護を計画し実施していきます。学生は1週目までは自分の受け持ち以外の患者とはあいさつ程度しかしていなかったため、前日までに聞いた情報をもとに優先順位を考え援助をしようとしていました。しかし、2人の患者への援助の時間やリハビリなどのスケジュールの把握が十分にできていなかったため、患者と約束した時間に援助が行えなかったり、計画通りに進められなかったりと、戸惑うことが何度もありました。また、それぞれの学生が優先順位をつけて行おうとしても、他の学生が計画した時間と重なって、物品の準備ができないといったこともありました。

　そこで、午後の援助が終わったあとに、1日実践して感じたことを全員で共有し、患者の情報を再度確認する時間を設け、どのような連絡・調整をすると複数の患者の看護が円滑に進められるかを考えてもらいました。また、翌日からはメンバーが主に受け持っている患者に、どのようにかかわってい

るのかを知ることも大切であると考え、主担当の学生が足浴の援助をしているときに、他の学生も一緒に援助に加わることで、湯の温度調整や物品の受け渡しなどを行い、その様子を見ながら患者とのかかわりを考えられるような機会をもつように計画していきました。そうして複数の学生がかかわっていくことで、患者からは「ありがとう、かんばって素敵な看護師さんになってね」と励ましの声をかけていただくこともありました。

　一方、学生たちは初めて複数の患者を受け持つことに戸惑いながらも、できるだけ多く患者とかかわり、主に受け持っている学生の記録や聞いただけではわからないことも、看護援助をしながら情報を得られるようになりました。すると、「バイクに乗りたい」「入院前は畑仕事をしていたから、またできるようになりたい」「家では階段を上がらないといけないから階段の練習をしないとね」といった患者の思いを知り、それをカンファレンスで共有することもできてきました。そして、一人ひとりの患者の思いや退院後の生活背景から、退院に向けて必要な看護は何かを考えていくとともに、患者の思いに寄り添うことで、患者との関係性を深めていけたように感じました。

　さらに、足浴を実施した学生が「メンバーが介助に入ってくれて、援助がスムーズに行えて助かった」と話すと、メンバーの学生も「準備や片付けを手伝えるから、この時間に一緒に介助に入るよ」と伝えていて、このような学生間の協力は、今後の看護チームでの協力につながっていくように感じました。

　他方で、患者から「お風呂はちょっと」と言われた男子学生は、患者のところにもなかなか行くことができず、看護過程の展開も進まないようでした。しかし、カンファレンスで患者とのかかわりをどのようにしていったらよいか相談したところ、女子学生と一緒に行動して、患者とできるだけ多くかかわることで、徐々に一人で患者への援助が行えるようになりました。

　さらに、複数の患者を受け持つことでの優先順位の判断については、どの学生も迷いがあるためチーム全員で協力して考え、援助にはできるだけ他のメンバーが一緒に入るように相談し合っていきました。そして、計画通りにいかなかったことを次につなげられるようにするために、なぜ計画通りにいかなかったのか振り返り、次回はどうするといいかを考えていくようにしていきました。このように、チームで支え合うのは看護師になってからもあることを伝え、できないところはメンバーが補うようにしていこうと伝えました。

　また、実習指導者からは、夜間の患者の様子や学生が実習に来ていなかった土曜日・日曜日の様子をカンファレンスで教えてもらい、学生たちは情報

が不足していたことに気づくとともに、翌日の計画につなげられるようになってきました。看護チームで連絡・調整の場をつくり、そうすることで看護を計画していくことの大切さを少しずつ理解していけたように感じました。

■実習3週目の学生の様子

3週目になると、チームで実施した看護を振り返るカンファレンスでは、「明日は患者さんを待たせることがないように調整していきたい」「退院に向けてこちらから声をかけるのではなく、患者さんが自分で時間の管理ができるように待ってみてもよいのではないか」「この時間にはメンバーがリハビリに同行して、入浴介助は主担当の学生が行うとよいのではないか」などの発言も聞かれるようになりました。学生たちの表情もこれまでと違って明るくなり、今後の援助につながる意見が増えてきました。また、優先順位の判断や、患者の退院に向けての援助については、指導者や看護師に相談したり確認したりする機会も増え、病棟の看護チームと一緒に看護を提供することもできるようになっていきました。

私自身も教員として初めての「看護の統合と実践」の実習で不安がありましたが、わからないことは指導者に確認していくことで、チームで協働することの大切さを、学生と共に学んでいった実習になったと感じました。

➡ 複数の患者を受け持った実習のリフレクション

今回の実習のリフレクションは、「カード構造化法」*4 を用いて行い、プロンプター（聞き役）*5 には他校の看護教員になってもらいました（**図2**）。

カード構造化法の印象カードは、**『学生が成長したな』**でした。今回の実習は本校の1回生で、学生にとっても教員にとっても初めての「看護の統合と実践」の実習でした。病院も初めての受け入れのため、実習指導者と話し合いを重ねていきました。学生は複数の患者を受け持ち、はじめは戸惑いながら実習していましたが、日々のカンファレンスのなかで行った看護を振り返り、患者や実習指導者・病棟のスタッフ・多職種とかかわりながら看護を提供し、学生どうしの連携が図れるようになっていきました。そして、学生たちの不安は徐々に軽減し、実習を進めることができて、成長したなと感じていたことが印象カードに表れていました。

また、カード構造化法で得られたキーワードは「学生の不安」「学生の実習を受け入れてくれる患者さんと病棟のスタッフ」「複数の患者を受け持つ

図2　カード構造化法のツリー図と得られたキーワード

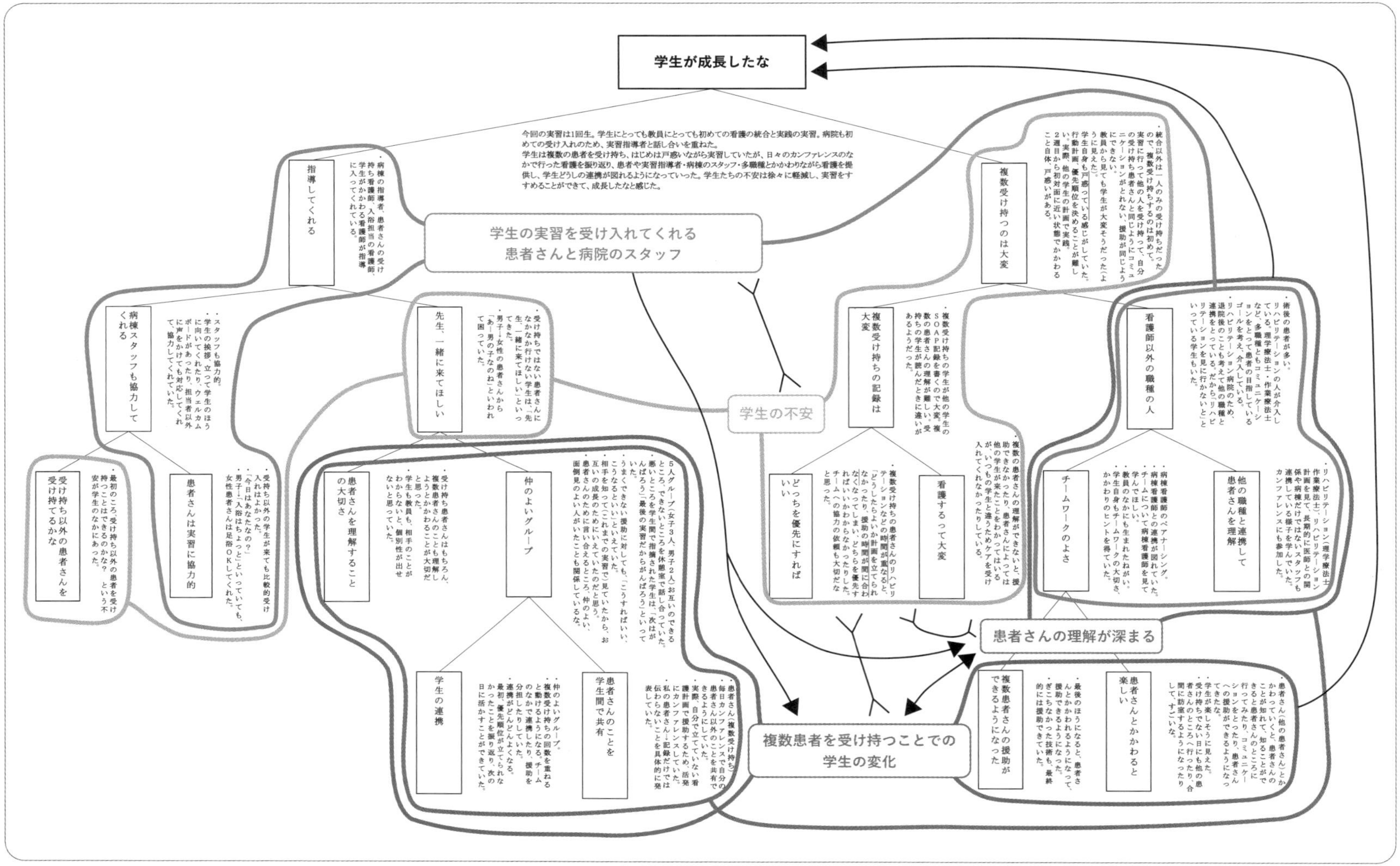

ことでの学生の変化」「患者さんの理解が深まる」でした。

「**学生の不安**」では、実習オリエンテーションのときに、学生たちは複数の患者を受け持って看護を展開するイメージがつかない様子であったことや、実際に患者とかかわり、「男子学生なのね」「お風呂はちょっと」といった患者の反応から戸惑いや不安がありながら実習を進めていたと感じました。また、複数の受け持ち患者のリハビリテーションの時間や援助が重なると、どちらを優先すればいいかわからなかったり、援助の時間が間に合わなくなったりと、不安が多いなかで実習を始めていたことが確かめられました。

「**学生の実習を受け入れてくれる患者さんと病院のスタッフ**」では、今回の実習はリハビリテーションの専門病院のなかの病棟だったので、手術後に毎日リハビリを行い、退院に向けての援助においては、理学療法士や作業療法士との連絡・調整も多く、多職種との連携も学べる環境であったことが表れていました。実習を進めていくなかでは、実習指導者だけではなく、患者を受け持っている看護師も学生の質問に答えてくれ、学びやすい環境であったととらえていたことも確かめられました。また、患者も複数の学生がかかわる際に、「ありがとう、がんばって素敵な看護師さんになってね」と励ましのことばや看護師になることへの期待を伝えてくれたことで、学生は患者の思いに関心を寄せ、その人に合った個別性のある看護を提供しようとしていました。そのため、わからないことをそのままにせずに、指導者や受け持ち看護師、そしてグループの学生に相談していくことの大切さを学んでいたととらえていたことが確認できました。

「**複数の患者を受け持つことでの学生の変化**」では、今までの実習は一人の受け持ち患者への看護を学んできましたが、この実習で初めて複数の患者を受け持ち、はじめは日々の援助で看護の優先順位を決めて計画し実施していくことがなかなかできませんでした。また、時間配分や患者のスケジュールが把握できていなかったために行動計画の変更が必要になったり、戸惑ったりしながら実習をしていました。しかし、カンファレンスで患者の状態を共有し、学生間で連携し援助を行ったことや、患者とのかかわりから少しずつ患者の理解ができるようになり、徐々に複数の受け持ち患者のスケジュールを把握し、行動計画を立て看護を提供することができるように変化していったととらえていたことが確認できました。

「**患者さんの理解が深まる**」では、それぞれの学生が複数の患者とのかかわりのなかで、これまで以上に患者の思いや退院後のことを見すえた看護の提供の大切さを学び、援助につなげられるようになっていったととらえていました。また、患者とのかかわりで得られた反応は、自分が行った看護を振

注文カード

メヂカルフレンド社

共にかかわる・共にケアする
授業デザイン・授業リフレクション

豊かな看護教育を創る
臨地実習編

目黒 悟
永井 睦子

ISBN978-4-8392-1725-9
C3047 ¥3000E

定価
3,300円(10%税込)
(本体3,000円)

9784839217259

り返ることができる場となっていたと感じていたことも確認できました。学〔生〕たちは患者とのかかわりのなかから個別性のある看護を考え、患者一人ひ〔とり〕と向き合い、みんなで患者の理解を深めようとカンファレンスで共有し、〔よ〕い看護を提供しようとしていました。そして、実施したことからさら〔に次〕に活かすために、患者の思いを大切にして退院後の生活のことを〔かか〕わろうとしていたことも確認できました。このような過程をと〔もに〕の関係が構築され、患者の理解が深まるとともに、学生の表〔情も〕複数の患者を受け持つことへの不安がなくなって、患者を〔みる〕の大切さや、チームで情報共有や協働・連携する必要性に〔気づくよ〕うになってきたことからも、『学生が成長したな』と感じ〔て〕〔お〕られました。

「看護の統合と実践」の実習に向けて

〔「看護の統合〕と実践」の実習では、複数の受け持ち患者の看護を実〔践し、学〕生は不安を感じながらも患者とかかわり、そのなかか〔ら患者を〕個別性のある看護を考えていました。そして、チームで〔協働〕して看護を実践していこうと努力する姿に触れ、学生の成長を感じることができました。学生にとって、患者の反応や変化から自分が行った看護を振り返り、次にどのようにしていくかについて、指導者や看護師に相談しながら行動していくことができた今回の実習は、看護学生最後の実習経験として、看護師になる前の大切な過程であったと感じています。

また、複数の患者を受け持つということで学生は、グループメンバーとの情報共有はもちろん、実習指導者や看護師への連絡、そして看護職以外の病院スタッフとも意識的に連携をとりながら実習を進めていくことの大切さも実感できたのではないかと思います。

一方で、今回の「看護の統合と実践」の実習は、私にとっても教員として初めての経験となりました。自分の所属の病院で実習指導者を行っていた頃は、学生を迎え入れる立場であり、患者のことは何でも学生に伝えることができていましたが、教員としては患者に直接かかわるか、学生から聞くか、指導者に尋ねることをしないと、わからないこともたくさんありました。患者のことをよく知っている指導者や看護師に情報や助言をもらいながら進めていくことが、いかに大切であるかを実感した実習でもあったと感じています。また、指導者には、今まで学生が学んできた知識や技術を統合して、優先度の判断やタイムマネジメントを学ぶという実習のねらいを伝えて、学生

にどのようにかかわっていくとよいのかを考え、指導者に協力や支援を依頼していくことが、教員の大きな役割であると理解することもできたように思います。今後は、他の看護学の実習においても、このような視点を意識して、実習指導に取り組んでいきたいと考えています。

さらに、今回の「看護の統合と実践」の実習では、学生どうしがチームとして情報共有や複数で看護を提供するといった調整ができるようになっていきましたが、もっと病棟の看護チームのなかに入り、看護チームのリーダーやメンバーとも連携が図れるような実習の方法をとることで、新人看護師となったときに、より臨床の看護に近い大きな学びが得られるのではないかと思いました。このことは、「看護の統合と実践」の実習指導を教員として初めて経験した私の学びにもなりました。

今後も、実習指導者や病棟の看護チームと連携を大切にして、学生が患者とのかかわりから得られる反応や変化から看護を考えていけるように、学生の学びを支える看護教員をめざしていきたいと考えています。

(浅田寿江)

▶ あらためて実習指導を振り返る

" 看護教員の立場から授業リフレクションを経験して "

本書の第2章－1では、病院の実習指導者の立場から、基礎看護学実習の授業デザインと授業リフレクションの実際を紹介しましたが、本稿では、看護教員になって最初の年に行った「看護の統合と実践」の実習での取り組みを紹介させていただきました。

今回、看護教員の立場から授業リフレクションを経験して、あらためて臨地実習では、病棟の看護師や多くの職種の方が連携していることや、臨床の看護場面で対象に合わせた実践的な看護を学ぶことができるように、実習指導者と共に学生にかかわることが大切であると感じました。また、学生にとって臨地実習は、いろいろな人に支えられ、看護を学ぶことができる場であると同時に、自分の行った看護を振り返り、成長していく場であることも確認することができました。今後も授業リフレクションでの学びを活かし、学生が主体的に取り組めて看護が楽しいと思えるような実習指導ができるように、学生一人ひとりの学びを実習指導者と連携し、支えていきたいと考えています。

(浅田寿江)

看護の統合と実践実習

「看護の統合と実践」の実習で大切にしたいこと

■「看護の統合と実践」の実習指導で看護教員に必要なこと

本稿では「看護の統合と実践」の臨地実習について、浅田寿江先生に紹介をお願いしました。浅田先生には本書第2章－1に、当時の実習病院の指導者の立場で、前田久恵先生と一緒に基礎看護学実習の授業デザイン・授業リフレクションを執筆していただきました。ここでは、その後看護教員となられて、教員の立場で実習指導を行った経験を書いていただきました。

所属されている看護学校においての「看護の統合と実践」の実習は、対象が1回生の学生であったことや、浅田先生も新任の看護教員として初めての指導であったことで、本文にはあまり表れていないのですが、さまざまな大変さがあったのではないかと思っています。浅田先生は、ふだんお会いするときにはあまり多くを語ることなく物静かなお人柄ですが、病院で指導者として実習指導をされてきた経験からは、とても芯のしっかりとした看護への思いが感じられる方でした。そこで、看護教員として「看護の統合と実践」の実習指導をされた経験を、執筆していただくことにしました。

「看護の統合と実践」は、2008年改正の指定規則から加えられた統合分野のなかの科目ですが、講義・演習編で目黒悟先生が述べておられるように、既存の看護学に位置づけられていた内容と、時代の背景から新たに必要となったものとを集めた形になっていることが多いと感じています。

一方、「看護の統合と実践」の臨地実習においては、看護師養成所の運営に関する指導要領の留意点に、「専門分野での実習を踏まえ、実務に即した実習を行う。複数の患者を受け持つ実習を行う。一勤務帯を通した実習を行う。夜間の実習を行うことが望ましい」と示されています。実務に近い形での実習をすることで、今後看護師となっていくうえで必要な経験ができるように考えられているのですが、この実習の進め方は、各養成所と実習施設の状況にゆだねられている現状があると思います。

かつて、私が看護専門学校に所属していたとき、ちょうどこのカリキュラム改正に向けて「統合看護実習」の準備に携わったことがありました。この実習を構成していくにあたっては、実習病院に協力をいただき、複数の病棟で実習を進めていく方法を検討しました。また、複数の患者を受け持つにあ

たって、どのような方法が可能なのか、二交替・三交替の勤務のなかでどのように実習を進めていくか、夜間の実習は可能なのかなど、実習病院の教育担当者や指導者に確認していきました。そうして、「統合看護実習」への理解と協力を依頼していくとともに、新人看護師の教育を担当している立場からの意見を伺っていたことを思い出します。

　実際には、日勤と同じ実習時間、安全に帰宅できる範囲での準夜勤務帯の実習、看護チームの各役割の見学に看護補助者と行動する時間も入れること、そして、学生それぞれがなるべく同室の2人の患者を受け持つ実習を行ってきました。さらに、学生の各看護学の実習経験を活かした実習としては、これまで一人の患者にていねいに看護過程を展開してきた学生の力を信じ、学生が行った看護をチームリーダーやメンバーに伝え、看護チームのなかで実践していく経験を大切にすることを考えていきました。「看護の統合と実践」の実習指導をしていくうえでは、こういった視点で、臨床看護のチーム活動の実際を熟知し、一人ひとりの患者に具体的な看護を実践していこうとすることが、看護教員として大切にしたいことだと思います。

■浅田先生の実践に学ぶ

　浅田先生は、臨床でこれまで実習指導者をしていたときと看護教員になったときの違いを述べておられました。実習指導者を行っていた頃は、「患者のことは何でも学生に伝えることができていましたが、教員としては…中略…わからないこともたくさんありました。患者のことをよく知っている指導者や看護師に情報や助言をもらいながら進めていくことが、いかに大切であるかを実感した」そうです。浅田先生がわからなかったと感じたことは、複数の患者の看護を実践していくうえで、実は重要な情報であったのではないかと思います。そして、指導者や看護師に必要なことを確認し協力を依頼しつつ、患者の個別の状況に応じた看護を学生と共に話し合い考えていくことこそ、この「看護の統合と実践」の実習指導で大切なことであったのだと感じることができました。

　「看護の統合と実践」の実習は今後も続いていきますが、指導要領に沿ってこれまでの学習や実習経験を単に統合していくということではなく、臨床の看護実践にとって、何が重要であるかをそれぞれの看護教員が再検討していくことが必要なのではないかと考えます。浅田先生には、新任期に担当したこの実習指導で感じたことを大切に、臆せず率直に表現して、これからも学生と共に学ぶ姿勢を忘れずに進んでいかれることを期待しています。

（永井睦子）

引用・参考文献

★1 目黒悟：看護教育を創る授業デザイン：教えることの基本となるもの，メヂカルフレンド社，2011.

★2 目黒悟、永井睦子：看護の学びを支える授業デザインワークブック；実りある院内研修・臨地実習・講義・演習に向けて，メヂカルフレンド社，2013.

★3 目黒悟：看護教育を拓く授業リフレクション；教える人の学びと成長，メヂカルフレンド社，2010.

★4 前掲書★3，p.24-35.

★5 前掲書★3，p.62-67.

本当の指導につながる
実習指導者育成の改革

　看護の質の向上にとって看護基礎教育の充実はいうまでもないことですが、その鍵を担う看護教員や実習指導者の養成における教育内容はどれほど手厚く考えられているでしょうか。果たしてそれは"本当の指導"につながる意味ある学びになっているでしょうか。看護教員の養成もさることながら、実習指導者の養成にかかわるなかでしばしば不思議に感じることがあります。

　ここではまず、私が日頃から感じている実習指導者講習会の不思議を紹介することで、問題の所在を概観しておきたいと思います。

⟶ 実習指導者講習会の不思議

　近年、行く先々の実習指導者講習会で、受講生からよく耳にすることばに、「ほめて育てる」や「成功体験をさせる」があります。おそらく、大学などで教育学を専門にしている講師や看護教育に携わっている教員がそう吹聴しているのでしょう。不思議なのは、受講生がそろいもそろってそれらを鵜呑みにしていることです。患者に一人ひとり「個別性」があるのと同様に、看護学生にも一人ひとり「個別性」があるのは当然です。それにもかかわらず、「ほめなければならない」「失敗させてはいけない」と思い込む受講生が多いのには困ってしまいます。

　かつての「ゆとり世代」や近年の「Z世代」など、「今どきの学生」というのもよく耳にすることばですが、これはもっと深刻です。看護では「個別性」が大事と言いながら、どうして教育ではそうした十把一絡げの雑な対象理解がまかり通るのでしょうか。まして受講生のなかにも、そう呼ばれてきた人たちがいるはずです。「いやだった」「もう、うんざり」など、受講生のなかに負の感情を引き起こすことさえありうるということを、講師は想像できないのでしょうか。私にはそれが不思議です。

　不思議は他にもまだまだあります。たとえば、「教育評価」が「成績をつける作業」としての「評定」と混同して学ばれていることもその1つです。本来、教員が責任をもって行う必要がある「評定」の部分を実習指導者が担わなければならないと思い込ませて、受講生に難しさや不安を抱かせてしま

っている現状もあります。また、2020年の実施要綱一部改正*1では、講習会の総時間数が240時間から180時間に削減され、eラーニングの活用が積極的に推進されることになりましたが、「つまらなかった」「なんで小学校の話なのか」「意味がわからない」など、受講生から聞かれる本音の数々は総じて不評です。人が人に何かを教え、人が人から何かを学ぶとはどのようなことなのか。"教育的なかかわり"を欠いた知識の伝達だけで、本当に教える人になるための教育ができると考えられているのか、私には不思議でなりません。さらに、一部の講習会では、臨地実習での「経験を意味づける」ということを教えているようですが、不思議なのは、意味づけるのは誰なのか、私には主語が学生ではなく指導者や教員にすり替わってしまっているように感じられることです。学びの主体が学生であるというのは名ばかりで、これでは、学生のかけがえのない経験が教える側の都合のためにあるかのようです。

　そして、何よりも不思議なのは、大きな時間数を割いて取り組まれている「指導案」の扱われ方です。このことについては、本章の内容にもかかわることなので、次のところで詳しくお話ししたいと思います。

➡ そもそも「指導案」とは何なのか

　私が長年かかわってきた学校教育の世界では、「指導案」というのは、授業の実施に先立って、あらかじめ教師が立案する「授業の計画」のことを指します。しかし、小・中学校の教師は、毎日何時間もの授業を行っていますから、日常的に指導案を書いてから授業に臨むというのは現実的ではありません。では、一般に現職の教師がどのような機会に指導案を書くのかというと、研究授業や教育委員会の指導主事訪問などのように、授業を人に見てもらうときが主だと思います。つまり、人に見せる以上は、自分のやろうとしている授業を指導案に書いて事前に示すのは礼儀作法の一種ですし、それをもとに授業を検討することは大切なことだと考えられているのです。また、指導案には特に決まった形式があるわけではありません。地域や学校、個々の教師によってもその表現は千差万別で、教師の主体性が尊重されてきた結果、多種多様な表現があるのです。

　しかし、その一方で指導案については、これまでもさまざまな問題が指摘されてきました。たとえば、宮城教育大学の第2代学長を務め、自ら学校現場に赴き子どもたちに授業を行うことをとおして"教育とは何か"を問い続けたことでも知られる教育哲学者の林竹二は、児童文学者の灰谷健次郎との対談のなかで次のように話しています。

「あれは怖いですね。結局、教師中心の授業案ですね。教師として一応まとまった授業をする、そつのない授業をする。そのための手引きだから、それに頼って、子供のための授業ができるはずはない」*2

また、臨床的教育学*3を提唱し、学校教育と看護教育の双方に尽力した藤岡完治も、「研究授業などでよくみるのは、自分がどう授業を進めるのかを明細に記した『手順書』としての指導案です。そういう指導案は教師の計画が前面に出て、学習者における学習は教師の手順に対しての反応、『学習作業』になってしまいがちです。また教師についていえば、手順の遂行というほうに目がいって、生きた、具体的な学習者との出会いができなくなるおそれがあります」*4と述べています。

このような問題は、看護教育の世界にも通じるものです。たとえば、専任教員養成講習会では、実際、膨大な時間と労力をかけてつくられた指導案が、あたかも手順書のようになってしまい、書き方や作法としての完成度を過度に求められるために、授業が始まる前に書くだけで精根尽き果ててしまうといった現状もあるようです。けれども、それを書くことと実際の指導がどのように結びついているのかについては、実は問われることがないままに、ただ伝統的に書かせているという現状があるのも否めません。また、学校教育の世界では決して主流とはいえない、授業設計の考え方や、いわゆる三観（学習者観・教材観・指導観）と呼ばれるものの記載があたかも必須の条件であるかのような指導案のとらえ方が、全国的に当たり前のようになってしまっているのも大きな不思議です。

実習指導者講習会においても、こうした「指導案」というものが、「実習指導の実際」という科目名にもかかわらず「書く作業」として長年取り組まれてきたことには、不思議を通り越して呆れてしまいます。

➡ 実習指導の実際と指導案の乖離を超えるために

そもそも授業の場というのは、教える人と学ぶ人のかかわりによる「変化」が前提です*5。まして臨地実習の場では、指導者と学生のかかわりだけではなく、患者やその家族、教員はもちろん病棟師長や看護スタッフ、他の医療スタッフなど、さまざまなかかわりをとおして、リアルタイムに状況が変化していくわけですから、その時その場で行われる実際の指導が、あらかじめ書いた指導案の通りにいかないことは、誰の目にも明らかでしょう。そのため、講習会で指導案を書くことに意味の見出せない受講生も少なくないのです。

このように、実習指導の実際と指導案が乖離してしまっている現状は明ら

かですが、それでは、何の準備もなしに実習に臨むことはできるのでしょうか。学生の看護の学びを支えるために、指導者としては、その時その場で起きることに対して、その都度、何らかの対応をとっていく必要があるのはもちろんですが、それが単なる思いつきやその場しのぎの対応に終始するようでは困ります。

そこで大切になってくるのが、自分自身の実現したい指導の「方向」、すなわち「ねがい」を明確にしておくということです。

自分自身が「ねがい」を胸にいだける存在であるということは、他の誰でもない「この私」が目の前の学生にかかわることの意味にほかなりません。つまり、「ねがい」は、「教える人として自分自身が存在する理由」*6であると同時に、リアルタイムで状況が変化する場のなかで、自分自身の教育的なかかわりを支えてくれる「軸」となるものなのです。

教える人として、自分自身の「軸」が明確になっていることで、その時その場で起きたことに対しても、場当たりではなく、何らかの一貫性や適切性を伴ったかたちでの"臨機応変"な対応が可能になってきます。もちろん、状況の変化に戸惑ったり、咄嗟の判断に迷ったりする瞬間があるかもしれませんが、迷ったときには「ねがい」に立ち返ることさえできれば、ぶれることのない指導も可能になってくるでしょう。

ですから、実習に臨むにあたっては、準備として自分のなかに実現したい指導の「方向」、すなわち「ねがい」を明確にしておくことが重要になってくるのです。そのために行うのが、私たちの「授業デザイン」*7, 8であることはいうまでもありません。

一方、多忙な現実のなかでは、こうして臨んだ実習が実際どうであったのかを振り返るいとまがないこともしばしばです。しかし、自分の指導をよりよいものにするのと同時に、教える人として成長していくうえでは、自分の行った指導を振り返り、そこで起きていたことを確かめることで、次の指導へと、今後の教育的なかかわりへとつながる手がかりを得ていくことが大切です。それを支援するのが、私たちの「授業リフレクション」*9, 10なのです。

こうしたことから、実習指導者講習会においては、指導案の作成に膨大な時間を費やすのではなく、授業デザインと授業リフレクションに取り組むことを私たちは積極的に推進しています。つまり、実習指導者の育成においては、授業デザインから授業リフレクションに至る一連のサイクルを受講生一人ひとりが体験的に学べるようにすることがとても大切になってくるのです。

この第3章で紹介するのは、そうした実習指導者講習会の改革の実際例です。以下では、道案内を簡単にしておきたいと思います。

→ 進展する実習指導者育成の改革

■秋田県立衛生看護学院の実習指導者講習会

　秋田県の実習指導者講習会では、2014年度からすでに授業デザインと授業リフレクションを取り入れた実習指導演習を行っています。また、2015年度からは、特定分野における実習指導者講習会でも同様に実習指導演習を行っています。「授業デザイン→ロールプレイ→授業リフレクション」からなる実習指導演習の原型は、ここで生まれたといってもよいでしょう。第3章－2では、改革の先駆けとなった秋田県の取り組みを詳しく紹介します。

■大阪府看護協会の実習指導者講習会

　第3章－3で取り上げるのは、2017年度に改革を果たした大阪府です。ここでは、運営担当者が着任早々に感じた「実習指導の実際」への違和感から、秋田県の取り組みを参考にしつつ、翌年度には演習をがらりと変えていく様子を紹介します。あてがわれた仕事を従順にこなすだけではなく、大切なことを見失なわず、受講生にとってより意味ある講習会へと変えていくバイタリティある運営担当者の姿は、改革への勇気を与えてくれることでしょう。

■長崎県看護キャリア支援センターの実習指導者講習会

　ひとくちに「実習指導者育成の改革」とはいっても、長年続けてきたやり方を変えるのは容易なことではないと考える研修機関もあるようです。改革の必要は理解できても、そもそも授業デザインの経験がない運営担当者にとっては、演習の具体的なイメージがわかず、不安のなかでのスタートとなることも予想されます。そこで参考になると思われるのが第3章－4です。長崎県が2018年度に改革を果たすまでには、運営担当者が大阪府看護協会の実習指導者講習会を見学に出かけるなど、さまざまな努力がなされてきました。ここでは、そうした経緯も含めて改革の歩みを紹介します。

■茨城県の実習指導者講習会と専任教員養成講習会

　2019年度に改革を果たした茨城県では、「授業デザイン→ロールプレイ→授業リフレクション」からなる実習指導演習を取り入れるだけでなく、その一部を専任教員養成講習会の受講生と共講にすることで、実習指導者と看護教員の連携が同時に学べるように工夫しています。第3章－5では、この画期的なカリキュラムの詳細や実施しての手ごたえを紹介します。

■獨協医科大学 SD センターの実習指導者講習会

　改革の方策は、「実習指導の実際」の中身を「授業デザイン→ロールプレイ→授業リフレクション」からなる実習指導演習へと変えるだけではありません。神奈川県立看護教育大学校（現・神奈川県立保健福祉大学実践教育センター）の実習指導者講習会では、看護学校や実習病院の協力を得て、受講生が実際に実習指導を体験する場をカリキュラムに位置づけてきた長い歴史があります*11。また、近年では神奈川県の済生会横浜市東部病院の実習指導者講習会（2018年度〜）のように、「授業デザイン→病院や施設での実習指導の体験または見学→授業リフレクション」を取り入れているところも見られます。なかでも、獨協医科大学SDセンターの実習指導者講習会は、2020年度から「実際の実習指導の体験」を、受講生が授業デザインや授業リフレクションと有機的に結びつけられるようなカリキュラムの工夫がなされています。そこで第3章－6では、この「授業デザイン→実際の実習指導の体験→授業リフレクション」からなる取り組みを詳しく紹介します。

　本章で取り上げた実際例が、改革をさらに促進する一助となれば幸いです。

（目黒　悟）

引用・参考文献

★1　厚生労働省：「保健師助産師看護師実習指導者講習会の実施要綱について」の一部改正について，2020．https://www.ajha.or.jp/topics/admininfo/pdf/2020/200930_14.pdf（最終アクセス2023/7/15）

★2　林竹二，灰谷健次郎：教えることと学ぶこと，小学館，1986，p.79．

★3　藤岡完治：関わることへの意志；教育の根源，国土社，2000．

★4　藤岡完治：看護教員のための授業設計ワークブック，医学書院，1994，p.123．

★5　目黒悟：教えることの基本となるもの；「看護」と「教育」の同形性，メヂカルフレンド社，2016，p.63-65．

★6　前掲書★5，p.84．

★7　目黒悟：看護教育を創る授業デザイン；教えることの基本となるもの，メヂカルフレンド社，2011．

★8　目黒悟・永井睦子：看護の学びを支える授業デザインワークブック；実りある院内研修・臨地実習・講義・演習に向けて，メヂカルフレンド社，2013．

★9　目黒悟：看護教育を拓く授業リフレクション；教える人の学びと成長，メヂカルフレンド社，2010．

★10　目黒悟：臨床看護師のための授業リフレクション；輝く明日の看護・指導をめざして，メヂカルフレンド社，2019．

★11　屋宜譜美子，目黒悟編著：教える人としての私を育てる；看護教員と臨地実習指導者，医学書院，2009，p.94-95．

実習指導者養成に「授業デザイン」と「授業リフレクション」を取り入れて

秋田県立衛生看護学院（以下、当学院）は保健師・助産師・看護師課程を有する県立の専門学校で、2008年度より看護職の現任教育を担う研修班を立ち上げ、保健師助産師看護師実習指導者講習会、新人看護職員研修、看護階層別看護研修等の研修を行っています。

1992年度より実施している秋田県の保健師助産師看護師実習指導者講習会（以下、本講習会）も、2008年度からは当学院の研修班が運営を担当しています。本講習会の担当者は厚生労働省が定める実施要綱に従って行われている専任教員養成講習会を修了し、専任教員の経験のある者1名が主に行っており、他に研修班担当教員2名と講師として当学院教員の協力を得て運営しています。

➡ 「教育方法」講義の見直し

秋田県の本講習会の特徴は、受講生が秋田県北・中央・県南と全域から集まってくること、人数は25人程度、平均年齢は30歳代後半であることです。実習指導を経験している者とそうでない者の比は、ほぼ3対1です。

教育内容は「教育」「看護教育」「実習指導」という流れで行っていましたが、そのなかで2011年度からの「教育方法」（6時間）は、目黒悟先生に担当していただいていました。

目黒先生とのかかわりは、2010年度に実施した秋田県看護教員研修で「授業リフレクション」を行った際、講師を依頼したことに始まります。看護教育を俯瞰した視点は新鮮で、看護教員ではない方から見た看護教育の特徴や文化を見せられた感覚でした。特に、目黒先生は病院で働いていた看護職のごとく、臨地実習での教員と学生のエピソードをユーモラスに語ってくれました。これに受講者は驚きをもって一気に惹きつけられ、自分たちが受けてきた指導だけでなく、自分の指導も振り返ることができました。そして、教員の姿勢について「コブラ先生」[*1]の例を聞き、受講者がめざす教員像について思い描けるような授業の展開がなされました。研修後「とても集中して楽しく学べた」「自分を見直し、新たな一面が発見できた」など、感動や満足

感にあふれる声が聞かれました。これは何より臨床現場の実習指導者たちにも聞いてもらいたいと思い、本講習会の講義を依頼しました。

本講習会の受講生の反応も「目から鱗の講義」「手かがりは自分のなかにある」「ぶれない軸をもちたい」「コブラ指導者にはなりたくない」など、毎回高い評価がなされていました。

→ 授業デザイン導入前の実習指導案作成演習

その一方で、当時総時間数240時間のうち、51時間行っていた従来の実習指導案作成演習の目的は「意図的な実習指導を展開するための思考プロセスを学ぶ」でした。その方法は、受講生を各看護学に分け、すでに実習指導を経験している者とそうでない者を組み合わせた6～7人のグループ学習で、各領域のグループには指導教員を1名担当として配置していました。

演習内容は、架空の看護専門学校を想定し、学校理念、専門領域の科目目標を提示し、それを受けて単元考察（学習者観、教材観、指導観：以下、三観）、実習指導目標の設定、週案、日案をグループで作成し発表するというものでした。この実習指導案作成演習に対して、受講生からは「自分の看護観、指導観について深く考えることができてよかった」「演習は大変だったが達成感があった」などの意見もありましたが、次のような意見が多く聞かれました。

- 臨床の現場では、実習指導者が指導案を作ることはないと思うとなぜこの演習をするのかよく理解できなかった。
- 指導案作成をイメージしグループで共有するまでに時間がかかり、ストレスが大きく仲間割れもあった。
- 指導案作成は初めてで、三観について直前までイメージできず不安であった。
- わからないので講師に何を質問すればいいのかもわからない。
- 演習時間が足りない、内容が多い。

（2008～2013年演習のアンケートより）

また、グループの指導教員からは、「教育用語に初めて触れる受講生が多くそれを理解するまで時間を要する」「資料作成に時間がかかり内容の吟味までいかない」「紙面上の授業計画を変化の多い臨床で活用するには修正が多く現実的ではない」などの声が上がっていました。

確かに、実習指導者と看護教員では立場や役割が異なると思っていましたが、実習指導案の作成プロセスをたどることで、指導するときの視点や考え方が学べると考えていました。しかし、日々変化の激しい臨床の場で起こることをあらかじめ想定するのは難しく、忙しい日常のなかで実習指導案を書くことは現実的とはいえません。そのような演習に多大な労力を費やす意義があるのかと疑問を抱くのは無理もないと思えました。

→ 本当の指導につながる実習指導演習をめざして

こうした受講生と指導教員の意見を受け、本当の指導につながる実習指導者の養成をめざし、2013年度より実習指導案作成演習の教育方法の検討を始めました。しかし、本講習会担当者は、行動目標に基づく指導案作成の経験しかなく、他校の教員に相談してもそれ以外の教育方法について情報を得ることができませんでした。唯一、神奈川県立保健福祉大学実践教育センターの看護教員養成課程を修了した当学院の教員の資料から「看護教育方法演習」でロールプレイを行っていることを知りました。本講習会でもできないか検討しましたが紙面上だけでは全体像をつかむのが難しく、カリキュラムの位置づけも異なるなかで演習のみ行っても効果があるのか、演習に協力してくれる他の教員に説明ができるのかなどを判断するのは困難でした。

幸い、本講習会で「教育方法」を担当していただいている目黒先生は、神奈川県立保健福祉大学実践教育センターの看護教員養成課程で講師も務めておられます。目黒先生には「授業デザイン」と「授業リフレクション」に関する著書もあり、演習について相談できたことが従来の実習指導案作成演習を大きく変更する転機であったと思います。

また、目黒先生からは具体的な演習の進め方について、永井睦子先生を紹介してもらい、直接指導を受けられるよう体制を整えてもらえました。そのことも大きな後押しとなり、2014年度から実際の指導に活かせる実習指導演習を実施できたといえます。

→ 実習指導方法演習の実際

このような経過を経て、2014年度から実施してきた実習指導演習ですが、2020年のカリキュラム改正以降は、総時間数が240時間から180時間に削減されたことを受け、当初、51時間を充てていた演習時間を48時間に見直すとともに、「実習指導方法演習」と名称を変えて実施しています。

表1　実習指導方法演習:実習指導の実際Ⅱ（48時間）

	講 義・演 習	内 容	場 所	時 間配 分	担当者
講義	実習指導の実際Ⅱ①②③	臨地実習指導の授業デザイン　—ある実習指導場面（DVD）から—	研修室在宅実習室	9時間	永井睦子先生
	オリエンテーション	演習の目的・目標　演習のスケジュール　実習室の使用方法、必要物品　ユニフォーム着用について	研修室	3時間	研修班
1	演習　ロールプレイ①	授業デザインをもとにロールプレイ　集団による授業リフレクション	看護科実習室	6時間	各グループ教員1名
2	演習（個人・グループワーク）	ロールプレイ①の振り返り、全体共有　領域別実習指導の授業デザイン　・実習スケジュール　・1日の実習の流れ	研修室	3時間	研修班
3	演習　ロールプレイ②	授業デザインをもとにロールプレイ　集団による授業リフレクション	看護科実習室	6時間	各グループ教員1名
4	演習（個人・グループワーク）	ロールプレイ②の振り返り　各自の授業デザイン検討（追加・修正）	研修室	6時間	研修班
5	演習（個人・グループワーク）	各自の授業デザイン検討（追加・修正）	研修室	6時間	研修班
6	演習（個人・グループワーク）プレゼンテーションの準備	臨床で活用できる授業デザインの検討	研修室	6時間	研修班
7	〈演習のまとめ・発表〉テーマ『 実りある実習指導をめざして　～実習指導の授業デザインと　　ロールプレイの体験から～ 』	演習全体の振り返り・学びの共有　〈発表・意見交換〉	研修室	3時間	研修班

　現在の実習指導方法演習については**表1**に示した通りです。時間数が変わっても「授業デザイン」→「ロールプレイ」→「授業リフレクション」の流れで実習指導を体験的に学ぶという基本的な演習の組み立ては同じです。

　グループは、すでに実習指導の経験がある者とそうでない者を組み合わせた5〜6人ですが、授業デザインはあくまでも個人で行います。また、授業リフレクションの場での進行役を兼ねるプロンプター（聞き役）[2]として、各グループに教員1名を配置しています。

■授業デザイン

　演習の導入には、永井先生から講義をしていただいています。そこで臨地実習における授業デザインの6つの構成要素（ねがい、目標、学習者の実態、教材の研究、教授方略、学習環境・条件）[3]について詳しく説明してもらって

表2　ロールプレイと集団による授業リフレクションの進め方

実施項目	実施方法・留意点
ロールプレイ	実習指導場面のロールプレイを実施する。 場面の設定：指導者役、学生役、患者役がケアをとおしてかかわる場面を想定した実習指導場面 時間は10分～15分程度とする。 ロールプレイのシナリオは作成せず、各役割に徹して、事前の打ち合わせはしない。 グループメンバーに場面設定を伝える。 指導者役は撮影する位置などを確認し、開始の合図を行う。
	〈ビデオ撮影時の注意点〉 役割を演じる人は、少し大きめの声で話す。 撮影が終わっても別のグループが撮影しているので大きな声を出さない。 物品の片付けでも音を立てない。次の準備は集団による授業リフレクションが終わってから行う。
セルフ・リフレクション	1場面終了後、話をせず、各役割で気づいたことを5分程度で振り返りシートに書き留める。
集団による 授業リフレクション	参加者：指導者役、学生役、患者役、観察者、ビデオ係、進行役（プロンプター） 参加者全員で、実習指導場面での経験を振り返る。進行役（プロンプター）は、それぞれが自分のことばで経験を十分語れるよう配慮し、事実を交流できるようコーディネートする。 〈発言の順番〉 ①指導者役の「ねがい」や「指導の印象」等を確認する。 ②指導者役、学生役、患者役が、それぞれに経験された事実を報告する。 ③観察者が各自に経験された事実を報告する。 ④必要に応じて、指導者役、学生役、患者役の考えや感想を確認する。 ⑤各々が授業リフレクションをとおして「感じたこと・気づいたこと」を交流する。 ※振り返りのプロセスは各自記録に残し、授業デザインの見直しにつなげる。 ※グループ全員が指導者役を経験し、集団による授業リフレクションを行う。

います。そして、実際の学生が実習で食事援助をする場面のDVD映像を見て、自分だったらどう指導するか、自分はどんな看護を大切していくのか、6つの構成要素を1つずつ考えてワークシート*4に記入していきます。実際書き出すと、戸惑うのが「ねがい」の欄です。「ねがい」には看護観が関係してくると思いますが、臨床では自分の看護を振り返る機会が少なく、自ら求めないと言語化することもないと思われます。その意味で6つの構成要素による授業デザインは、自分の看護を意識するきっかけにもなっていました。

■ロールプレイ

　ロールプレイの進め方は**表2**の通りです。ロールプレイは5～10分で行い、グループメンバー全員がそれぞれ指導者役、学生役、患者役を体験できるようにしました。

　演習は、「リアルな場、臨場感・緊張感のある場」が大事な意味をもっており、そこで経験する「切実感」は学生のなかに学びへの「必然」を生み出します*5。そうした臨場感を出すために、ロールプレイは実習室で行っています。また、受講生には所属のユニフォーム、ナースシューズを着用してもらっています。ふだん教室で受講しているときの服装とは違いユニフォーム姿の受講生は、看護者の顔であり現場ではこのような感じなのかという緊張

感が感じられます。受講生もユニフォーム姿になると仕事モードに切り替わるのか、「やはり、気が引き締まる」と言っていました。装いは気持ちに影響をもたらすので、患者役にも寝衣を着用してもらっています。さらに、食事の援助場面では食器や食べ物、清潔の援助場面では温湯を準備し、実際の場面に近づけるようにしました。そして、ロールプレイは演じる以外の受講生も指導者役・学生役と一緒に同じ「系のなかにいる」*6 ことを大切にし、その場に集中するよう心がけました。

　本講習会ではこのようなロールプレイを2回行っています。時間に余裕があることも1つですが、1回目のロールプレイでは、患者設定が脳神経系の疾患であり、精神科や産科の受講生は患者のイメージがつかめずケアの場面でぎこちなさが感じられます。一方、2回目のロールプレイは、受講生がこれから自分の施設で実際に担当する実習（たとえば成人看護学実習、母性看護学実習など）の場面を取り上げます。そのため、受講生の個性が表れ自分らしく積極的に、より身近な感覚をもって演じており、グループ全員がロールプレイを楽しみながら学んでいるようでした。また、学生役の体験から、看護師の自分でも見られていると緊張し頭が真っ白になるという受講生もいました。この実感から、指導者の役割や学生への対応について自ずと手がかりを導き出していくこともできていました。

■集団による授業リフレクション

　ロールプレイ終了後には、集団による授業リフレクション*7 を次のように行います（**表2**）。

　〈セルフ・リフレクションの実施〉ロールプレイが終わってすぐにグループメンバーでおしゃべりせず、自分のなかで何が起きているのか、自分自身に経験された事実をなるべく時間経過に沿って用紙に書き出します。時間は5分前後です。

　〈集団による授業リフレクションの実施〉セルフ・リフレクション終了後は、各自が経験したことを記した用紙をもとにグループメンバー全員が各自の経験を出し合い交流します。

　進行役を兼ねるプロンプターは担当教員が行い、振り返りを支援します。プロンプターの役割は、グループメンバーが発言する際に、ロールプレイのなかで起きていたことから離れないように、それぞれの経験を尊重し、解釈や判断を交えずに言語化を促すことです。さらに、それぞれに経験された「違い」「ズレ」を明らかにしていくことも大切な役割です。

　各自の経験を交流する際、ともすると「○○がよかった」「もう少しこう

図　ロールプレイと授業リフレクション実施後に修正した「授業デザイン」

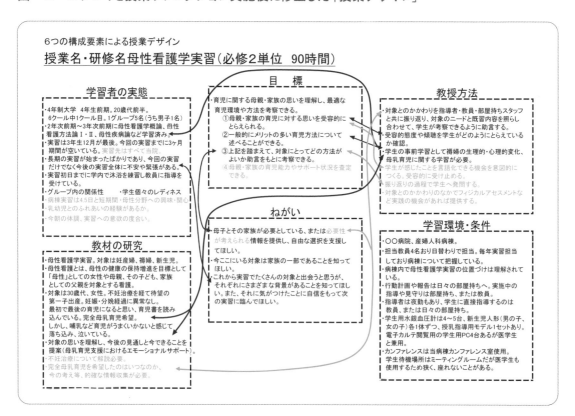

6つの構成要素による授業デザイン

授業名・研修名母性看護学実習（必修2単位　90時間）

学習者の実態

・4年制大学　4年生前期。20歳代前半。
・6クール中1クール目。1グループ5名（うち男子1名）
・2年次前期～3年次前期に母性看護学概論、母性看護方法論Ⅰ・Ⅱ、母性疾病論など学習済み。
・実習は3年生12月が最後。今回の実習までに3ヶ月期間が空いている。実習先はすべて当院。
・長期の実習が始まったばかりであり、今回の実習だけでなく今後の実習全体に不安や緊張がある。
・実習初日までに学内で沐浴を練習し教員に指導を受けている。
・グループ内の関係性　　・学生個々のレディネス
・病棟実習は4.5日と短期間・母性分野への興味・関心・乳幼児とのふれあいの経験があるか。
・今朝の体調、実習への意欲の度合い。

教材の研究

・母性看護学実習。対象は妊産婦、褥婦、新生児。
・母性看護とは、母性の健康の保持増進を目標として「母性」としての女性や母親、その子ども、家族としての父親を対象とする看護。
・対象は30歳代、女性。不妊治療を経て待望の第一子出産。妊娠・分娩経過に異常なし。
・最初で最後の育児になると思い、育児書を読み込んでいる。完全母乳育児希望。
・しかし、哺乳など育児がうまくいかないと感じて落ち込み、泣いている。
・対象の思いを理解し、今後の見通しと今できることを提案（母乳育児支援におけるエモーショナルサポート）。
・不妊治療について解説必要。
・完全母乳育児を希望したのはいつなのか、今の考え等、的確な情報収集が必要。

目　標

・育児に関する母親・家族の思いを理解し、最適な育児環境や方法を考察できる。
　①母親・家族の育児に対する思いを受容的にとらえられる。
　②一般的にメリットの多い育児方法について述べることができる。
　③上記を踏まえて、対象にとってどの方法がよいか助言をもとに考察できる。
　④母親・家族の育児能力やサポート状況を査定できる。

ねがい

・母子とその家族が必要としている、または必要性が考えられる情報を提供し、自由な選択を支援してほしい。
・今ここにいる対象は家族の一部であることを知ってほしい。
・これから実習でたくさんの対象と出会うと思うが、それぞれにさまざまな背景があることを知ってほしい。また、それに気がつけたことに自信をもって次の実習に臨んでほしい。

教授方法

・対象とのかかわりを指導者・教員・部屋持ちスタッフと共に振り返り、対象のニードと既習内容を照らし合わせて、学生が考察できるように助言する。
・受容的な態度や傾聴を学生がどのようにとらえているか確認。
・学生の事前学習として褥婦の生理的・心理的変化、母乳育児に関する学習が必要。
・学生が感じたことを言語化できる機会を意図的につくる。受容的に受け止める。
・振り返りの過程で学生も発問する。
・対象とのかかわりのなかでフィジカルアセスメントなど実践の機会があれば提供する。

学習環境・条件

・○○病院、産婦人科病棟。
・担当教員4名おり日替わりで担当。毎年実習担当しており病棟について把握している。
・病棟内で母性看護学実習の位置づけは理解されている。
・行動計画や報告は日々の部屋持ちへ。実施中の指導や見守りは部屋持ち、または教員。
・指導者は夜勤もあり、学生に直接指導するのは教員、または日々の部屋持ち。
・学生用水銀血圧計は4～5台、新生児人形（男の子、女の子）各1体ずつ、授乳指導用モデル1セットあり。電子カルテ閲覧用の学生用PC4台あるが医学生と兼用。
・カンファレンスは当病棟カンファレンス室使用。学生待機場所はミーティングルームだが医学生も使用するため狭く、座れないことがある。

したほうがよかった」と評価したりダメ出ししたりしてしまうことがあります。「経験された事実」を話すように促しても自然と口をついて出てくるようで、なかなか修正が難しいこともありますが、互いが安心して経験を語れるよう、話しやすい場の雰囲気をつくることが大切です。

　こうして授業リフレクションが終わったあとには、各自が気づいたことをもとに6つの構成要素による授業デザインを追加・修正（赤字で表記）します。**図**は、2回目のロールプレイと授業リフレクション実施後に追加・修正した、自分の施設で実際に担当する実習の「授業デザイン」の一例です。

⇒ 授業デザインと授業リフレクションの手ごたえ

　授業デザインと授業リフレクションを取り入れた実習指導方法演習に変えたことで、以前のような受講生として「こなさなければならないグループ作業」は、「各々が取り組む課題」に変化しました。何よりロールプレイで演じた自分の経験が教材となっているため、自分が納得する「ぶれない軸」は自ら探すしかないという今後の課題につながりました。これで終わりではな

く、臨床に帰ってからが本当の学習の始まりであると、受講生一人ひとりが自覚する起点になっていました。

　以前の演習は、実習指導に関する文献を読み、それをもとに指導案を考える机上だけの学習でした。文献を理解するためには時間を要しますが、限られた時間のなかでは、ややもすれば文献や過去の受講生の指導案をそのまま写すことに時間が費やされることにもなりかねませんでした。このように指導案作成に労力をかけても、実際の実習指導につながらない作業で終わってしまっては意味がありません。

　このような演習を実習指導方法演習に変えた2014年度は、永井先生と共に演習の進め方を考え、はじめは戸惑いながらも集団による授業リフレクションのプロンプターを筆者自身も体験しました。以前のグループワークより受講生との距離が近く感じ、個々の受講生が生き生きと笑顔でロールプレイを行い、授業リフレクションや最後に演習をとおしての学びを発表する様子を見て、「以前の演習には戻れない！」と強く感じました。

　また、受講生が演習をよりイメージできるように、永井先生には授業デザインだけでなく、実際にプロンプターになっていただき、ロールプレイとその後の授業リフレクションを受講生全員で1場面行ってみるということもお願いしました。全員で見たロールプレイのパターンにとらわれてしまうといった課題も危惧されましたが、ロールプレイや授業リフレクションをどのように進めていくかというイメージはとらえやすくなったと考えます。指導者役・学生役・患者役、それぞれが役になりきってロールプレイを体験し、そこでの経験を率直に語り合うこともできているように感じました。

　今後も、受講生の反応を確かめながら、実習指導方法演習がより受講生にとって意味ある体験の場になるように続いていくことを期待しています。

（斎藤みすず）

引用・参考文献

★1 目黒悟：教えることの基本となるもの；「看護」と「教育」の同形性，メヂカルフレンド社，2016，p.68-71.

★2 目黒悟：看護教育を拓く授業リフレクション；教える人の学びと成長，メヂカルフレンド社，2010，p.62-67.

★3 目黒悟，永井睦子：看護の学びを支える授業デザインワークブック；実りある院内研修・臨地実習・講義・演習に向けて，メヂカルフレンド社，2013，p.13-14.

★4 前掲書★3，p.19.

★5 目黒悟：看護教育を創る授業デザイン；教えることの基本となるもの，メヂカルフレンド社，2011，p.121-124.

★6 前掲書★2，p.56-57.

★7 前掲書★2，p.48-61.

3-2-2　体験から感じ、考え、動き、成長する指導者をめざして

　秋田県では2014年度から実習指導者講習会の演習内容を変更して実施していますが、筆者は新たな取り組みを始めた当初から、講習会の最終段階に行われる実習指導演習に講師としてかかわってきました。

　2014年度以前の実習指導者講習会の演習内容は、学習者観、教材観、指導観（以下、三観）を基にした実習指導案を作成し、その後実習単位ごとに発表する、というものでした。その頃は、筆者はまだ実習指導者講習会にかかわっていませんでしたが、受講生として指導案を作成したことはありました。そのため、まずは受講生として筆者が体験して感じた以前の実習指導者講習会について述べたいと思います。

⇒　以前の実習指導者講習会で筆者が感じていたこと

　以前の実習指導者講習会の指導案作成は、受講生が各看護学の実習ごとのグループに分かれて行っていました。

　グループでの作成は、情報交換や互いに刺激し合う時間となる一方で、互いの思いをゆずり合う時間でもありました。グループメンバーは、年齢、経験年数、それまでの経験が異なる人で形成された集団であるため、1つのものを作り上げることは容易ではありません。一人ひとりが大切にしている看護観やそれぞれが考える三観が異なるのは当然ですが、グループでの作成となると一貫性をもたせるためにそれらをゆずり合い、すり合わせるという作業が必要となりました。指導案はその人が大切にしていることが最も表れる場であると思いますが、グループでの作成ではそのような場にすることは困難でした。とはいえ、指導案の作成と発表が終了した際は、"メンバーで考えメンバー全員で作成した指導案"という一体感や演習を終えられたことに対する達成感を感じることができました。

　しかし、"私がつくった私の指導案"という愛着や責任感、この指導案で指導するのだ、という覚悟をもつことはできませんでした。また、紙面上での指導案の展開は想像の域を超えず、自分たちの思い通りに進める実習指導になっていました。「目の前の対象とかかわることにより学習者は何を感じ

るのか」「この実習での体験は学習者に何をもたらすのか」「看護に触れ看護を感じ看護について学ぶことができているのか」という学習者の学びに注目した指導案作成は筆者にはできませんでした。

このように以前の実習指導者講習会の演習は、グループで作成することによる学びや利点がある一方で、自分自身の看護や指導に対する思いを追究するのには限界がありました。また、学習者の"体験"や"学び"に注目した指導案を作成することも容易ではありませんでした。

⇒ 新たな実習指導者講習会

2014年度から始まった新たな実習指導者講習会の演習は、6つの構成要素による授業デザイン*1とそれをもとにしたロールプレイ、授業リフレクション、グループの学びの発表という構成になりました。

■授業デザイン

授業デザインはグループではなく、個人で行います。受講生一人ひとりが6つの構成要素（ねがい、目標、学習者の実態、教材の研究、教授方略、学習環境・条件）の関連を意識して作成することは、単に授業デザインをする作業ではなく、それまで自分が実践してきた看護を振り返りながら自分自身と向き合う過程になりました。「自分が実践してきた看護は本当に看護だったのか」「そもそも看護とは何なのか」と自問自答したり、授業デザインをするなかで自分が大切にしていたことや、絶対にゆずれない、揺るがないものがみつかったりと、それまで知らなかった自分と出会う過程になったように思います。この過程は、多くの受講生にとってそれまで体験したことがなかった貴重な気づきの時間であったと考えます。限られた時間ではありますが、自分自身やこれまで実践してきた看護と向き合い、そして、臨地実習をとおして学習者に学ばれることは何か、対象者とのかかわりをとおして学習者に何を学んでほしいのか、という学習者の学びに注目し、深く考える時間になりました。筆者はここに、この授業デザインをすることの意味があると考えます。

単に6つの構成要素の枠を埋めるというのではなく、受講生は、自分自身と対峙しながら学習者にとっての学びは何なのかと自身の頭を使って考えます。学習者の学びを追究することが、受講生自身の学びへとつながり、そこに学びの循環が生まれます。

筆者は、この学びの循環こそが真の指導につながる重要な要素であり、学

びの循環を繰り返すことが指導者としての自分を育てることにもつながると考えています。

■ロールプレイと授業リフレクション

授業デザインをしたあとはグループに分かれ、授業デザインをもとに実習場面のロールプレイを行います。ロールプレイでは、授業デザインをした受講生が指導者役となり、その他のメンバーがそれぞれ学習者（看護学生）役、患者役、観察者となります（**写真1**）。そして、ロールプレイ後は全員で集団による授業リフレクション*2を行います。

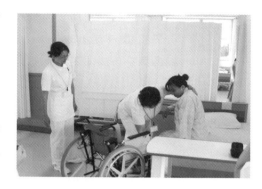

写真1　ロールプレイの様子

ロールプレイでは、指導者ー学習者ー患者の三者が、その時その場の互いの様子を全身で感じ、それをことばや表情、態度で表現し行動を起こし反応し合います。そして、その場面で何が起こっていたのか、その事実をそれぞれの立場から振り返るのが集団による授業リフレクションです（**写真2**）。

筆者も授業リフレクションの際は、プロンプター（聞き役）*3としてかかわってきました。受講生は自分が体験したことを自分のことばで表現しリフレクションします。それにより互いの間で生じていた認識のズレに気づくことができていました。そして、認識のズレに気づいたことにより、ロールプレイで互いが起こした行動の意味と理由を知り、納得していました。特に指導者役になった受講生は、自分が教えたいことや伝えたいことがそのまま学習者に学ばれるわけではない、ということに気づき、はっとしていました。また、指導者の存在自体が学習者の行動に影響を与えていることや、学習者は、指導者が意図した以外のことからも学びを得ていることに気づいていました。

このような認識のズレや、教えたいことと学ばれることが一致するわけではないこと、さらに学習者は周りに存在するすべてのことから学びを得ているという事実に気づくことができた

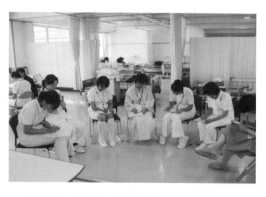

写真2　集団による授業リフレクション

のは、現在の講習会が受講生の体験を重視した講習会になっているからであると考えます。

→ 学習者と指導者の可能性を拡げていく

　現在の筆者は、秋田県立衛生看護学院の研修班に所属し、実習指導者講習会および特定分野における実習指導者講習会の運営にかかわっています。秋田県では、病院以外の実習施設を対象とした特定分野における実習指導者講習会においても、2015年度より、授業デザイン、ロールプレイ、授業リフレクションからなる実習指導演習を取り入れています。

　いずれの講習会においても受講生はこの演習で、体験したことから自ら気づきを得て、そこに意味を見出すという学びの本質に触れるはずです。指導者自身が、この学びの本質に触れる体験をしたことが有るか無いかは、その指導者とかかわる学習者にも大きな影響を与えます。筆者は、学びの本質に触れた指導者は、学習者の体験を大切にし、学習者自身が持っている学ぶ力と育つ力を信じて支えていくことができると考えています。

　学習者の成長した姿は、指導者を奮い立たせる力となり指導者を続ける糧となります。筆者はこれからも学習者と指導者が共に創る学びの場をめざして、努力し続けていきたいと思います。学習者と指導者が共に学び成長することは、互いの未来を照らし、可能性を拡げることにつながると信じています。

（鎌田奈都子）

引用・参考文献

★1 目黒悟：看護教育を創る授業デザイン；教えることの基本となるもの，メヂカルフレンド社，2011.

★2 目黒悟：看護教育を拓く授業リフレクション；教える人の学びと成長，メヂカルフレンド社，2010，p.48-61.

★3 前掲書★2，p.62-67.

授業リフレクションにおける気づきと学び

　秋田県では、看護師等養成所の実習施設や養成所の実習指導者を対象とした240時間（2020年のカリキュラム改正後は180時間）の実習指導者講習会と、病院以外の実習施設での実習指導者を対象とした39時間以上の特定分野における実習指導者講習会の2種類を実施しています。

　筆者は、2017年度より特定分野の「実習指導演習」にかかわってきました。演習内容は、授業デザインに基づいたロールプレイと集団による授業リフレクション*1です。その経験から、受講生の学びや変化と筆者自身が大切にしてきたことを述べたいと思います。

→ 指導者としての自分を見つめ直す

　集団による授業リフレクションの場では、事前に方法や留意点を理解していても、ともすると指導場面の善し悪しを意見し、指導者役に対しての評価になりがちです。そこで、「なんちゃってリフレクション」*2にならないように、まずは指導者役の「ねがい」を共有し、いつ、どのような場面で、どのようなことが起きていたのか、経験した事実を出し合い、きちんと振り返りができるようにしています。また、指導者役、学生役、患者役、参観者のそれぞれが「自分のことば」で語ることに重点を置いてかかわってきました。

　多くの受講生は、指導者として「こうあるべき」という固定観念にとらわれ、実習指導に対する苦手意識や自信のなさから、不安を抱えながら学生とかかわっていたようです。しかし、授業デザインをとおして、指導者としての自分を見つめ直すことにより、その不安は「ねがい」が明確でなかったことによるものだと気づいていきました。

　また、授業リフレクションを行うことで、受講生からは「あらためて看護観を見つめ直すことができた」「忘れかけていた看護観を呼び起こすきっかけとなった」などのことばが聞かれ、この過程を経て、学生にどんな看護を学んでほしいのか、「ねがい」をより明確にしていくことができていました。

→ 互いの「違い」「ズレ」から学ぶ

さらに、授業リフレクションは、指導者役だけでなく、学生役、患者役、参観者と、ロールプレイでさまざまな立場を体験することにより、それぞれの立場における認識の「違い」や「ズレ」に気づき、受講生どうしの学び合いの場となっていました。そして、指導場面を振り返ることの大切さを知り、指導者として自分がどうあるべきかという自分中心の思考ではなく、学生と共に学び合い、成長していきたいという教育観を主体的に見出していました。それは、これまで何となく行ってきた実習指導を、学生の学びを支援するための実習指導として、意識を変えることにもつながっていました。

こうして、仲間と学びを共有できたことは、受講生一人ひとりにとって、自分自身の成長にもつながる価値ある時間と感じられていたように思います。なかには、この実習指導者講習会での学びを自分の所属先でも共有し、共に成長できる仲間を増やす機会へつなげていきたいという受講生もいました。

→ 実りある実習指導に向けて

このように、授業リフレクションから得られる気づきや学びはとても大きいと感じています。特定分野の実習指導者講習会は短期間ではありますが、受講生は指導者としての「ねがい」を明確にし、実習指導にかかわる自覚や責任が高まっていっているように思います。

それは、筆者にとっても同様で、「実習指導演習」にかかわることは、看護教員として自分を見つめ直す機会にもなっていました。臨地実習は、ただやみくもに学生が体験することだけが学びになるわけではありません。筆者自身は、この演習にかかわったことで、教員も指導者と互いに「ねがい」を確認し、学生の学びを共有し合える機会をもつことが重要だとあらためて実感しています。学生の学びを支援するため、共に学び・共に成長できるよう、授業リフレクションを取り入れながら、これからも豊かな教育的なかかわりをめざして、より実りある実習指導を展開していきたいと思います。

（加賀谷純子）

引用・参考文献

★1 目黒悟：看護教育を拓く授業リフレクション；教える人の学びと成長，メヂカルフレンド社，2010，p.48-61.
★2 前掲書★1，p.70-77.

→ これまでの実習指導者養成教育の経験

　私は秋田県での実習指導者養成教育における実習指導演習を2014年度から担当させていただいています。

　これまで私には、神奈川県における実習指導者養成教育に携わってきた経験がありました。神奈川県立看護教育大学校（現・神奈川県立保健福祉大学実践教育センター）に所属していた頃、看護教員養成教育の担当と並行して、神奈川県下の実習指導者養成教育を年2回担当していました。当時、厚生労働省で規定されている都道府県保健師助産師看護師実習指導者養成講習会実施要綱の240時間（現180時間）の規準を鑑みつつも、看護教育で最も重要といえる臨地実習の指導に携わる実習指導者の養成教育において、何が大切なのかを吟味することで創り出した、特徴のある実習指導者養成のカリキュラム*1だったと考えています。

　その特徴の1つは、「教育方法」に『体験学習（人間関係論）』*2を取り入れていることでした。人や、ものや、こととかかわるとはどういうことか、自分自身であるとはどういうことかについて感じたり考えたりする場として、宿泊での『体験学習』を講習会の早い時期に実施していました。

　もう1つは、「実習指導の実際」において、『実習指導実習』を取り入れていることでした。県内の看護師等養成学校の臨地実習に3日間程度参加し、実際に看護学生を指導する体験を行っていました。看護教育において臨地実習は、学内ではなく実習病院等で行うものです。そこで、実習指導者養成教育においても「実習指導の実際」を学ぶには、やはり臨地実習で直接看護学生を担当し、実習指導を体験することで、その実際を学ぶことができるようにしていたのです。このような『実習指導実習』は、県内の看護師等養成学校およびその実習病院の多大な理解と協力があって実現していたことです。

　また、『実習指導実習』を経験したあとには、自己の指導場面を振り返るために、再構成*3による演習を行っていました。実際の看護学生との指導場面を再構成で振り返ることが「実習指導の評価」であると考え、「実習指導の実際」と「実習指導の評価」をつなげて位置づけていました。

　こうして、実習指導の特徴をとらえ、このような『実習指導実習』の経験からその意味を考え、看護に対する認識を深め、指導の基本的考え方や実習指導者としての役割を学び、自らも学習を継続する態度を養うことをねらいとしたカリキュラムだったと考えています。

実習指導者養成教育の基本的考え方

　このように、経験から学ぶ、かかわることから学ぶという基本的考え方は、看護教員養成教育においても共通した考え方であり、かつて自分自身が看護教員養成教育を受けた経験からもこのような考え方は、私自身の教育についての考え方の基本となっています。

　看護教員養成教育と実習指導者養成教育に共通したこのような考え方の基盤は、藤岡完治先生と目黒悟先生の臨床的教師教育*4にあります。

　臨地実習における実習指導者の役割は、看護学生が看護を学ぶことを支援することであり、学生と共にその時その場の患者の状態に合わせた安全でより安楽な看護を行うことです。看護は今ここにおける一回性と創造性が求められ、机上では学びにくい「臨床の知」*5という性格をもつ行為の知です。それは、架空の学生を想定して学習者観を述べたり指導観を文章化したりする、いわゆる実習指導案を作成することで可能になるものではありません。

　こういった考え方から、実習指導者養成教育においては、実習指導案作成は取り入れておらず、前述したような体験的な『実習指導実習』で「実習指導の実際」を学ぶカリキュラムを運営してきました。

秋田県での実習指導演習の取り組み

　こうした私の看護教員養成教育と実習指導者養成教育の担当者としての経験から、「秋田県の実習指導者講習会を変えたいので、『実習指導演習』の計画・進行を担当してほしい」と目黒先生から依頼があり、斎藤みすず先生ほか研修班の先生方と一緒にかかわらせていただくことになりました。

　目黒先生はそれまで、『看護教育を拓く授業リフレクション』*6や『看護教育を創る授業デザイン』*7を執筆されており、授業デザインは学内の講義・演習だけでなく、看護教育の1/3を占める臨地実習も重要な授業であるという視点から、第4章－4「臨地実習」をデザインする*8では、看護教員として臨地実習の6つの構成要素による授業デザインに私も協力しました。その後、臨床で共に実習指導をした指導者と授業デザインを検討したり、授業リフレク

ションをしたりする経験を私のなかに積み重ねていきました。

　また、2013年度の奈良県専任教員養成講習会*9において、実習指導に関する教育方法演習46時間を担当しました。そこでは、講義法の授業においても実習による授業においても、6つの構成要素による授業デザインが、教える人にとって、看護学生が看護を学ぶ場を考えていくためにとても大切なことであるとあらためて認識する経験ができました。

　このような経験から、私にとって、実習指導についても6つの構成要素による授業デザインを考えていくことは自然なこととなっていました。そのため、目黒先生から「秋田県の実習指導者講習会を変えたい」と言われたとき、授業デザインを取り入れた演習を考えていくことは自然な流れでした。

　秋田県での実習指導者養成教育のカリキュラムには、看護師等養成学校の臨地実習に参加し、実際の看護学生に対して直接指導を行う実習は含まれていませんでした。しかし、幸いなことに秋田県衛生看護学院には充実した看護実習室があり、臨地実習を想定しベッドサイドでのロールプレイが行える環境が整っていました。そこで、実習室でのロールプレイの体験を含めた『実習指導演習』の計画・進行を斎藤先生や研修班の先生方と相談しながら企画することにしました。

　具体的な実習指導演習の計画は、149ページの**表1**に現在の「実習指導方法演習：実習指導の実際Ⅱ（48時間）」が示されていますが、時間数（当初は51時間）と演習の名称に多少の異同はあるものの、基本的な組み立ては2014年度のスタート時から変わっていません。

➡ 実習指導の授業デザイン

　演習に先立って、「臨地実習を学生が看護を学ぶ場にするために」というテーマで、臨地実習の授業デザインについて6時間の講義をしています。私の講義の前に、受講生は「教育方法」（現・実習指導の実際Ⅰ）で目黒先生から「人を教えること、育てることとは〜教育的なかかわりの本質を考える〜」というテーマのもと、授業デザインの6つの構成要素の基本的な考え方について講義を受けています。目黒先生の授業は、今まで経験したことがないインパクトをもって受講生が、教えること・学ぶことについて考える場となっているようです。

　しかし、実際に授業デザインの6つの構成要素1つ1つ（ねがい、目標、学習者の実態、教材の研究、教授方略、学習環境・条件）を自分で考えていくのは初めてであるため、テキストとして、目黒・永井共著の『看護の学び

を支える授業デザインワークブック　実りある院内研修・臨地実習・講義・演習に向けて』第3章3－2「起きていることを大切に『臨地実習』をデザインする」*10をもとに取り組んでいくことにしました。

　また、臨地実習のリアルな状況を想定して実習指導を考えるために、文字だけの紙上事例ではなく、実際に看護学生が患者に援助している場面のDVD映像を用いました。その場面から実際の実習状況を想定し、その後にどのように指導していくかについて、授業デザインの6つの構成要素を考えていくという展開にしました。

　視聴したDVD映像は、看護学生が老年看護学実習で小脳梗塞後リハビリをしている状態の受け持ち患者に食事援助を行う場面です。この映像は対象者の了解を得て撮影されたものであり、看護学教育の教材として使用することが了解されていることを受講生にも説明し、今回の実習指導演習の教材として用いることへの倫理的配慮を行っています。

　視聴後は、翌日の食事援助に向けて、指導者としてどのように指導していくかを考えるために、6つの構成要素による授業デザインを受講生一人ひとりに考えてもらいます。考えるのはあくまでも個人ですが、授業デザインの各要素を考えていくのは初めてなので、グループで話し合ったり、テキストを見ながら「ここは、これでいいのかな」と確認したりしながら進めていきました。また、これまでに指導経験がある受講生は、実習指導場面をイメージしやすい様子でしたが、これまでに実習指導の経験がない受講生や、看護経験の領域が異なるために実習指導場面が想像しにくい受講生に対しては、受講生自身の看護学生時代の実習経験を思い出してもらったり、グループで実習指導の経験がある人から意見をもらったりするように促しました。

　このようにして、1つの同じ食事援助場面のDVDを視聴して、翌日の食事援助場面での授業デザインを考えていくのですが、これが正解というものがあるのではなく、受講生一人ひとりが考えた授業デザインは個性的であってよいことも伝えていきました。すると、「学習者の実態」で看護学生にもいろいろな学生がいることや、看護学生がこの食事援助場面をどのように感じているか、どのような思いでいるかによっては、指導方法が違ってくることが想像できたようでした。さらに、この学生にどのようなことを学んだり経験したりしてもらいたいか、どのように成長してほしいのかといった「ねがい」は、受講生一人ひとりの看護経験や看護観によって違ってもよいということもうなずけるようでした。そして、このことは自己の看護観とは何かをあらためて考えるきっかけにもなったようでした。

　「目標」については、この場面で具体的にどのような看護が学べるのか、

行動として何ができるようになるとよいのかを考えていくのですが、「目標」を具体的に考えることや行動として何ができるとよいのかといった具体的な行動目標を考えることが、初めて授業デザインに取り組む受講生にとっては難しく感じられたようでした。この「目標」と先に考えた「ねがい」は、もちろん関連のあるもので、まったく異なった方向のものではありませんが、「目標」が具体的に考えられないと、「ねがい」と同じになってしまったり、その違いがわからなかったりすることもありました。しかし、6つの構成要素による授業デザインにおいては「目標」や「ねがい」を書き分けることに重点を置いているわけではなく、各要素について考え、むしろその関連を考えることを大切にしていることを強調しています。

　これは他の要素と要素の間においてもいえることです。書き分けるための6つの構成要素ではなく、あくまでも6つの構成要素を考えていくなかで、それぞれの要素間のつながりや関連を見ることが大切になってくるのです。

　実習指導における「教材の研究」については、受講生にとって馴染みがないことばではありますが、平易に言い換えると、看護学生が看護の対象に出会うことで、どのような経験をしてどのような看護を学ぶことができるのか、その理解を深めることです。たとえば、DVD映像に登場する患者は小脳梗塞後の回復期ととらえられますが、あらためて小脳梗塞のある患者に必要な看護を受講生自身も調べ直して確認し、その患者の食事援助においてはどのようなことを留意すると看護になるのか、これまでの受講生自身の看護経験などにも照らして確認しておくことが大切になってきます。

　「学習環境・条件」については、いわゆる"実習環境を整える"といった表現がよく用いられるように、受講生には比較的理解しやすいところです。指導者が専任で実習指導にあたることができるのか、指導者自身も受け持ち患者を持ちながら学生指導を兼務しなくてはならないのか、勤務調整が可能なのかといった人的な環境や、看護学生が実習を進めていくうえで必要な物品やスペースなどが確保できているのかといった物理的な学習環境を調整していくことが、ここでは意識される必要があります。

　実際、受講生が看護学生であったときの学習環境を確認すると、指導者は怖かった・きつかったなどといった印象や、リネン置き場や物品が置いてある倉庫に隠れていた…など、学生の居場所がなかったことが話題になることもしばしばでした。反面教師ということばがありますが、では、受講生はこれから看護学生にどのような学習環境を整えていきたいのか、それが問われることにもなります。

　「教授方略」は、これまでの各要素を踏まえたうえで、どのような方法で

具体的に指導を行うかなどを考えていくところです。

　学生が実際に患者に援助を行う場合に、誰と一緒に行うのか、スタッフへの協力依頼や、学生が主に援助を行い指導者は見守るようにするのか、あるいは、初めて経験する援助であるため指導者が主に行い見学してもらうのかなど、患者への援助方法をより具体的に考え、必要であれば事前に学生と確認してから実施する、というように、他の構成要素との関連も意識して看護学生への具体的な指導方法を考えていきます。

　このように、6つの構成要素を1つずつ考えていくのですが、考えただけで終わりではなく、それぞれの構成要素の関連を考えていくこと*11を忘れないように、必ず要素間のつながりを線で結ぶようにしています。6つの構成要素を考えていくうえで大切な考え方は、「1つ1つを明確にし、相互に関連づけ、相互の関連において修正し、ねがいを中心に全体として調和のとれた、意図の明確な授業の世界を構想していく」*12ことだからです。

➡️ ロールプレイと集団による授業リフレクション

　こうして6つの構成要素による授業デザインを一人ひとりが考えたあとは、グループで指導者役、学生役、患者役になって、食事援助場面のロールプレイを実際に実施してもらいます。

　ロールプレイの実施と集団による授業リフレクションの進め方については、斎藤先生が詳しくまとめてくださっているので（150ページ**表2**）、ここでは、ロールプレイと集団による授業リフレクションにおいて、留意しておきたいこととして、特に私が強調していることを述べておきたいと思います。

　ロールプレイでは、指導者役以外の学生役と患者役については、ふだんその立場になることがない役割ですが、"その役割になりきってみる"ことで、指導者役としての体験だけでなく、学生役や患者役を体験することが大切であると伝えています。観察者も含めて、それぞれの役割をとおして率直に感じたり気づいたりしたことが、その後の授業リフレクションでは大切になってくるからです。そのために、まず自分が行った役割から感じたこと・気づいたことを書き出してもらうようにしています。

　そして、集団による授業リフレクションでは誰もが同じ"授業の系のなかにいる"ことで、"仲間と共に授業から学ぶ"ために、指導者役の「ねがい」を大切にしつつも、それぞれが気づいたこと感じたことを互いに尊重し、そこでの経験を振り返り、自分自身で意味づけ、自分自身の「気づき（awareness）」から学ぶ*13ことを大切にできるようにしています。そのためには、互いの発

言やそこでの居かたを注意する必要があり、全員に次のような協力を促していきました *14。

・「○○と△△のところはよかったが、□□のところはちょっとどうかなと思った」のように、「指導の善し悪し」といった意味での評価（≒ダメ出し）はしない
・「○○とはこういうものだ」「こうあるべきだ」といった評論家風の一般論（一般的批判）や借り物の表現も禁止
・「あの時こうしていれば、もっとこうなったはずだ」といった、確かめたくても確かめようのないコメントもいらない

　ふだん私たちが意見を出し合うときには、評価を含めた発言をしていることが多いため、このようにそれぞれが感じたこと・気づいたことを出し合うことは、はじめは慣れずにぎこちない感じがありますが、進行役を兼ねるプロンプター（聞き役）*15 が、ロールプレイのなかで起きていたことから離れずに、全員が事実を語れるようにしています。

　そこでは、感じ方の違いやズレがあることがしばしばですが、「違い」や「ズレ」は決して悪いことではなく、それを顕在化していくところにこそ意味のある「気づき（awareness）」が生まれると考えています。ロールプレイのなかで起きていたことをこのように事実として確かめていくことで、それぞれが指導について考え、今後の手がかりを得る場となると考えます。

　こうしたロールプレイと集団による授業リフレクションで役割を交替し体験することで、同じ食事援助場面でも、指導者役のかかわりや、学生役や患者役の反応でまた違った体験をすることができます。また、このようにていねいに援助場面を振り返ることで、各自の6つの構成要素に加筆・修正したり、新たなつながりを見つけて線を加えたりして、授業デザインを見直していくことも大切になっていきます。

➡ 自分が担当する看護学実習の授業デザイン

　これまで述べてきたような授業デザイン、ロールプレイ、集団による授業リフレクション、授業デザインの見直しといった一連の経験を、役割を交替して全員が経験したあとに、今度は、受講生それぞれが自分の所属施設で、これから実際に担当する看護学実習の授業デザインを考えていきます。

　そのため受講生には、臨地実習を受け入れている実習校の実習要項を持参

してもらっています。実習目標や実習方法に目を通して、あらためて実習のねらいなどを確認するのですが、実習校によって実習目標や実習方法が違っていたり、小児看護学実習や精神看護学実習であったりと、さまざまな看護学実習の授業デザインを考えていくことで、グループのなかではそれぞれの受講生の個性が発揮されていくようです。

　また、自分が担当する看護学実習の授業デザインにおいては、6つの構成要素だけでなく、実習初日から最終日までの実習スケジュールや1日の実習の流れ*16を考えてもらっています。これらは、実習校の実習要項と合わせて担当教員によって示されることも多いですが、看護学生の実習指導を担当する教員と指導者や、指導者どうし・スタッフとも共有して実習指導にあたるためには有用なものであると考えています。

　こうして授業デザインを考えたうえで、それぞれの受講生が看護学実習の指導場面を設定し、ロールプレイ、集団による授業リフレクション、授業デザインの見直しを行っていくことも、この実習指導演習の大きな特徴です。

➡ 実りある実習指導をめざして

　実習指導演習の最終日には、ここまでの授業デザインとロールプレイ、授業リフレクションの体験から「実りある実習指導をめざして」というテーマでグループ発表を行い、体験に基づく学びを全体で共有する場を設定しています。また、これらのグループ発表の資料、受講生一人ひとりの加筆・修正された授業デザイン、実習スケジュール、1日の実習の流れおよび受講生のレポートは、演習集録*17, 18として毎年冊子にまとめられています。この集録は、実習指導演習と実習指導者講習会全体をとおしての学びの集大成であり、これから指導者として実習指導を行っていくにあたって、道しるべとなるものであると感じています。受講生一人ひとりが体験をとおして気づいたことや学んだこと、また、グループメンバーで互いに協力しまとめるプロセスで培った学びは、この集録からも確認することができ、実習指導演習にかかわらせていただいた私も、非常にうれしい気持ちになります。

　実習指導演習を変えていくことは、斎藤先生をはじめグループを担当していただいた教員の方々の協力のもとに実現できたことではありますが、受講生の皆さんの学びに触れ、このような体験から得られた「気づき（awareness）」こそが、"本当の指導"につながる実習指導演習であるという実感を得ています。

秋田県の特定分野における実習指導者講習会

秋田県では、本稿で紹介してきた実習指導者講習会と並行して特定分野における実習指導者講習会の『実習指導演習』においても、授業デザイン、ロールプレイ、集団による授業リフレクションを実施しています。

受講されるのは、市町村や保健所の保健師、診療所や訪問看護ステーションの看護師や助産師、介護老人保健施設の看護師の方々です。秋田県といっても県内は広く、横手市にある秋田県立衛生看護学院まで何時間もかけて通っていらっしゃる熱心な方々という印象がある一方で、人数も時間数も少ないことから、控えめでおとなしい感じもありました。しかし、実習指導者講習会の受講生と特定分野の実習指導者講習会の受講生は合同で目黒先生の授業を受け、教えること・育てること、教育的なかかわりの本質について、もっと学びたいという気持ちになっている感じがいつも伝わってきます。また、私の初回の授業も合同で受講してもらい、いろいろな情報交換や情報共有ができたりするのは、とてもよいことだと感じています。

受講生一人ひとりの経験を大切にする

私が担当している授業では、実習指導をしていくうえでの不安や疑問、困っていることなどを出してもらい、みんなで共有しています。そうすることで、受講生の状況を理解し、これから取り組む実習指導の授業デザインやロールプレイをとおして確かめていきたいこととつながるように話しています。

たとえば、「指導しても学生から反応が返ってこない」といった意見もよくありますが、「学生に直接聞いてみましょう」と伝え、「学習者の実態」をとらえていくことの大切さを実感できるように促しています。また、「自分の指導は学生に合った指導になっているか不安です」とか、「どのように伝えたら、わかってもらえるのか」といった意見には、「これから行うロールプレイで実際にやってみて、学生役の方に直接尋ねて確かめていきましょう」と話しています。それは、自分の不安や疑問に対する答えは、自分の実践のなかにあることを実感できるといいなと考えているからです。

そして、自分の実習指導に対する「ねがい」は、自分が大切にしている看護観に近いもの、自分が看護で大切にしていること、看護を学ぶ学生に伝えたいと思っていること、でもそれは無理強いするものでもないこと、というように授業デザインの6つの構成要素を1つずつ考えてもらっています。こ

のように、授業デザインは特別に難しいものではなく、何を考えていくことが大切なのかを伝えていきたいと思いながらかかわっています。

さらに、それぞれの実習指導場面のロールプレイの経験と集団による授業リフレクションでは、振り返りを支援する先生方がいらっしゃることで、短期間の演習でも充実した経験になっているのだと強く感じています。

秋田県のように、特定分野における実習指導者講習会においても授業デザインやロールプレイ、集団による授業リフレクションを取り入れる講習会も増えていますが、少人数で短期間であっても十分に意味のある講習会にするためには、このように一人ひとりに経験されている事実を大切に考えていくことが、「教える－学ぶ」ことに欠かせないと実感しています。こうした特定分野における「実習指導の実際」もさらに拡げていきたいと感じています。

（永井睦子）

引用・参考文献

★1 屋宜譜美子，目黒悟編著：教える人としての私を育てる；看護教員と臨地実習指導者，医学書院，2009，p.94-95.

★2 藤岡完治：感性を育てる看護教育とニューカウンセリング，医学書院，1995.

★3 アーネスティン・ウィーデンバック，外口玉子，池田明子訳：臨床看護の本質　患者援助の技術，現代社，1984.

★4 藤岡完治，目黒悟：臨床的教師教育の考え方とその方法．屋宜譜美子，目黒悟編著：教える人としての私を育てる；看護教員と臨地実習指導者，医学書院，2009，p.24-42.

★5 前掲書★4，p.25-27.

★6 目黒悟：看護教育を拓く授業リフレクション；教える人の学びと成長，メヂカルフレンド社，2011.

★7 目黒悟：看護教育を創る授業デザイン；教えることの基本となるもの，メヂカルフレンド社，2010.

★8 前掲書★7，p.126-133.

★9 澤清美，屋宜譜美子，目黒悟，永井睦子，髙石理惠子：教える人への学びを支援する；奈良県における看護教員養成の取り組み，看護展望，39(3)：2014，p.80-87.

★10 目黒悟，永井睦子：看護の学びを支える授業デザインワークブック；実りある院内研修・臨地実習・講義・演習に向けて，メヂカルフレンド社，2013，p.76-91.

★11 前掲書★10，p.50-53.

★12 藤岡完治：看護教員のための授業設計ワークブック，医学書院，1994，p.16.

★13 前掲書★6，p.11-13.

★14 前掲書★6，p.49-51.

★15 前掲書★6，p.62-67.

★16 前掲書★10，p.88-90.

★17 平成26年度秋田県実習指導者講習会　演習集録，秋田県立衛生看護学院，2014.

★18 平成27年度秋田県実習指導者講習会　演習集録，秋田県立衛生看護学院，2015.

学ぶこと教えることを経験する講習会の改革

⟶ 「実習指導の実際」に授業デザインと 授業リフレクションを取り入れた経緯

　公益社団法人大阪府看護協会（以下、当協会）では、看護職者の資質向上と、府民の保健医療福祉の向上を目的に、5万人の会員を中心として、さまざまな事業活動を行っています。大阪府保健師助産師看護師実習指導者講習会（以下、講習会）は、1975年より大阪府主催で実施してきましたが、1991年には年2回の開催となり、うち1回を当協会が受託し、1998年からはすべての開催が受託となりました。また、2013年からは年3回の開催となり、現在も80名定員で年間240名が受講しています。

　私は、2016年より2019年まで本講習会を担当してきました。本稿では、講習会のなかの「実習指導の実際」に授業デザインと授業リフレクションを取り入れた経緯とその実際について紹介します。

■授業デザイン導入以前の演習内容

　授業デザインを導入する以前の講習会の時間数は246時間で、そのうち72時間が「実習指導の実際」でした。「自己の看護観を基盤に、講義で学んだ知識を活用して、実習指導案を作成し、実習指導案に基づいた指導方法の理解を深める」という目的で、受講生が希望する看護学ごとに1グループ6名程度で、指導案の作成を中心としたグループワークを実施していました。

　演習内容は、架空の看護専門学校を想定し、教育理念や教育目的、教育目標、臨地実習の目的・目標、専門科目の目標等の概要を提示し、はじめに、〈人間・健康・環境・看護〉に対する概念をグループでまとめ、学習者観・教材観・指導者観（以下、三観）を記述していました。また、指導計画として、週案や日案を作成し、実習指導の方法と評価について発表をするという演習でした。このグループワークの指導は、府内の病院の師長に依頼していました。

　しかし、概念や三観・指導案などをグループで1つ作らなければならないという課題は、看護師としてそれぞれ異なる経験をもっている受講生一人ひ

とりの大切な看護観を大事にするものではないことから、「グループで作成するのが大変」という反応が少なくありませんでした。また、架空の学校を想定して作成した指導案は、そもそも実際の実習指導とは乖離したものであることから、より現実的な実習指導について理解を深められる方法に変更する必要があると考えました。

■カリキュラムの見直し ～恩師との再会～

そのようなときに、『看護展望』2017年2月号の特集で「本当の指導につながる実習指導者育成の改革」*1 という記事を目にしました。執筆者の目黒悟先生と永井睦子先生は、かつて私が看護教員養成課程で学んだときの恩師でした。卒業以来、あまり連絡をとっていませんでしたが、まずは永井先生に、そして目黒先生に大阪府の実習指導者講習会の状況を伝えながら、カリキュラムの見直しについて相談しました。

「実習指導の実際」の組み立てについては、記事で紹介されていた秋田県が実施している方法*2 を参考に変更してみてはどうか、そして、カード構造化法による授業リフレクション*3 を講習会の最後に設け、受講生が約2か月間の講習会全体での経験や自分自身を振り返る時間をつくってはどうかといった提案を受けました。

また、同じく看護教員養成課程で学んだときの恩師である植垣一彦先生に、実習指導者となる人たちにぜひ学んでもらいたい認識論の講義を依頼したいと考えました。

このようなカリキュラムの見直しにあたっては、講習会を主催する大阪府健康医療部保健医療室医療対策課医療人材確保グループの担当者をはじめ、大阪府看護学校協議会の委員の方々と当協会担当者が、実習指導者講習会運営会議で検討を重ね、具体的な変更に漕ぎ着けました。

➡ 変更後の「実習指導の実際」の様子

こうした経緯を経て、2017年からは「実習指導の実際」（66時間）の構成を大きく変更して実施することができました（**表**）。

担当者として、この科目の進行において配慮していたことの1つは、演習への受講生個々の「構え」を少なくするために、11日間の「実習指導の実際」に向けてのオリエンテーションを、開始の直前ではなく講習会の中盤で実施するようにしていたことです。また、グループメンバーどうしが早めに交流して、柔軟な発想で取り組むことができるように、オリエンテーションのな

表　2019 年度「実習指導の実際」実施計画（66 時間：6 時間 × 11 日）

グループは 8 人編成 10 グループ

回	形式	内　容	担当者
1	講義	教えることの本質、授業デザイン、実習指導者の役割について学ぶ	目黒　悟先生
2	講義 演習	臨地実習における授業デザインの実際 〈共通事例〉ある実習指導場面（DVD）を視聴し、授業デザインを作成する。	永井睦子先生
3	演習	実習指導場面のロールプレイ、授業リフレクションの意義と方法。 ロールプレイと集団による授業リフレクションの進め方について、デモンストレーションをとおして学ぶ。	永井睦子先生 午後）プロンプター 5 名 協会担当者
4	演習	各グループで、作成した授業デザインをもとに、ロールプレイを実施する。集団による授業リフレクションを実施する。	プロンプター 5 名 協会担当者
5	演習	ロールプレイおよび授業リフレクションの体験を振り返り、授業デザインを検討する。	協会担当者
6	演習	受講生各自が、今後担当する臨地実習の授業デザインを作成する。 実習のスケジュール・1 日の実習の流れを検討する。	松下看護専門学校教員 1 名 協会担当者
7	演習	各グループで、各自が作成した授業デザインをもとに、ロールプレイを実施し、集団による授業リフレクションを行う。	プロンプター 5 名 協会担当者
8	演習	ロールプレイおよび授業リフレクションの体験を振り返り、授業デザインを検討する。	協会担当者
9	演習	各グループで、発表会の資料づくりと発表の準備を行う。	協会担当者
10	発表会	発表・全体共有・意見交換 テーマ「実りある実習指導をめざして －臨地実習の授業デザインとロールプレイの体験から－」	プロンプター 5 名 協会担当者
11	演習	実習指導者講習会全体のリフレクション カード構造化法を用いて	松下看護専門学校教員 1 名 協会担当者

かでグループ編成も伝えていきました。グループ分けについては、担当する看護学の実習が異なり、すでに実習指導の経験がある者とない者の混成とし、互いの違いからも学ぶことができるように配慮しました。

■教えることの基本となるもの

　当時、目黒先生にお願いしていた「実習指導の実際」1 回目の講義は、2 回目以降の講義・演習とあえて連続した日程の時間割としないように設定しました。それは、これまでの講習会で学んださまざまな科目を想起し、「疑問に思っていることはないか」と問いかけ、学んできたことを自分がどのように解釈するか、吟味し、学びを整理する機会をもてることが大事であると考えたからです。

　そして、実際の講義では、受講生が自分の受けてきた教育の経験を振り返りながら、教えることの基本となるもの、看護と教育の同形性 *4 など、授業デザインや授業リフレクションの前提にある教育的なかかわりの本質について学んでいきました。これから始まる 2 回目以降の導入講義として、受講生には「独話―対話」「相互性」「一回性」「コブラ先生」「ねがい」などが印象深く学ばれていました。

■授業デザインの実際

　「実習指導の実際」2回目・3回目は永井先生に担当をお願いし、この講義・演習からは、事前に伝えているグループで着席し、それぞれの意見や経験を交流しやすいようにしました。

　臨地実習における授業デザインは、ある実際の食事の実習指導場面をDVDで視聴し、翌日に自分が学生に指導することを想定して、食事援助場面の授業デザインを行いました。授業デザインは6つの構成要素（学習者の実態、ねがい、目標、教材の研究、学習環境・条件、教授方略）について、自分で考えたことをグループで交流しながら、各自が行う指導を具体的にデザインしていきました。初めて実際に授業デザインに取り組むため、それぞれの構成要素については説明を加えてワークシート*5に記述し、構成要素間の関連をいったりきたりしながら検討できるように進めました。

　グループで交流するのは、自分と異なるメンバーの意見を聞くことで、多様な考えに触れ、自分の枠組みに気づいたり自分の考えを広げていったりすることがねらいでした。これまで講習会で行っていたグループワークと大きく異なるのは、グループで1つのものを作り上げるのではなく、このようにグループメンバーと交流していくことで、自分自身の「ねがい」を明確にして、それぞれが自分自身の実習指導の授業デザインを考えていくことでした。

■ロールプレイと集団による授業リフレクション

　こうして、各自が授業デザインの作成を終えたあとは、それをもとに、各グループでロールプレイを実施します。ロールプレイを行うにあたっては、シナリオは作成せず、1回10～15分程度で、グループメンバー全員が指導者役、学生役、患者役のすべてを経験できるようにしました。患者役は病衣を身に着け、指導者役と学生役はユニフォームを着用し、実際の実習場面に近いような雰囲気で行っていきました。

　ロールプレイでは、まず、場面の状況を指導者役が説明し、学生役・患者役・指導者役は自分なりにその状況に応じて役を演じ、実際に実施するなかで、それぞれがその時その場で何を経験し、何を感じたかを大切にしていきました。また、役を演じないロールプレイの参観者にも、そこで起きていることから離れずに、自分に経験された事実を大切にするように伝えていきました。

　さらに、指導者役の希望に応じ、場面をビデオ撮影し、その後の授業リフレクションの参考にできるように記録もしました。

ロールプレイ終了後は、各自が経験した事実を振り返り、シートに記入します（セルフリフレクション*6）。ここでは、他者とは交流せずに、自分の経験を率直にシートに表現することを大切にしました。

　セルフリフレクションのあとは、集団による授業リフレクション*7を行います。進行役を兼ねるプロンプター（聞き役）*8は、グループメンバーが交代で担うことにしました。また、看護学校の教員5名にも協力をいただき、各グループの集団による授業リフレクションを支援してもらうようにしました。

　実際の集団による授業リフレクションの場では、プロンプターの進行で、指導者役→学生役→患者役→参観者の順に発言し、ロールプレイで各自が経験した事実を交流できるようにしました。ここで大切にしていたのは、「もっとこうしたらよかった」「こんなふうにしていたのはよくなかった」などの評価はせずに、「学生が焦っているように見えたので、指導者の私は、学生を安心させようと声をかけた」「学生役の私は、指導者にずっと見られているように感じた」「患者役をして、学生役の一生懸命さが伝わってうれしかった」など、それぞれの役を行って感じたことを、自分のことばで率直に語ってもらうことでした。

　また、「自分はこんなふうに見えたが、患者役は実際どのように感じていたのか」「指導者に尋ねられたとき、学生はどのような気持ちだったのか」など、参観者から確認したいことなども伝えてもらい、それぞれが経験した事実を交流できるようにしました。事実を交流したあとには、こういうときはどうしたらよいのかといった検討になることもありましたが、あくまでもダメ出しの場にするのではなく、今後に活かしていくという前向きな姿勢で、互いを尊重し合い発言することを大切にしたいと考えていました。

　こうして、集団による授業リフレクションが終了したあとには、各自が事前に作成していた授業デザインの6つの構成要素を見直して、次の実習指導につなげられるように、加筆・修正する時間を設けました。

■自分が担当する看護学実習の授業デザインと授業リフレクション

　「実習指導の実際」の6回目からは、今後、受講生が自分の施設で実際に実習指導を行う授業デザインに取り組んでいきました。これまでは、同じ場面で授業デザインを考えてきましたが、ここからは、自施設で受け入れている看護基礎教育機関の看護学実習の授業デザインを実際に行っていくため、グループ内ではさまざまな看護学実習指導のデザインが行われます。当然、実習を受け入れている看護基礎教育機関もさまざまですので、「学習者の実態」や各校の実習要項に記載されている実習目標もそれぞれ異なります。ま

た、今後実習を受け入れていくという施設の受講生は実習要項を準備できないので、6回目の担当講師が所属する看護専門学校の実習要項を参考に、臨地実習の実際をイメージしながら取り組んでもらいました。

こうして、授業デザインの6つの構成要素、実習スケジュール*9、1日の実習の流れ*10を考えたうえで、〇日目の〇〇援助の場面の指導を想定して、前回と同様にグループで実習指導場面のロールプレイを行いました。最初に指導者役から場面の状況として、患者の病名や年齢、学生の学年、実習名や実習状況などを伝え、受講生はさまざまな実習指導場面のロールプレイを経験していくことになります。そして、集団による授業リフレクションを実施し、さらに、授業デザインを加筆・修正していく流れも前回同様としました。

■演習を進めるにあたって配慮していたこと

このような演習を進めるにあたって、特に担当者として配慮していたことは、1グループ8名で10グループ編成の受講生80名が、同時に演習を行うため、演習場所の確保や環境の調整など、限られた時間のなかで円滑に演習が進行できるようにすることでした。ロールプレイ実施の日は、ベッドがある研修会場に場所を移動し、その後の集団による授業リフレクションを行う研修室の確保はもちろん、ベッドや床頭台、オーバーテーブル、車いす、点滴台など、実際の臨床の場面に近づけるように物品の準備も行っていきました。

また、1日の時間のなかで8人全員が指導者役を実施できなかった場合は、翌日の振り返りの時間の一部で実施するようにしました。慌てたり焦ったりしないで、経験してもらいたいことについて十分に時間をかけて行えるようにしたかったからです。

■「実習指導の実際」の発表会

各グループの学びのまとめとして、「実習指導の実際」10回目には、発表・全体共有・意見交換の時間を設けました。この発表会には、大阪府の担当者をはじめ、演習に協力していただいた看護教員、受講生の所属施設の同僚や上司、看護基礎教育機関の看護教員など、多くの聴講者の参加を得て行うようにしていました。

発表会のテーマは「実りある実習指導をめざして〜臨地実習の授業デザインとロールプレイの体験から〜」としていましたが、各グループが演習での具体的な様子や気づきと、講習会全体をとおした学びとをつなぎ、工夫を凝らした発表が行われていました。また、グループで発表して終わりではなく、受講生どうしや聴講者からの感想や意見交換も積極的に行われ、各グループ

の学びを発展させ、より深める機会になっていました。

■実習指導者講習会全体のリフレクション

　さらに、「実習指導の実際」の最終日には、カード構造化法による授業リフレクションを取り入れました。本科目だけでなく、受講生にとって約2か月間の講習会を受講しての自らの思いや経験をカードに書き起こし、リフレクションすることで、自分の変化を確認する機会とするのがねらいでした。

　実際、受講生どうしがプロンプターとなって互いの経験を聞き合うことで、これまで自分がことばにしていなかったことや、できていなかったことが表現できるようになっている様子を見ることができました。また、講習会が始まった頃は、実習指導者という役割を負担に思っていた受講生も、あらためて講習会全体を振り返って、印象カード*11に「楽しかった」と書いていることが多く、もっと気持ちを楽にして、自分自身がよりよい看護を実践し、学生とかかわることを楽しみながら実習指導を行ったらいいと思えるようになっていたことも印象的でした。

➡ 「実習指導の実際」を変更してみての手応え

　このように、実際に実習指導案の作成をやめて、授業デザインと集団による授業リフレクションを取り入れたことで、受講生の多くの変化を実感することができました。

　演習をとおして、「学ぶこと」と「教えること」を柔軟に経験し、学生が患者への看護を考え実践できるようにするには、指導者としてどのようにかかわったらよいか、その時その場の状況に応じた咄嗟の判断や、次のかかわりへとつながるはたらきかけや手立てを生み出すには、どのようなことを考えていくとよいのかなど、教育的なかかわりの本質について、実感を伴ったかたちで学ぶことができていたと考えます。

　また、受講当初は、自分の考えを発言することに対し、常に他者からの評価を気にしていた受講生が、授業デザインの作成や授業リフレクションに取り組むことで、自分の気づいたことや感じたことを伝え合うことに躊躇せず、グループや全体でも話すようになっていった様子に、とても大きな変化を感じることができました。

　一方、講習会受講後の実習指導者とかかわった看護学校の教員からは、「講習会に参加する前と比べ、指導者が優しくなったように思う」「学生によく話しかけてくれる」「指導を楽しんでいるようだ」という感想をよく耳にす

るようになりました。この演習方法に変更したことが、確実によい変化を生み出していると感じることもできました。

　講習会の受講生は、看護実務経験年数が平均11年でしたので、中堅看護職員としても臨床で看護実践を支える存在です。看護学生の実習指導だけではなく、看護職者として日々多忙な現場の看護を大切にしながら、自らも成長し続けていってほしいと考えます。

　現在の私は役割変更があり、講習会を陰ながら応援する立場となりましたが、大阪の看護教育を支える先生方にお力をいただき、大阪の風土や文化、持ち味を活かしつつ、学ぶこと教えることを経験する本講習会が、看護継続教育の一環としても豊かな学びができる場として今後も持続・発展していくことを心から願っています。

（平良由記子）

引用・参考文献

★1 目黒悟，永井睦子，他：特集　本当の指導につながる実習指導者育成の改革，看護展望，42（2），2017，p.14-39.

★2 斎藤みすず：秋田県立衛生看護学院の実習指導者講習会；実習指導者養成に「授業デザイン」と「授業リフレクション」を取り入れて，看護展望，42（2），2017，p.19-26.

★3 目黒悟：看護教育を拓く授業リフレクション；教える人の学びと成長，メヂカルフレンド社，2010，p.24-35.

★4 目黒悟：教えることの基本となるもの；「看護」と「教育」の同形性，メヂカルフレンド社，2016.

★5 目黒悟，永井睦子：看護の学びを支える授業デザインワークブック；実りある院内研修・臨地実習・講義・演習に向けて，メヂカルフレンド社，2013.

★6 前掲書★3，p.52.

★7 前掲書★3，p.48-61.

★8 前掲書★3，p.62-67.

★9 前掲書★5，p.89.

★10 前掲書★5，p.90.

★11 前掲書★3，p.26.

➡ 大阪府看護協会の実習指導者講習会の改革

　大阪府看護協会の平良由記子先生との出会いは、十余年前の神奈川県立看護教育大学校の看護教員養成課程*1にさかのぼります。当時から看護教員養成課程では、講義法の授業も実習指導も授業デザインで学んでもらっていましたし、実習指導の演習ではロールプレイを実施しグループで振り返るという方法をとっていました。また、『看護展望』2017年2月号の特集*2でも紹介しましたが、神奈川県の実習指導者講習会では「実習指導の実際」で、看護学生が実習している病院等の施設で実際に実習指導を見学し、さらに自分でも看護学生に指導を行うという、本当の実習指導の実際を経験するということを実施していました。

　ですから、平良先生が実際の実習指導とは乖離した、架空の看護専門学校を想定して概念や三観・指導案などを考えたり、グループワークで1つの指導案をまとめ上げたりする演習に、違和感を強く感じられたのは当然のことだと思いました。また、グループワークの指導は、病院の師長の方が担当されていて、指導案の作成のために病院を訪問していたと伺ったことも驚きでした。「実習指導の実際」ですから、訪問していた病院等に協力を依頼して、実際の実習指導場面を見学させていただいたり、直接看護学生の実習指導にかかわらせていただいたりすることが可能なのかなど、平良先生とは何度か電話やメールでやりとりをさせていただきました。そうして、前節で紹介された「実習指導の実際」に変更していくことになり、演習全体の組み立てや、80人と大勢の受講生がロールプレイを実施していくためのグループ編成やベッドなどの準備まで、いろいろと打ち合わせをさせていただきました。さらに、演習の終わりにはカード構造化法による授業リフレクション*3で、この演習だけでなく、約2か月間の講習会全体での経験を受講生自身が振り返る時間を組み込んだことが、大阪府の実習指導者講習会の特徴と考えます。

　このような「実習指導の実際」の11日間を組み立てていくには、各回を担当していただく方々が、授業デザインや授業リフレクションに理解のあることが大切でしたので、これまでに目黒悟先生の講義を受講したことがある大

阪府内の看護教員の方々の協力を得ることができたのは幸いでした。カード構造化法の進行や授業リフレクションのプロンプター（聞き役）*4などの新規の講師依頼においても、講習会担当者の多方面への連絡調整がとても重要だったと感じています。

→ 「実習指導の実際」での経験

　このようにして、2017年度から変更した「実習指導の実際」でしたが、当初、受講生の方は、前年度までと内容ややり方が違うということを聞いているためか、とても不安なそうな様子が印象に残っています。これまでに受講した方から引き継がれた歴代の指導案が参考にならない、演習はどのように進んで、何を成果物とするのかといった不安だったかもしれません。それは、看護学生が、これから始まる実習がどのように進んでいくのか、記録はどうしたらいいのかということを不安に思うのと似ているように思いました。

　担当者から講習会の中盤でオリエンテーションを受けていても、実際にどのように授業デザインや授業リフレクションをしていくのか、なかなか想像がつかない様子でしたので、まずは受講生の方の不安を軽減するために、なるべく質問に答えて、臨地実習の授業デザインに取り組めるようにしていきました。

　一方、プロンプターとしてかかわっていただく看護教員の先生方においては、講義法の授業デザインについては取り組まれていても、臨地実習の授業デザインやそのあとのロールプレイと集団による授業リフレクション*5のプロンプターとしてのかかわりは初めてという方も多く、そこでも講習会担当者から事前に演習の進行について説明をしていただき、集団による授業リフレクションの進め方については、授業を一緒に受講してもらうことで、プロンプターのかかわりを理解していただきました。

　はじめは、不安が続く様子がありましたが、臨床看護師としての経験がある受講生の皆さんは、ロールプレイが始まると次第に演習に集中して熱心に取り組んでいたように思います。

　こうして、平良先生の報告にもあるように、演習では各自が実習指導の授業デザインを行い、指導者と看護学生が患者にかかわる場面をロールプレイで体験し、それぞれが経験したことをグループで集団による授業リフレクションを実施していくことを繰り返しました。

　集団による授業リフレクションでは、それぞれが経験した事実を交流することで、次への手がかりを各自が実感を伴ったかたちで得ていくことが大切

です。そのような、授業デザインと授業リフレクションの進行をプロンプターの先生方や、講習会担当者が受講生に寄り添うかたちでしっかりと支えてくださったことが、受講生の経験を豊かにしていったのだと感じています。

発表会での学びの深まり

この講習会で育成したいと考える実習指導者は、看護の対象とかかわり、対象へのよりよい看護を考え、看護学生と共に看護を実践していくことをめざす看護師です。発表会では、「実習指導の実際」で経験した授業デザインや授業リフレクションの体験からの気づきや学びを各グループから発表し、積極的に意見交換が行われることで、学生と共に学び・共に育つといった意識がさらに深まっていくように感じました。また、受講生の皆さんの発表はとても工夫を凝らしたもので、グループのメンバーの個性や特徴が表れていて、とても楽しい発表会になっていました。

さらに、この発表会には多数の聴講者の参加があることも大阪府の特徴だと感じました。発表会のはじめには、講習会担当者から今回変更した「実習指導の実際」の趣旨や授業デザイン→ロールプレイ→授業リフレクションの一連の取り組みを紹介していただいていました。そうして発表会が、演習での学びを受講生だけでなく、広く大阪府内の看護職の方々にご理解いただく機会となり、また共によりよい実習指導について考えてもらう場となっていたのではないかと思います。

このように、講習会の発表会は毎回行われており、翌年には前年度の受講生や以前の受講生の方も聴講者として参加することで、「実習指導の実際」を授業デザインや授業リフレクションに変更したことでの学びやその意義について、理解を深める機会となっていることも実感することができました。

講習会の経験をリフレクションする意義

大阪府の実習指導者講習会の特徴といえることは、やはり講習会の最後に講習会全体の経験をリフレクションする時間を「実習指導の実際」のなかでとったことだと思います。

そこでは受講生一人ひとりが、講習会全体の経験を自分のことばで振り返って確かめ、自分自身の経験を自分で意味づけることを大切にするカード構造化法を実施してもらうようにしました。カード構造化法は、2人組になって互いがプロンプターとなり、互いの語りを促進していきます。そのなかで

は、講習会での楽しかったことや大変だったことなど、さまざまな経験が語られたことでしょう。また、講習会のことに限らず、講習会を受講するまでの看護師としての臨床看護経験や実習指導経験、さらには自分自身の看護学生時代の経験などについても振り返ることができたのではないかと思います。

　このようなリフレクションは、実習指導者としてだけでなく、看護師としての自分自身を振り返り、中堅看護師としてのこれまでの自分とこれからの自分を考えることにもなり、こうした経験は看護継続教育の視点でも大切な取り組みだと感じます。

⟶ 実習指導者講習会担当者の調整力

　このように、「実習指導の実際」を大幅に改革したことで、受講生の皆さんは演習をとおして学ぶことと教えることを柔軟に経験し、学生が患者への看護を考え実践するための指導者のかかわりを、具体的に学ぶことができるようになったと感じます。そうした学びは、実習指導にとどまらず、新人看護師やスタッフへの教育的なかかわりへとつながっていきます。実際、講習会を受講したあとに、受講生がそれぞれの病院や施設で、自分の学びを同僚に広めようと努力を始める様子も見られるようになってきたことは、とてもうれしいことです。

　大阪府の実習指導者講習会で、受講生がこのような学びを得ることができたのは、授業デザインや授業リフレクションについての理解はもちろんのこと、実習指導において大切なことやどのような支援が指導になるのかを、講習会担当者の平良先生が、受講生とのかかわりのなかで日々示してくださっていたからだと考えます。平良先生が、のびのびと楽しく学べる学習環境をつくり、明るくていねいな行き届いたかかわりをされたからこそだと実感しています。

　このように、受講生への細やかな配慮や、さまざまな講師やプロンプターへの連絡、府担当者との調整など、年間3回計240人の受講生をほぼ一人で支える講習会担当者のバイタリティ溢れるかかわりが、このような優れた実習指導者講習会への改革を可能にする要であったと思っています。平良先生は担当を代わられましたが、これからも豊かな看護の学びの支援を続けていっていただきたいと考えます。

（永井睦子）

引用・参考文献

★1 吉村恵美子，永井睦子：看護教員養成課程のカリキュラム．屋宜譜美子，目黒悟編：教える人としての私を育てる；看護教員と臨地実習指導者，医学書院，2009，p.66-80.

★2 目黒悟，斎藤みすず，永井睦子，鎌田奈都子，他：特集 本当の指導につながる実習指導者育成の改革，看護展望，42(2)，2017，p.14-39.

★3 目黒悟：看護教育を拓く授業リフレクション；教える人の学びと成長，メヂカルフレンド社，2010，p.24-35.

★4 前掲書★3，p.62-67.

★5 前掲書★3，p.48-61.

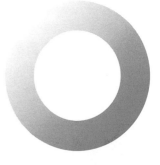

「実習指導の実際」を変えるために

→ 授業デザイン導入までの過程

　長崎県看護キャリア支援センターでは、県の指定管理者として2015年度から実習指導者講習会（以下、講習会）を実施しています。講習会の担当者は、看護教員の経験者と看護学校で実習指導教員を経験していた2人です。

　2015年度から2017年度の3年間は、「実習指導の実際」で実習指導案の作成を行っていましたが、もっと実際の指導に役立つ演習にしたいと考えていました。そうしたなか、『看護展望』2017年2月号の特集「本当の指導につながる実習指導者育成の改革」[*1]で、具体的な実習指導場面を想定した「授業デザイン→ロールプレイ→授業リフレクション」からなる実習指導演習の取り組みを知り、2018年度から演習の方法を変更することに挑戦しました。

　担当者は、授業デザインや授業リフレクションの経験がなかったため、演習の具体的なイメージがわかず、不安があるなかでのスタートとなりましたが、変更したことはとてもよかったと実感しています。

　ここでは、変更に至る当時の過程を振り返るとともに、受講生の学びや担当者としての変化について紹介したいと思います。

■以前の「実習指導の実際」

　2017年度までの「実習指導の実際」では、講義21時間と演習54時間で各看護学実習の実習指導案をグループで作成していました。指導案作成には看護学実習ごとのグループに、1人の講師に指導を行ってもらっていました。こうした演習では、机上で指導案の文章を作成することがメインになり、実習指導の実際を学ぶこととは、かけ離れているのではないかと感じていました。また、実習指導を担当したことのない受講生においては、まったく理解できていない様子も見られました。

■目黒悟先生による「教える人を育てるとは」

　そこで、『看護展望』2017年2月号の特集で、「教える人を育てるとはどのようなことなのか～新しい実習指導者育成の方向～」[*2]と題する総論を書

かれていた目黒悟先生に、当センターの今後の演習に対する意見を伺いたいと考え、特別講演を依頼しました。

　目黒先生の講演やその後にお話しさせていただいたなかから、実りある臨地実習にするためには、実習指導案作成ではなく、授業デザインやロールプレイ、そして授業リフレクションをとおして体験的に学ぶことが大切であるということを強く認識し、次のように準備を行っていきました。

■導入までの準備

　「実習指導の実際」を変更する主旨を理解してもらうため、臨地実習に直接的にかかわる実習指導者をはじめ、病院・施設などの管理者、看護学校教員、県の担当者などを対象に、2018年2月に再度目黒先生を招いて、「人を教えること、育てること～教育的なかかわりの本質を考える～」というテーマで講演会を行いました。その後、県の担当者と意見交換を行い、運営委員会で了解を得ることができました。

　また、センターの職員間で『看護展望』2017年2月号や『教えることの基本となるもの』[*3]、『看護の学びを支える授業デザインワークブック』[*4]などを読み、授業デザインや授業リフレクションについて理解を深めるとともに、すでにこの方法を取り入れている秋田県立衛生看護学院や大阪府看護協会の担当者からも具体的な情報を得ていきました。

　そして、実際に演習場面を見ることでさらに具体的なイメージができたらと思い、大阪府看護協会に「実習指導の実際」の見学を依頼したところ、快諾が得られ実際の様子を見せていただくことができました。

■大阪府看護協会を訪問しての学び

　大阪府看護協会には、2度訪問をしました。1度目は「実習指導の実際」の第2回と第3回で、実習指導の授業デザインを作成し、ロールプレイと集団による授業リフレクション[*5]の進め方について学んでいるところに参加しました。そこでは、授業デザインの講義を受け、6つの構成要素について理解することができました。また、ロールプレイでは、皆ユニフォームを着用してベッドサイドで実施しており、臨場感のある演習場面を実際見ることができ、具体的な演習のイメージをもつことができました。

　また、2度目の訪問では、第10回の「実習指導の実際」で学んだことのグループ発表と全体共有を見学することができました。発表はグループごとに工夫があり、質疑・応答も活発に進められていて、受講生の皆さんが生き生きと学んでいる様子を実感することができました。

→ 授業デザインを導入した「実習指導の実際」

　こうした準備を経て、2018年度の「実習指導の実際」は、**表**の実施計画のように変更して実施しました。受講生は37人でしたので、演習では実習指導経験の有無や看護経験などを考慮して1グループ6〜7人、全体で6グループ編成にしました。永井睦子先生には、期間中5日間かかわっていただき、また、プロンプター（聞き役）*6には、松井香子先生をはじめ、これまで授業デザインや授業リフレクションを経験したことのある方を中心に、看護系大学および看護専門学校の教員に依頼し、協力を得ていきました。

表　2018年度「実習指導の実際」実施計画（60時間：6時間×10日）

回	内容	形式	担当者
1	教えることの本質、授業デザインについて、実習指導者の役割について学ぶ	講義	目黒　悟先生
2	臨地実習における授業デザインの実際、実習指導者の役割について 実習指導のデザイン作成（事例：食事援助場面DVD視聴）	講義 演習	永井睦子先生
3	ロールプレイとは、集団による授業リフレクションの意義と方法 ロールプレイと集団による授業リフレクションの進め方について、デモンストレーションをとおして学ぶ。	演習	永井睦子先生 プロンプター4名 センター職員
4	各グループで個々に作成した授業デザインをもとに、ロールプレイを実施する。集団による授業リフレクションを実施する。	演習	プロンプター4名 センター職員
5	ロールプレイおよび集団による授業リフレクションの体験を振り返り、授業デザインを検討する。	演習	松井香子先生 センター職員
6	受講生各自が、今後担当する臨地実習の授業デザインを作成する。 実習のスケジュール、1日の実習の流れを検討する。	演習	永井睦子先生 プロンプター4名
7	受講生個々に作成した授業デザインをもとに、ロールプレイを実施、集団による授業リフレクションを行う。	演習	永井睦子先生 プロンプター4名
8	ロールプレイの振り返りと授業デザインの追加修正。グループでの学びの共有。全体発表会の資料づくり。	演習	センター職員
9	発表・全体共有・意見交換 テーマ「実りある実習指導をめざして―臨地実習の授業デザインとロールプレイの体験から―」	発表会	永井睦子先生 プロンプター4名 センター職員
10	実習指導者講習会のまとめ　　　　午後　閉校式	演習	センター職員

■授業デザインおよびロールプレイ

　第1回の目黒先生の講義は、「実習指導の実際」の導入講義となり、受講生にとっては、看護と教育の同形性、相互性や一回性、「ねがい」*7など、初めて知ることも多くありましたが、印象深い授業になったと思います。

　次の、第2回の永井先生の講義・演習では、食事援助場面のDVDを視聴し、翌日に自分が学生を指導することを想定して、それぞれが授業デザインを作

成していきました。6つの構成要素や要素間の関連についても、『看護の学びを支える授業デザインワークブック』をもとに詳しく説明してもらいながら、取り組んでいきました。

また、ロールプレイを行うにあたっては、指導者役が設定した場面の状況を説明し、その状況に合わせて学生役・患者役になった受講生は、自分なりに役を演じ、指導者役もその状況に応じて指導していく流れで取り組んでいきました。

しかし、授業デザインも指導場面のロールプレイも初めての取り組みだったため、「ねがい」と「目標」の理解が難しかったり、役になりきれずに臨場感に欠けてしまったり、また、役を交代して全員がロールプレイを繰り返し行っていく意図が伝わらなかったこともありました。そこで、永井先生に相談し、授業デザインやロールプレイの意図やそこでの経験を大切にしていく意味を再度説明してもらうことで、後半の演習は少しずつ改善していきました。

■授業リフレクション

ロールプレイ後の集団による授業リフレクションでは、まず自分が演じた役をとおして自分のなかで起きていたことや自分自身が感じたことなどについて、解釈を加えず、なるべく時間経過に沿って書き出していきます。そして、その後はグループでそれぞれ各自の経験を出し合い、交流していきます。こうした集団による授業リフレクションの進め方や、解釈を加えず経験した事実を出し合っていくということも、はじめは難しい様子が見受けられました。しかし、一方では、それぞれのメンバーが経験したことの「違い」や「ズレ」を意識することができ、その違いから学生のとらえ方や指導者としての自分の「枠組み」に気づくことができた受講生もいました。

➡ 意味ある講習会のために

■「実習指導の実際」のさらなる改善

2018年度の「実習指導の実際」の様子を踏まえ、2019年度からは、次のことについて改善を図り、運営していくようにしました。

「実習指導の実際」に向けてのオリエンテーションを早めに行い、グループ編成やユニフォームの準備、必携テキスト*8を予め読んでおくことなどを伝え、実際の指導場面を想定した演習に取り組むことを意識づけていくようにしていきました。

また、実習指導場面のロールプレイと集団による授業リフレクションは、当センターに併設されている看護専門学校の実習室を借用して行い、臨場感をもって取り組めるようにしました。そして、授業デザインをもとに実施する指導場面のロールプレイとその後の授業リフレクションでの経験を大切にしていくことが、実際の実習指導につながる意味のある学びになっていくことを、機会をみつけて受講生に伝えていきました。

　さらに、ロールプレイと集団による授業リフレクションは、ゆとりをもって体験できるように2日間にわたり、時間を長くとって実施することにしました。そして、集団による授業リフレクションだけでなく、講習会の最後となる「実習指導の実際」第10回には、イメージマップ*9を用いて講習会全体の経験を各自が振り返り、それぞれの気づきや学びを共有する場も取り入れることで、各自が経験したことの意味を意識化できるようにしていきました。

■受講生のうれしい反応

　このように、「実習指導の実際」を変更し、その都度、受講生の様子を踏まえながら改善を図ってきましたが、2020年度からの講習会は、新型コロナウイルスの感染拡大の影響を受けることになりました。しかし、ロールプレイ時はマスク・フェイスガードを用い、換気・ソーシャルディスタンス・手指衛生など、感染予防を徹底することで、安全に演習を行うことができました。また、2021年度からは、最後の講習会全体の振り返りをカード構造化法*10で行うようにしました。

　コロナ禍で制限の多いなかでの演習となりましたが、受講生からの感想としては、「ロールプレイは指導者・学生・患者の気持ちになり、あらためて自分の指導を考え直すことができ、自分が意識せずに行っていたことの改善点がみつけられた」「自分の指導に迷いがあったときに、立ち戻る場所をみつけることができた」「実習指導の授業デザインをすることで、いろいろなことを整理し、統合することができるようになった」「指導者・学生・患者の思いには"ずれ"があるが、それは対話をすることでその"ずれ"を知り確認することができる。違った視点で物事をとらえるきっかけとなることを学んだ」「自施設で指導を行い、学生と共に成長できるようにしたい」など、うれしい反応が多々ありました。

　今後も、こうした意味のある講習会が続いていくことを願っています。

（丸田智子・北村妙子・平田俊子）

引用・参考文献

★1 斎藤みすず：秋田県立衛生看護学院の実習指導者講習会；実習指導者養成に「授業デザイン」と「授業リフレクション」を取り入れて，看護展望，42（2），2017，p.19-26.

★2 目黒悟：総論 教える人を育てるとはどのようなことなのか～新しい実習指導者育成の方向～，看護展望，42（2），2017，p.14-18.

★3 目黒悟：教えることの基本となるもの；「看護」と「教育」の同形性，メヂカルフレンド社，2016.

★4 目黒悟，永井睦子：看護の学びを支える授業デザインワークブック；実りある院内研修・臨地実習・講義・演習に向けて，メヂカルフレンド社，2013.

★5 目黒悟：看護教育を拓く授業リフレクション；教える人の学びと成長，メヂカルフレンド社，2010，p.48-61.

★6 前掲書★5，p.62-67.

★7 前掲書★3

★8 前掲書★3，★4，★5

★9 目黒悟：臨床看護師のための授業リフレクション；輝く明日の看護・指導をめざして，メヂカルフレンド社，2019，p.52-60.

★10 前掲書★9，p.37-51.

自分らしい実習指導、自分らしい看護を模索する

→ 現場で活きる講習会をめざして

　「長崎県の実習指導者講習会をこれから変えていくのだけれど、一緒にかかわりませんか？」と、目黒悟先生から直接ご連絡をいただいたときは、正直驚きました。目黒先生が、常日頃「教える人の学びと成長を支える」ことについて、全国各地で精力的に取り組んでおられることは知っていましたが、まさか自分がその一翼を担うことになるとは、そのときは思ってもみませんでした。

　その後、実習指導者講習会を運営・実施されている長崎県看護キャリア支援センターから連絡があり、先生方も"現場で活きる講習会にしたい"という強い熱意をおもちで、2018年度の講習会から「実習指導の実際」60時間を担当させていただくことになり、私以外にも長崎県内の看護教員の方数名がプロンプター（聞き役）*1 としてかかわりました。

　「実習指導の実際」は、まず、目黒先生より、授業とはどのような営みであるのか、授業デザインとは何をすることなのかという講義で始まりました。その後は長年、目黒先生と共に授業デザインや授業リフレクションに取り組んでおられる永井睦子先生から、実習指導の授業デザインや実習指導場面のロールプレイ、そして集団による授業リフレクション*2 の方法を学ぶという流れで進められました。

→ 自分のかかわりをデザインする

　実習指導者講習会に参加された方のなかには、「実習指導者は完璧なロールモデルでなければならない」「学生に成功体験をさせることが大事だといわれているが、自分にそれができるのか？」「どう教えたら相手が理解してくれるのかが不安」というような想いをもち、この講習会に答えをもらいにきたと話す受講生も見受けられました。誰かからもたらされた知識を享受し、なんとなくわかったようなつもりにはなりますが、実際の場では活かされない講習会というものは巷にあふれていると思います。

　しかし、2018年度から見直されたこの講習会では、「自分はどんなふうに学生に学んでほしいと思っているのか？」「自分は看護をしていくうえで、どんなことを大切にしているのだろう」「そもそも、実習に来る学生一人ひとりのことをどのくらい意識していたかな…」というふうに、授業デザインの6つの構成要素*3を1つひとつ考えて自分のことばにしていきます。そうして、それぞれがオリジナルの「授業デザイン」を行っていくことを大切に進めていきました。

　誰かが教えてくれるのではなく、看護職としてのこれまでの自分の経験から、"自分のなかにあるもの"をことばにし、他のメンバーと話すことや相手の想いを聴くことで、それはさらに深みのあるものとなっていきます。そして、自分がどんなことを大事にして看護を実践し、看護を学びに来ている学生たちにどうなってもらいたいか、どんなことを学んでほしいのかという「ねがい」を、目に見えるものにしていく過程が授業デザインをするということだと私自身は感じているので、そのことを受講生と共に考えていくように努めました。

➡ 豊かな学びを生む授業リフレクション

　より臨床現場の看護実践に近い形としてのロールプレイによる演習方法は、指導者役・看護学生役・患者役になりきることで、その時間を集中して過ごすことが大切です。たとえ演じるという状況であったとしても、そこは、その時その場でかかわる人のなかにさまざまな想いが生じる「一回性の場」であると思います。

　看護職となって数年もすれば、さまざまなことを任され、自主的に判断して動くことは当たり前のことになっていると思います。看護学生や後輩に対して「どう考えてその行動をしたの？」と問う機会はあっても、同僚や、ましてや先輩が行っている看護について、「自分はどう感じたのか」「こういうふうに見えた」ということをお互いにやりとりする機会というものはあまりないのではないかと思います。また、実際には口にすること自体、ためらわれる場合も多いでしょう。

　受講生の方もはじめのうちは、ロールプレイ後の集団による授業リフレクションにおいて、「自分が見取った事実」というものをどのように伝えたらいいのか、そもそもそういうことを口にしていいのか、という戸惑いがあったり、無意識に「〜したほうがいいかなと思いました」というふうに判断を加えて話したりするということがありました。そういうときは、授業リフレ

クションを行うねらいに立ち戻り、リフレクションが進められるようにみんなで意識して行っていきました。

　ほんの15分程度の短いロールプレイの時間のなかでも、この授業リフレクションの時間をとおして、指導者役、看護学生役、患者役のそれぞれの感じ方や気持ちの違い、ズレなどを明らかにすることができました。そして、自分にも「ねがい」があるように、学生にも「ねがい」があることへの気づきや、学生がどういう想いでその行動をしたのかということを聴いて尊重すること、患者自身もさまざまなことを感じながらその場にいること、自分自身の言動のもととなっている自己の枠組みの問い直しなどなど…、まだことばにはならないもやもやとしたものも含め、自らの生きた体験から多くの気づきや学びを得ているように感じられました。

　実際の臨床の場でも、他者が行う看護について、批判したり一方的な見方だけで決めつけたりするのではなく、授業リフレクションをとおして、お互いの看護を尊重し高め合い、最終的には患者にとってその時その場でのよりよい看護が行える、そういう風土ができるといいなと思っています。今回の実習指導者講習会を受講された方には、それぞれの所属のなかで、そのような対話のできる存在であってほしいなと、私自身も「ねがい」をもちながら講習会に参加し、受講生と共に学びを深めていく機会となりました。

　今後は、それぞれの所属先に戻った受講生が、時には集まり、日々の自分のかかわりをリフレクションすることでまた新たな気づきを得たり、新しい可能性を見つけたりしていく…、そのような場を定期的にもつなど、講習会後の支援についても長崎県看護キャリア支援センターの先生方と共に考えていけるといいなと思っています。

（松井香子）

引用・参考文献

★1 目黒悟：看護教育を拓く授業リフレクション；教える人の学びと成長，メヂカルフレンド社，2010，p.62-67.

★2 前掲書★1，p.48-61.

★3 目黒悟，永井睦子：看護の学びを支える授業デザインワークブック；実りある院内研修・臨地実習・講義・演習に向けて，メヂカルフレンド社，2013.

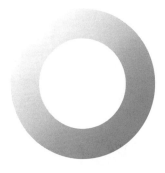

→ 臨地実習での実習指導者と看護教員の連携

　茨城県立医療大学では、2013年度より茨城県から専任教員養成講習会（以下、教員養成講習会）を受託し、これまで197名の修了生が全国で活躍しています。看護教員として日々学生にかかわり、切磋琢磨しながら相互に成長しているのではないかと思っています。看護教員と看護学生が共に成長を感じる場として、最も先に思いつくのは臨地実習です。看護学生にとっては、臨地実習を経験することで成長し、職業的アイデンティティが高まるのはいうまでもないことだと考えます。

　しかし、過去に看護教員として臨地実習を担当した際、学生が「指導者さんと先生の言うことが違うから困る」と話しているのを何度か聞くことがありました。また、実習指導者と看護教員から、双方の愚痴が聞こえてくることもありました。指導する側が、互いに理解し合えず反発しているということは、看護を学ぶ学生にとって、とても不利益になると思います。つまり、看護学生が豊かな実習環境で学ぶためには、実習指導者と看護教員の連携が必須だということではないでしょうか。

　看護教員として仕事を始めた頃、ある臨地実習の初日の出来事が、今でもとても印象深く残っています。かなり若い初対面の実習指導者から「自分たちが指導した内容をくつがえす教員が一番困る。学生は教員が言うことが正しいと信じ、私たちが言うことを聞いてくれなくなる。指導者によっては、学生に何も指導しなくなる。学生が混乱してかわいそう」と表情が硬く、語気も強く言われたことがありました。これだけのことを伝えてきたのだから、実習指導者は相当な不満をもっていたに違いないと思いました。

　この勇気ある発言をきっかけに、実習指導者と学生のことや学生が積極的に取り組めるようなかかわりについてよく話をするようになりました。そうして、実習に消極的だった学生が、実習の終盤には受け持ち患者以外の方にも自然に声をかけるようになり、実習指導者とその学生の変化を一緒に喜び合う機会がもてるようになっていきました。本音でぶつかってきてくれた実習指導者がいたからこそ、連携が深まったと強く感じています。

→ 共講に至る経緯

　一方、茨城県看護協会では、1992年度より茨城県から保健師助産師看護師実習指導者講習会（以下、実習指導者講習会）を受託し、これまで2,359名の実習指導者を輩出しています。

　2018年度までの実習指導者講習会では、「実習指導の実際」で実習指導案作成をしていましたが、実習指導案を作成すること自体が目的となり、実際の実習指導には結びつかないことが課題となっていました。このことは、2011年度より「教育評価の意義と方法」を担当していただいてきた目黒悟先生からもたびたび指摘のあったことでした。また、本県の教員養成講習会では、以前から従来の指導案に縛られず、授業デザインや授業リフレクションが教授されている経緯もありました。

　そこで、茨城県保健福祉部医療局医療人材課と教員養成講習会の担当者、看護協会の理事および研修部担当者、目黒先生とで検討を行いました。そして2019年度からは、他県でも実施されている授業デザインとロールプレイ、授業リフレクションからなる実習指導演習*1を「実習指導の実際」に取り入れていくことになりました。さらに、「実習指導の実際」を変えるにあたり、目黒先生から投げかけられたのは「臨地実習では実習指導者と看護教員が共に看護学生を指導し育てていくことになるのに、なぜ講習会では別々に学ぶのか」という問いでした。確かに、実習指導者講習会と教員養成講習会の受講生が、実習指導について一緒に学ぶ機会をもてることはとても意義深いことです。そこで、担当者間で調整を重ね、実習指導演習の一部を共講で行うという方針を決定するとともに、共講の目的を次のように明確にしました。

1) 看護教員と実習指導者がそれぞれの強みを活かして看護学生の実習指導にあたることが、臨地実習における学生の学びをより深めることにつながることを理解できる。
2) 実習指導の授業デザインと授業リフレクションを共に学ぶことでコミュニケーションを深め、看護学生の支援をしていくことの大切さを理解する。
3) 臨地実習で看護学生が看護を学ぶ意義を理解し、看護教員と実習指導者それぞれの役割と協働について考えることができる。
4) 臨床と看護基礎教育の連携の強化を図ることで、実習指導の環境を整える重要性を理解する。

表　2020年度　実習指導の実際「実習指導演習」共講のプログラム

回	内容	形式	担当者
1	教えることの本質、授業デザインの基本的な考え方、実習指導者の役割について学ぶ	講義	目黒　悟先生
2	臨地実習における授業デザインの実際 食事援助場面（DVD）を視聴し、各自が授業デザインを作成する	講義 演習	永井睦子先生
3	ロールプレイ、集団による授業リフレクションの意義と方法 実習指導のデザインをもとに実習指導場面のロールプレイ、集団による授業リフレクションの実際を学ぶ	講義 演習	永井睦子先生 広井貴子先生 プロンプター 5名
4	各グループで、個々に作成した授業デザインをもとにロールプレイと集団による授業リフレクションを体験する	演習	広井貴子先生 プロンプター 5名

　また、実習指導演習には、「実習指導の実際」全90時間のうち、66時間を充て、プログラムについては永井睦子先生の助言をいただき、大阪府看護協会の取り組み[*2]を参考に、第1回から第4回までを共講にしました（**表**）。

　以下では、2020年度に実施した実習指導演習のなかから、共講の部分を中心に受講生の反応や実施しての手ごたえなどを紹介したいと思います。

共講を取り入れた実習指導演習の実際

　2020年度の受講生は、実習指導者講習会が53名、教員養成講習会が12名でした。実習指導演習はグループで進めていくことが多いため、積極的に交流ができるように実習指導者講習会の5〜6名と教員養成講習会の1〜2名でメンバーを構成し、10グループとしました。

■教えることの本質を考える

　第1回の目黒先生の講義では、これから始まる実習指導演習の導入として、自分が受けてきた指導を振り返ることからスタートしました。そこでは、「こんな指導はごめんだ」と、自分がされて嫌だと思う指導は、実習指導者であれ看護教員であれ皆、嫌なことであり、反面教師ととらえて「自分だったらこんなふうに学生にかかわっていきたい」と考えることができました。また、講義では授業デザインや授業リフレクションの前提となる、看護と教育の同形性や相互性、一回性、「ねがい」の大切さ[*3]などを学びました。

　さらに、実習指導場面の事例をもとに、グループワークをとおして、「指導が指導になるとき・ならないとき」についても共に学ぶことができました。受講生からは、「教員と指導者間での意見交換をしっかり行うことで、学生

が安心して学べる環境につながるのではないかと感じた」との声も聞かれました。

■臨地実習における授業デザインの実際を学ぶ

第2回の永井先生の講義では、看護学生時代の臨地実習の経験を振り返り、食事援助場面のDVDを視聴後、各自が「6つの構成要素による授業デザイン」*4に取り組みました。臨地実習の授業デザインは実習指導者講習会の受講生も教員養成講習会の受講生も初めてですが、前日と同じグループで交流しながら進めていくことができました。また、「ねがい」を軸に、6つの構成要素の関連性を考えながら整理していくことで、自分がどのように指導していきたいかを考える場となりました。そして、第3回の後半には、受講生の代表者にロールプレイを行ってもらい、集団による授業リフレクション*5の具体的な方法を全員で体験することで、翌日から行う演習につなげることができました。受講生の感想には、「学生が『学べた』という背景には、必ず教員や指導者のかかわりがあり、あらためて教える側の質が重要であると感じた」というものもありました。

■ロールプレイと集団による授業リフレクションを体験する

第4回は、広井貴子先生を講師に、次のような流れで演習を進めていきました。

まず、受講生それぞれが作成した食事援助場面の授業デザインをもとに、実習指導場面のロールプレイを行います。そして、各自の振り返りを行ったあとに、集団による授業リフレクションを実施するという流れで、全員が教える人（指導者役あるいは教員役）を体験します。そして、看護学生役、患者役、参観者、プロンプター（聞き役）*6も、順番にグループですべて経験できるようにしました。また、授業リフレクションを円滑に進めるために、県内の病院や看護学校から、授業デザインや授業リフレクションの経験のある5名にプロンプターを依頼し、2グループずつ担当していただきました。

受講生からは、「いろいろな立場になり援助場面を経験することで、同じ場面を見ていても見え方・考え方・感じ方が違うことを知った」「自分が気づかない視点やとらえ方の違いを実感した」「学生は目の前の患者のことで緊張していて、指導は頭に入らないことがわかった」「患者役をして学生のささいな配慮がうれしく感じられた」などの反応がありました。これらのことから、教える人として、学生の経験を大切にした指導を具体的に考えることができるようになっていったと感じています。

⇒ 共講による学びの手ごたえ

■教員養成講習会担当者の立場から

　教員養成講習会の担当者としては、実習指導者と看護教員との連携は重要だと確信しているため、共講できることがとても楽しみでした。共講では、目黒先生や永井先生から「対等に意見を述べることの大切さ」が伝えられ、実習指導者講習会と教員養成講習会の受講生の混成グループでそれぞれ、教える人・看護学生・患者の役割を次々に経験しながら、そのときに感じたことを徐々に伝え合うことができていったように思いました。はじめは緊張感や遠慮もありましたが、少しずつ互いの思いを話す機会となりました。

　実習指導者講習会の受講生からは、「内気な学生や、やる気のない学生に対して、どう対応したらいいかわからないとき、教員がいないと困る」「学生を注意するとき、教員の目が気になって言えない」「偉そうにいろいろ言う教員っているよね。一人じゃ指導できないのにね。私たちのこと何だと思っているのか聞きたい」「教員は何でも知っていると思っていた」など、ふだんは聞けない本音を知ることもできました。

　一方、これらを聞いた教員養成講習会の受講生からも、「自分も実習指導者のとき同じことを思っていた」「教員は患者のことを詳しく知らないから、緊急時にどうしたらよいのかわからず、指導を任せるしかないときがあるよね」「教員は知らないこともあるから、指導者さんと協力しないと実習は成り立たない」といった思いや、「教員は学生のことを中心に考えるが、臨床では患者の安全が一番重要なのでよく断られてしまう。学生に経験させたいということを、どのように伝えていくといいのか、その難しさがわかった」など、教員の役割からの困難さも表現していました。

　こうした意見が出そろい、互いが協力して意見交換していくことで、初めて実習指導が成り立っていくという意見が多く聞かれました。それらの率直なやりとりをそばで聞きながら、この共講ではそうした互いの思いや考えを知ることが最大の学びだと実感しました。しかも講習会だからこそ、本音が言えたのではないでしょうか。臨床現場は時間に追われ、互いが話し合う時間を確保することは難しく、そして、そのうち時間が過ぎて忘れてしまいます。これでは何の発展もないまま、毎年同じことが繰り返されていくだけです。上っ面の正論だけでは、問題の本質が見えてこないことがわかりました。

　今回の共講をとおして、受講生それぞれが、「今後自分はどうしたらよいのか」を見出すことができたのではないかと感じました。もともとわれわれ

看護職者は、相手の立場を考慮した対応ができるという特技をもっています。互いの役割やそれぞれが大切にしていることを理解できれば、学生の学びを中心に、どのようにしていけばよいのかを冷静に考えることができると思いました。

　また、共講での体験について、看護教育実習のあとにも、ずっと一貫して考え続けていた教員養成講習会の受講生が複数いました。「教員だからといって偉そうにしていたら、誰も話しかけたくないですよね」という発言があり、こうした思いは、実習指導者講習会の受講生と一緒に学んだからこそ生まれたことだと思いました。さらに、以前よりも柔軟で謙虚な姿勢が受講生から感じられ、実習指導者講習会と教員養成講習会が共講したことの意義ではないかと考えました。

■実習指導者講習会担当者の立場から

　共講が終わって、その後の実習指導演習は、実習指導者講習会の53名が同じグループで行っていきました。受講生には、共講での学びが活かされている様子で、各自が今後担当する臨地実習の授業デザインを作成し、グループで交流する場面では、「そんなふうに学生が感じていたならこうしよう」「こういうやり方では意図が伝わらないかも」「こうすればよかったのかもしれないね」と、学生の視点に立った意見が飛び交っていました。また、ロールプレイでは前回よりもさらにリアルに、臨場感のあるものになったと感じました。参観者の役割にも慣れてきて、集団による授業リフレクションでは互いのとらえ方の違いを知ることで、自分では気づけなかったことを知ることができていました。さらに、今後の指導の手がかりとなるかかわりや、看護と同じように学生をもっと理解しようとする姿勢が大切であることについても考えることができていました。

　実習指導演習を締めくくる全体発表会やカード構造化法*7による講習会全体のリフレクションでは、「ねがい」の大切さが多く語られました。指導者それぞれに「ねがい」があるように、個々の学生にも「こういうことを学びたい、こんな看護がしたい」という「ねがい」があります。教えなければならないということばかりにとらわれず、まずは学生の「ねがい」を尊重し、柔軟に学生の学びを支えていくことが、看護を教える人の役割であることに多くの受講生が気づいていました。

　また、臨地実習を学生が看護を学ぶ場にするためには、実習指導者と看護教員が、互いの「ねがい」を知り合い、互いの能力を活かし補い合えるような信頼関係を築いていくことの大切さに気づいていたと思います。そして、

自分の行った指導を振り返ることは、今後に向けての手がかりだけでなく、教える人の学びと成長にもつながり、学生と共に学び成長できることが看護を教える人としての喜びであると感じている様子が伝わってきました。

　「実習指導の実際」に実習指導演習を取り入れ、教員養成講習会の受講生と一緒に授業デザインや授業リフレクションに取り組んだことで、それぞれの立場は違っても、互いに看護実践者という認識のなかから学生に「伝えたいこと」を見出すことができました。また、「ねがい」を共有できたことは、互いの強みを尊重し合い、良好な関係性を築くきっかけとなるだけでなく、学生が安心して看護を学べる実習環境につながるという意味でも大切です。今後は、この講習会での学びが、臨床と学校とが連携した豊かな教育活動へと発展していくことを期待したいと思います。

■さらなる共講の充実をめざして

　こうした共講の取り組みは、2023年度、5回目を迎えることになりました。実施にあたっては、受講生がより交流を深める時間を確保するために、共講をそれまでの4日間から5日間に増やし、さらに充実した学びができるようにしていきたいと思っています。また、全国に向けて茨城県の取り組みをアピールするとともに、実習指導の醍醐味を一人でも多くの看護職者に経験してもらえるように、講師の先生方や茨城県看護協会・茨城県立医療大学と連携を深めて取り組んでいきたいと考えています。

（山海千保子・植田とし子）

引用・参考文献

*1 斎藤みすず：秋田県立衛生看護学院の実習指導者講習会；実習指導者養成に「授業デザイン」と「授業リフレクション」を取り入れて，看護展望，42(2)，2017，p.19-26.

*2 平良由記子，目黒悟，永井睦子：本当の指導につながる実習指導者育成の改革・その後，連載 豊かな看護教育を創る授業デザイン・授業リフレクションの実際 No.16，看護展望，44(14)，2019，p.48-60.

*3 目黒悟：教えることの基本となるもの；「看護」と「教育」の同形性，メヂカルフレンド社，2016.

*4 目黒悟，永井睦子：看護の学びを支える授業デザインワークブック；実りある院内研修・臨地実習・講義・演習に向けて，メヂカルフレンド社，2013.

*5 目黒悟：看護教育を拓く授業リフレクション；教える人の学びと成長，メヂカルフレンド社，2010，p.48-61.

*6 前掲書*5，p.62-67.

*7 前掲書*5，p.24-35.

茨城県の実習指導者講習会と専任教員養成講習会

共講がもたらす実り豊かな看護教育の手がかり

　私は、2019年度から茨城県の実習指導者講習会における実習指導演習にかかわらせていただいています。そこでは、実習指導者講習会と教員養成講習会の皆さんが共に実習指導の授業デザインを検討し、実習指導場面のロールプレイ、ロールプレイ後の集団による授業リフレクション[1,2]を経験していくプログラムになっています。本稿では、私がかかわった共講の様子を中心に紹介するとともに、そこでの学びや実習指導者と看護教員が共に学ぶ意味について述べていきたいと思います。

➡ 実習指導演習の進め方

　演習を行う際のグループ編成は、実習指導者講習会と教員養成講習会の受講生の混成で、1グループ6〜7人の10グループです。それぞれのメンバーは、実習指導の経験のある人・ない人、教員の経験のある人・ない人とさまざまでした。

　実習指導者講習会のプログラムでは、実習指導場面のロールプレイとその後の集団による授業リフレクションを2回行い、グループ全員が指導者・教員役、看護学生役、患者役、参観者、プロンプター（聞き役）[3,4]を体験します。私がかかわった教員養成講習会との共講は、このうち1回目の食事援助場面のロールプレイと集団による授業リフレクションのところでした。

　ロールプレイに臨むにあたっては、受講生それぞれが食事援助場面を想定して授業デザインを行い、指導者・教員役以外のメンバーは看護学生役、患者役、参観者になります。集団による授業リフレクションは、ロールプレイが終わるごとに行っていきました。

➡ 学生とのかかわりに向けての手がかり

　ロールプレイで行う食事援助場面の患者は小脳梗塞で、看護学生は3年課程の2年生という設定です。あるグループで患者役になった実習指導者講習会のメンバーは、"まさか、発症した？"と思うほどリアルな演技で、"さ

すが、臨床看護師は、患者さんの状態をよくとらえているなぁ”と感心するほどでした。また、看護学生役は、落ち着いた態度で指導者の質問にも的確に答えていました。

　その後の集団による授業リフレクションの場では、互いに経験された事実を出し合っていくのですが、参観者だった教員養成講習会のメンバーから、「こんなに堂々とした態度で指導者の質問にも答えていて、患者の状態を的確にアセスメントができるなんて、とても優秀な学生だなぁって思った」というつぶやきが聞こえました。すると、ほかのメンバーが「そういえば、自分が看護学生のときはいつも不安だった」「実習に来た学生で、患者さんの部屋に入っていいのかさえ戸惑っている学生がいた」などと、自分が看護学生だったときのことや、今までかかわった学生のことなどを話し始めました。そうしたことを出し合っていくなかで、学生の実習に対する不安に気づくことにつながっていきました。

　また、「学生は臨床経験がないのだから、実習で戸惑うのも当たり前だね」とか「学生が患者さんの部屋に行くときは、一緒に訪室することにしよう」と、今後の学生とのかかわりに向けての手がかりとなることばが、実習指導者講習会のメンバーからも教員養成講習会のメンバーからも聞かれ、グループ全員で共有することもできていました。

➡ 患者役から学び、看護を振り返る

　別のグループでは、患者の様子を「つらそうに見えた。めまいがするのかなぁ」と指導者役がとらえていた一方で、看護学生役は「向こうを向いて寝ている」と思っていたという場面がありました。この場面はビデオ撮影をしていたので、動画を再生して、それぞれの表情やことばのやりとり、患者や学生と指導者の位置関係などについて実際に確かめていきました。そうしていったことで、同じ患者を見ていても指導者と学生では、とらえ方が同じではないことや、経験の少ない学生にとっては、患者の状況をとらえていくこと自体が学びであるということに気づくことができました。

　また、患者役から「気にかけてくれてうれしかった」「せっかく学生が来てくれたのに、めまいがあって、しんどくて動けなかった」「学生に援助をさせてあげられなくて申し訳ない」「優しい看護師になってほしい」などと伝えられ、ロールプレイのなかで感じていたことを集団による授業リフレクションの場で共有することができていました。

　このような患者役の発言から学ぶことも多く、それはどのメンバーにとっ

ても、これまでの自分が行ってきた看護を振り返る機会にもなり、深い学びにつながっている印象がありました。こうしたメンバーどうしの交流では、誰が実習指導者講習会の人で、誰が教員養成講習会の人なのかわからなくなってしまうほど熱中し、全員が看護を教える人になるために患者役から学び、それぞれの看護を振り返る時間になっていたと感じました。

→ 実習指導者と看護教員が共に学ぶ意味

　共講で行ったロールプレイは、全員が同じ事例で行ったにもかかわらず、同じ展開になることは一度もありませんでした。また、集団による授業リフレクションの場でも、それぞれの役割によって、とらえ方にはおのずと違いが見られました。その違いを交流することは、実習指導者・看護教員という立場を超えて互いの距離を縮め、共に看護や学生の指導について学びを深めていくことにつながっていました。こうした学びの経験は、実習指導者と看護教員が共に手を携えて学生の学びを支えていくチームとしての素地を養うという意味で、大変意義のあることだと思います。

　茨城県における共講の取り組みにかかわらせていただき、うらやましく思うことは、授業デザインや授業リフレクションについて理解し、プロンプターを担当してくださる方が、臨床にも看護学校にもいることです。プロンプターの先生方の優しくかつ適切なかかわりに茨城県の看護教育の層の厚さを感じました。実り豊かな臨地実習のためには、実習指導者と看護教員の良好な関係がとても重要です。実習指導者と看護教員が一緒に看護や学生の指導について語り合えることは、大変すばらしいことだと実感しました。

　このように、茨城県で実習指導者講習会と教員養成講習会が共講で行われるようになったことは、看護基礎教育の発展につながる大きな一歩であると感じています。

(広井貴子)

引用・参考文献

★1 目黒悟：看護教育を拓く授業リフレクション；教える人の学びと成長，メヂカルフレンド社，2010，p.48-61.

★2 目黒悟：臨床看護師のための授業リフレクション；輝く明日の看護・指導をめざして，メヂカルフレンド社，2019，p.71-81.

★3 前掲書★1，p.62-67.

★4 前掲書★2，p.86-91.

看護学生と直接かかわる経験を大切にした 実習指導者講習会のカリキュラム

→ 実習指導者講習会で大切に考えたこと

　獨協医科大学SD（Staff Development）センター（以下、SDセンター）では、2012年度より2015年度まで、実習指導者講習会を開催してきました[*1]。その後はしばらく休講としていましたが、看護部から再開の希望があり、2020年度から現在まで、獨協医科大学病院・獨協医科大学埼玉医療センター・獨協医科大学日光医療センターの3病院の看護職員を対象に開講しています。

　実習指導者講習会を再開講するにあたり、担当者として大切に考えたことは、講習会のなかで実際の臨地実習に参加し、看護学生と直接かかわる経験をより大切にしたカリキュラムにしていくということでした。

　SDセンターでは、開講当初から、実際の看護学実習に参加して看護学生の実習指導を体験することを取り入れていました。当時の副センター長であった佐山静江先生が、実習指導では臨地実習で生きた看護を学生が体験することが何より重要だと考えられていたからだと思います。また、私自身の経験からも、かつて神奈川県で実習指導者講習会を担当していたとき、実際の臨地実習に参加することを大切に考え実施していました[*2]。そのため、附属看護専門学校や看護学部に依頼し、実習指導を実際に体験できることが可能な日程に合わせて開講時期を検討し、カリキュラムを編成していきました。

　近年、私がかかわらせていただいている実習指導者講習会では、実際の臨地実習に参加するカリキュラムは困難であったため、本章でこれまで紹介してきた「授業デザイン→ロールプレイ→授業リフレクション」を提案してきましたが、SDセンターでは「授業デザイン→実際の実習指導の体験→授業リフレクション」を大切に進めていくことができています。

　また、獨協医科大学医学部・看護学部および附属看護専門学校の多くの先生方に、講師として授業にもご協力をいただきました。そして、教育に関する科目においては、研究活動を一緒にしている目黒悟先生[*3, 4]や、"からだ気づき"の高橋和子先生[*5]などの先生方にも講師を依頼し、「教える－学ぶ」ということや「かかわる」という体験を大切にした授業も取り入れ、「経験」を大切にしたカリキュラムを編成していきました。

➡️ 「実習指導方法演習」の進め方

　看護学生と直接かかわる臨地実習の体験は、2020～2021年度は附属看護専門学校の基礎看護学臨床実習Ⅱに、カリキュラムが改正になった2022年度からは看護学部の急性期看護学実習・慢性期看護学実習・母性看護学実習のいずれかに、受講生が5日間参加する依頼をしました。この体験をとおして、看護学生が看護を学ぶことを支援する実習指導者の役割について考えることを目標としました。

　2022年度の「実習指導方法演習」の進め方を**図**に示しました。受講生は、実習の前に授業デザインに取り組み、実習の初日から3年次の看護学生のグループに3名ずつ入り、各看護学実習のスケジュールに沿って実習しました。この5日間は毎日、看護学生の行動に合わせて、学内で集合するところからかかわり、看護学生の理解を深めることを大切にしていきました。

　実習初日の学内オリエンテーションでは、どのような準備や指導をして臨地実習に臨んでいるのかを見学し、学内での様子と実習病棟での看護学生の表情や行動の違いを実感することや、これまで自分の所属部署に来る看護学生を受け入れる立場で見ていた見方と、学内から実習病棟に向かう看護学生に同行して見える見方の違いも感じることで、看護学生の実態に近づけるようにしました。受講生自身も、自分が勤務している部署以外の病棟に行くことで、看護学生と同様に緊張や不安も感じることとなり、そうした受講生としての体験も、今後の指導の手がかりとなるのではないかと思います。また、新型コロナウイルス感染症の影響で臨地実習に制限があった時期もあり、直接患者にかかわる経験が少ない看護学生に、実習ではどのような経験をしてもらいたいかとあらためて考えていくことも大切なことだと思いました。

　こうして、実際の臨地実習を体験したあとには、「再構成」*6による実習指導の授業リフレクションをしていきました。この一連の「授業デザイン→実際の実習指導の体験→授業リフレクション」での気づきを活かして、その後は、自分の所属で実習指導を行うための授業デザインを考えていくようにしました。

➡️ 看護学生と直接かかわる経験での気づき

　このように計画して実施した「実習指導方法演習」の初日は、受講生も緊張していましたが、実習グループメンバーに入り互いに自己紹介をしてから

図 「実習指導方法演習」の進め方

科目目標
○実習指導の実際の場面を体験することをとおして、看護学生が看護を学ぶことを支援する、
　実習指導者の役割について考えることができる。

スケジュール　**急性期看護学実習**

月日	曜日	時間	内容	集合時間・場所
11/14	月	9:00-16:30	学内オリエンテーション、AM技術演習、手術部・病棟オリエンテーション	8:40　〇〇実習室
15	火	8:00-15:30	病棟実習	7:30　〇〇実習室 行動計画確認後に病棟へ
16	水	8:00-15:30	病棟実習	
17	木	8:00-12:00	学内実習　　（午後はSDセンター）	
18	金	8:00-15:30	PM ケースカンファレンス	7:30　〇〇実習室

＊実習の延長は 17:00 迄

臨地実習での学修方法

1　看護学実習のスケジュールおよび実習内容に合わせて、看護学生の臨地実習および看護教員・実習指導者の指導を見学する。

2　各実習グループに 3 名の研修生が入り、実習環境、看護学生の状況、受け持ち患者の状況などを把握する。

3　看護教員、看護学生および実習病棟の師長・実習指導者への報告・連絡・相談を心がけて学修を進める。

4　看護教員・実習指導者と調整し、可能な範囲で授業デザインをもとに看護学生の指導の機会をもつ。

5　感染予防対策を十分に実施して、実習を進める。

☆10/31（月）～11/18（金）「検温表」、「症状と行動歴」を毎日記載し持参する。

☆11/14（月）「問診票」、「実習生・研修生健康管理チェック表」を記載し持参する。
　　「実習生・研修生健康管理チェック表」は、毎日病棟責任者に提出し入棟の許可を得る。

☆毎朝健康観察を実施する。SDセンター職員の観察チェックを受けてから、実習に臨む。
　　体調不良時は、SDセンターに事前に連絡する。

☆マスク・フェイスシールドを着用する。

☆手洗い・手指衛生を徹底する。手指消毒剤を携帯する。

は、病棟の指導者ではない、看護学生により近い位置で実際の指導にかかわらせてもらう機会がもてました。電子カルテを一緒に見て患者の情報を確認したり、実際の患者さんにバイタルサインをとる場面に同行したり、看護師

に報告する前に確認したりなど、これまで以上に看護学生に直接指導する体験ができたと思います。また、グループを担当する看護教員の実習指導を見学したり実習指導についての考えを聞いたりすることで、これまであまり看護教員と情報交換していなかったことにも気づくことがありました。

「実習指導方法演習」の4日目の午後は、それぞれの体験を口頭で報告し合う時間を設けました。「学内にいるときと病棟にいるときの学生の表情が違っていた」「自分の病棟じゃないと物品1つ、どこにあるのかわからない」「忙しそうな看護師にいつ声をかけたらいいのか、学生は本当に気を遣っていた」「患者と話しができると、学生はすごくうれしそうにしていた」「学生は一生懸命でとてもかわいかった」など、看護学生をこれまで以上に把握できたことが、実習指導者としてのかかわり方を考えることにつながっていました。さらに、この5日間の体験をとおして、自部署の実習環境や指導者としてのかかわりを振り返ることになったのではないかと思っています。

「実習指導方法演習」での体験のあとには、「再構成」による授業リフレクションを行い、その時その場での看護学生と自分とのかかわりを時間の流れに沿って、ていねいに振り返って確かめていきました。「そのときの学生の様子はどうだったの？」「もう少し詳しく教えて」と、そのときのことをもっと知りたい、わかりたいといったグループメンバーのかかわりで、安心して自分のことばで実践を語り、起きていたことを自分で確かめていくことを大切にしていきました。そうして、「あーっ、私が気になっていたのは、ここだったんだ」とか「学生にも聞いてみたらよかった」など、自らが気づいていくことで、今後の指導の手がかりを得ることができていたと思います。

➡ 今後の実習指導に向けて

このような実習指導の体験とその後の振り返りをとおしての気づきを活かして、今後、自分の病棟や部署に戻ったときに、実際に指導するうえで使っていく実習指導の授業デザインに取り組みました。

6つの構成要素による授業デザインの「学習者の実態」では、「まだ学生さんに会っていないから、実際に会ったら、前回の実習はどう感じたのか確認してみよう」といったように、学生をもっと知ろうという思いがしっかり表れていました。また、自分の病棟に入院する患者の特徴から何を学ぶことが大切なのか、そのためにはどのように指導していこうか、実習環境はどうか、これだけは学んでほしいと思うことは…、そして、私はどんなことを大切にして指導していきたいと思っているのかということを、率直にそしてシ

ンプルに考えることができていました。

　このようなプロセスを経て、これまでのしっかり知識を伝えなければとか、指導者としてこうあらねばならないといった気持から解放されて、柔軟にしなやかに人と接することができる実習指導者に変化していったのではないかと強く感じています。こうした姿勢は、看護学生の実習指導だけでなく、同僚や新人看護師へのかかわりにも活きてくるのではないかと思っています。

　そして、講習会最終日には、講習会全体の振り返りを目黒先生と共に、「カード構造化による授業リフレクション」[7]で行いました。受講生一人ひとりが、この講習会での経験や看護師として、実習指導者としての自分の経験の意味を確認することができたことで、とても充実した実習指導者講習会になったのではないかと思っています[8]。

　今回、新型コロナウイルス感染拡大の心配もありましたが、SDセンターで実習指導者講習会を再開講し、担当者として非常にうれしく感じたことは、獨協医科大学・附属看護専門学校・看護学部・大学病院の理解と協力のもと、体験的に学ぶ機会をもてたことは、本当に貴重なことだと感じています。そして、看護を学ぶ看護学生の皆さんに出会えたことで、受講生はたくさんの気づき得ることができました。看護師になる皆さんを応援するためにも、豊かな看護の学びを支える実習指導者育成のために、このような実習指導者講習会を今後も継続していきたいと考えています。

　次節以降では、本講習会を受講した3名の実習指導者に、講習会修了後の実習指導の経験を紹介してもらいたいと思います。

（永井睦子）

引用・参考文献

*1 獨協医科大学SDセンター：実習指導者講習会報告書，平成24〜27年度版.

*2 永井睦子：実習指導者養成教育で大切にしたいこと；秋田県立衛生看護学院での実習指導演習の展開，看護展望，42（2）：27-33，2017.

*3 目黒悟：教えることの基本となるもの；「看護」と「教育」の同形性，メヂカルフレンド社，2016.

*4 目黒悟，永井睦子：看護の学びを支える授業デザインワークブック；実りある院内研修・臨地実習・講義・演習に向けて，メヂカルフレンド社，2013.

*5 高橋和子：からだ；気づき学びの人間学，晃洋書房，2004.

*6 目黒悟：臨床看護師のための授業リフレクション；輝く明日の看護・指導をめざして，メヂカルフレンド社，p.61-70，2019.

*7 前掲書*6，p.37-51.

*8 獨協医科大学SDセンター：実習指導者講習会実施報告書，2022.

→ NICUでの実習指導をとおして

　私は、大学病院のNICUで実習指導者をしています。NICUでの実習は、母性看護学実習あるいは小児看護学実習のうちの1～2日間の見学実習です。感染防止等の状況もあり、学生は担当の看護師のケアを見学することが主となります。しかし、「単なる見学実習」とならないように、NICUの雰囲気を知ってもらうとともに、少しでも新生児看護の楽しさを感じてもらいたいと思い、実習指導を行っています。

　一方で、実習指導をしていて感じるのは、学生たちは臨床現場で働く看護師の対応や態度に対してとても敏感で、戸惑いを感じることも多いのではないかということです。私たち臨床の看護師の印象や対応は、学生が実習に取り組む姿勢や将来の看護師像の構築にも影響を及ぼすと思います。さらに、日常の看護と実習指導を並行して行っていると、学生にかかわる時間も少なくなり、学生も話しかけるタイミングがわからず、学ぶ機会を奪ってしまっているのではないかと感じていました。限られた時間・環境のなかで、患者と学生をともに第一に考え、臨床看護師としての役割と実習指導者としての役割を遂行していくためには、良好な看護援助を行いながら学生が安心して実習に臨める環境をつくっていくことが必要であると思います。

　そのためには、学生が信頼できる看護師になり、人間としても成長を遂げたいと思い実習指導者講習会に参加しました。

　講習会では「6つの構成要素による授業デザイン」*1を考え、看護学生の実際の実習に同行し指導を行いました。「ねがい」を大切に、これまで以上に学生の思いや気持ちに寄り添い、考えを引き出しながらかかわっていきました。すると、学生ははじめのうちは緊張と不安が強かったのですが、しだいに患者と真剣に向き合う姿が見られるようになりました。そして、学生からも「指導者さんが認めてくれることで、実習を乗り越えることができた」「指導者さんが同じ立場で一緒に考えてくれて私たちにも居場所があると思えた」と言ってもらえました。この経験をもとに、講習会修了後に行うNICUでの実習指導の授業デザインを考えていきました（**図1**）。

図1　6つの構成要素による授業デザイン

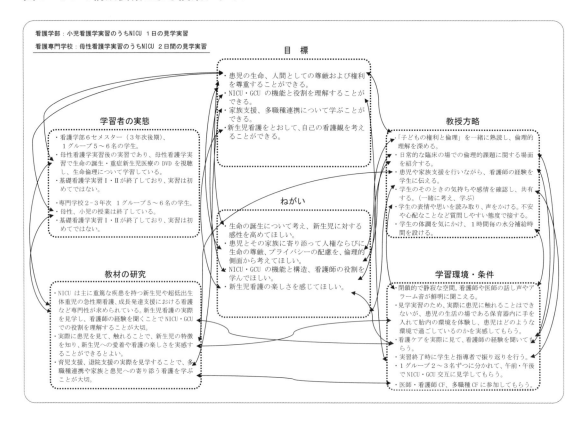

看護学部：小児看護学実習のうちNICU　1日の見学実習
看護専門学校：母性看護学実習のうちNICU　2日間の見学実習

目　標
・患児の生命、人間としての尊厳および権利を尊重することができる。
・NICU・GCU の機能と役割を理解することができる。
・家族支援、多職種連携について学ぶことができる。
・新生児看護をとおして、自己の看護観を考えることができる。

学習者の実態
・看護学部6セメスター（3年次後期）、1グループ5〜6名の学生。
・母性看護学実習後の実習であり、母性看護学実習で生命の誕生・重症新生児医療の DVD を視聴し、生命倫理について学習している。
・基礎看護学実習Ⅰ・Ⅱが終了しており、実習は初めてではない。
・専門学校2-3年次　1グループ5〜6名の学生。
・母性、小児の授業は終了している。
・基礎看護学実習Ⅰ・Ⅱが終了しており、実習は初めてではない。

教授方略
・「子どもの権利と倫理」を一緒に熟読し、倫理的理解を深める。
・日常的な臨床の場での倫理的課題に関する場面を紹介する。
・患児や家族支援を行いながら、看護師の経験を学生に伝える。
・学生のそのときの気持ちや感情を確認し、共有する。（一緒に考え、学ぶ）
・学生の表情や思いを読み取り、声をかける。不安や心配なことなど質問しやすい態度で接する。
・学生の体調を気にかけ、1時間毎の水分補給時間を設ける。

ねがい
・生命の誕生について考え、新生児に対する感性を高めてほしい。
・患児とその家族に寄り添って人権ならびに生命の尊厳、プライバシーの配慮を、倫理的側面から考えてほしい。
・NICU・GCU の機能と構造、看護師の役割を学んでほしい。
・新生児看護の楽しさを感じてほしい。

教材の研究
・NICU は主に重篤な疾患を持つ新生児や超低出生体重児の急性期看護、成長発達支援における看護など専門性が求められている。新生児看護の実際を見学し、看護師の経験を聞くことで NICU・GCU での役割を理解することが大切。
・実際に患児を見て、触れることで、新生児の特徴を知り、新生児への愛着や看護の楽しさを実感することができるとよい。
・育児支援、退院支援の実際を見学することで、多職種連携や家族と患児への寄り添う看護を学ぶことが大切。

学習環境・条件
・閉鎖的で静寂な空間。看護師や医師の話し声やアラーム音が鮮明に聞こえる。
・見学実習のため、実際に患児に触れることはできないが、患児の生活の場である保育器内に手を入れて胎内の環境を体験し、患児はどのような環境で過ごしているのかを実感してもらう。
・看護ケアを実際に見て、看護師の経験を聞いてもらう。
・実習終了時に学生と指導者で振り返りを行う。
・1グループ2〜3名ずつに分かれて、午前・午後でNICU・GCU 交互に見学してもらう。
・医師・看護師 CF、多職種 CF に参加してもらう。

→ NICUでの実習指導の授業デザイン

　「学習者の実態」として、NICUの実習に来るのは、看護学部の3年次の学生4〜5名が小児看護学実習のうちの1日と、3年課程看護専門学校の2〜3年次の学生4〜5名が母性看護学実習のうちの2日間になります。どちらの学生も事前に生命の誕生や倫理的配慮について学習しており、臨地実習は初めてではありません。しかし、コロナ禍で実習の中止や時間の短縮を余儀なくされ、学生も患者とかかわる機会が少なく、学生もいろいろと戸惑うなかでの実習であり、緊張感と不安が大きいと思いました。また、NICUに入院している児は、重篤な疾患をもっていたり1000gにも満たなかったりと、学生にとっては驚きやショックが大きいと思います。さらに、「〇〇病棟は忙しそうだった」「〇〇病棟の看護師さんは声をかけづらかった」と、学生は、病棟の雰囲気や看護師の態度にも敏感であると感じました。

　NICUでの実習指導における私の**「ねがい」**は、1〜2日間の見学実習であっても、学生にとって「単なる見学実習」とならないように、NICUの機能と構造・看護師の役割を学びながらNICUの雰囲気を知ってもらいたいというこ

とです。また、看護の力で児が元気に成長していく姿や児の生命力の強さ、家族の強い思いに立ち会うことのできるNICUの看護に、私は感動と喜びとともに、新生児看護に大きなやりがいを感じています。その感動と喜びや新生児看護の楽しさを、学生たちに少しでも感じてもらいたいと考えました。

「目標」については、学校の「実習目標」と私の「ねがい」を大切にして、次の目標を考えました。

1）患児の生命、人間としての尊厳および権利を尊重することができる。

2）NICU・GCUの機能と役割を理解することができる。

3）家族支援・多職種連携について学ぶことができる。

4）新生児看護をとおして、自己の看護観を考えることができる。

「教材の研究」については、NICUは重篤な疾患をもつ新生児や超低出生体重児の急性期看護、成長発達支援における看護など専門性が求められています。そのため、新生児看護の実際を見学し、看護師の経験を聞くことで、NICUの役割を理解することが大切だと考えました。また、実際に間近で見て触れることで、新生児の特徴を知り、新生児への愛着や看護の楽しさを実感することができるとよいと思いました。さらに、両親が面会に来た際は、ご両親の許可を得て育児支援や退院支援を見学し、学生も一緒に話す機会をつくることで家族と児に寄り添う看護を学ぶことが大切だと考えました。

「学習環境・条件」では、NICUはワンフロアで閉鎖的で閑静な空間です。そのなかで人工呼吸器などの機器類の音や児の泣き声、モニターアラーム音が鳴り響くと、学生は驚いてストレスを感じてしまうかもしれません。一方で、看護師や医師の話し声も鮮明に聞こえますが、看護師も医師も互いに信頼し合い声をかけやすい穏やかな環境です。とはいえ、学生たちが敏感な上から目線の「コブラナース」*2の出現には病棟全体で警戒しています。

また、学生には児が過ごしている保育器内に手を入れて胎内に近い環境を体験してもらっています。さらに、実習が始まる前には、実習目標・目的・実習期間を掲示して情報共有し、指導者が不在時には代わりの学生担当者を選定して、スタッフ全員で指導に臨めるような環境にしています。

「教授方略」では、NICUでの実習は、初めて目にすることが多く、驚いてしまう場面もたくさんあると思います。まずは、笑顔をモットーに実習指導者である私の自己紹介から始め、不安を解消するようなかかわりをしていきたいと考えました。そして、学生の表情をよく観察しながら、不安や心配なことはないか、いつでも質問しやすい態度で接していこうと考えました。

また、慣れない環境での実習なので、学生の体調を気にかけ、無理なく実習に臨めるよう配慮していくことに留意しようと考えました。学生は、一生

懸命に目の前のことに集中しすぎて、自己の体調を二の次にしてしまうのではないかと思い、1時間毎に水分補給や休憩時間を設けることを考えました。

　新生児看護の実際については、イメージがわきにくいこともたくさんあると思い、自分の経験と重ねて看護の素晴らしさを伝えていき、学生の看護観に結びつけていけたらと考えました。また、学生と同等の立場でかかわり、一緒に考えて学びを共有していく時間も必要だと考えました。

　そして、1〜2日間という短い実習時間をより充実したものにするために、**図2**のような「1日の実習の流れ」を考えて、実際の指導に臨みました。

➡ 実際のNICUでの見学実習の様子

　学生は、やはり看護師の態度や表情に敏感であり、緊張のなかで実習に臨んでいました。NICUという未知な環境に足を踏み入れて、学生の表情はこわばっていました。私は、「NICUの実習指導者の近藤です。よろしくお願いします」とあいさつから始め、「学生さん」ではなく、「○○さん」と名前を呼んでいきました。学生も「近藤さん」と呼んでくれてお互いに名前で呼び合うことで親近感がわいたように感じました。また、「どこの出身なの？」「趣味は何かな？」と他愛もない会話を取り入れながらかかわっていくことで、学生も笑顔を見せてくれるようになりました。

　なかには、以前から新生児看護に興味をもっている学生もいて、目を輝かせて見学している学生もいましたが、ほとんどの学生は児を見て「小さくて壊れそうで怖い」「チューブにたくさんつながれていてかわいそう」と不安そうでした。不安だけで実習が終了してしまわないように、「こんなに小さくてたくさんのチューブにつながれていても、元気に成長して自宅に退院していくんだよ」と伝えると、「赤ちゃんたちすごいね、がんばってね」と声をかける学生もいました。

　実習のはじめはこわばっていた表情も、終了時には表情が変わり積極的に質問をしてくる学生もいました。また、少しでも新生児看護を体験してもらうために、保育器のなかに手を入れて実際に温度を感じてもらったり、シーツを学生に敷いてもらったりと、学生ができることを一緒に行いました。さらに、面会時には学生も一緒に家族とコミュニケーションを図る機会をつくって、新生児看護を少しでも肌で感じられるようにしていきました。そして、今までの私の新生児看護の経験を伝えることで、学生が自己の看護観を考えることにつながっていければと思っていたところ、「患者や家族の思いに寄り添っていきたい」と表現する学生もいました。

図2　1日の実習の流れ

時間	実習内容	指導の留意点	指導者
8:45	健康チェック 手指衛生 指導者・受け持ち看護師へのあいさつ	・「新型コロナウイルス感染症に関する問診票」を確認、健康管理チェック表にて健康状態を確認し、健康管理と問診に問題がなければ印鑑を押す。 ・午前、午後用のマスク（2枚）を学生に渡す。 ・荷物は前室の学生用ロッカーに入れてもらい、施錠する。 ・手洗い表に沿って手指から肘まで洗い、消毒液を2プッシュし、手指から肘まで消毒してもらう。 ・学生担当看護師に学生を紹介し、あいさつをする。	NICU：近藤 GCU：○○
9:00	Dr・Nsカンファレンス （火曜日のみ8:50～ケースカンファレンス）	・Dr・Nsカンファレンスで学生にあいさつをしてもらう。（「看護師より伝達事項ありますか？」となったら、「本日看護学生が実習に来ています」と全体に伝え、学生にあいさつをしてもらう。）	
9:10	実習開始 患者への援助見学 体重測定、リネン交換、清拭、沐浴 バイタルサイン測定、胃管交換 検査介助、経管栄養、瓶授乳の見学	・NICUとGCUに2～3名ずつに分かれて実習する。 ・学生は名前で呼び、緊張に配慮して声をかけて笑顔で対応し、心配なことはいつでも話すように伝える。 ・約1時間毎に体調確認と水分補給の時間を設ける。体調不良時は、授乳室で待機してもらい付き添う。 ・総合周産期母子医療センターの役割、NICU/GCUの機能と構造、看護体制、新生児特定集中治療室管理加算、感染防止対策、保育器の管理、人工呼吸器装着中のケア、輸液・経管栄養・光線療法について説明する。 ・ディベロップメンタルケア、家族・育児支援、直接面会・リモート面会、多職種連携についても実際の事例をとおして伝える。	
12:00	午前中の実習終了	・午後はNICU・GCU入れ替えをして実習になることを説明する。	
13:00 15:00	午後の実習開始 バイタルサイン測定、ケア等の見学 面会・育児支援の見学 実習の振り返り （木曜日：多職種カンファレンス）	・担当看護師に学生を紹介、あいさつをする。 ・実習の振り返りを行い、学生と学びを共有する。率直な感想などを学生に発言してもらう。	
	実習終了	・師長・主任・スタッフに実習終了のあいさつをする。	

実習の終わりに見学実習の感想を聞くと、「小さくてびっくりしましたが、見学できて本当によかったです」と学生の新鮮な気持ちを確認することができました。

→ 授業リフレクションで確かめられたこと

実習終了後は、永井睦子先生にプロンプター（聞き役）*3になってもらい、「イメージマップを使った授業リフレクション」*4を行いました（**図3**）。

授業リフレクションを行うことで、「新生児看護の楽しさを感じ、少しでも興味をもってもらいたい」ということが、私の「ねがい」であったことを再確認しました。また、私は、学生の気づきや思いを大切に指導しようとしていたこと、業務が忙しくても学生の気持ちに寄り添う姿勢を大切していたことにも気づくことができました。そして、実習指導には、学校の教員との連携やチームのスタッフの協力が欠かせないことをあらためて感じ、複数のスタッフで指導するにあたっては、チーム内で指導方法の見直しをしていく必要性があることを見出すことができました。

図3　イメージマップを使った授業リフレクション

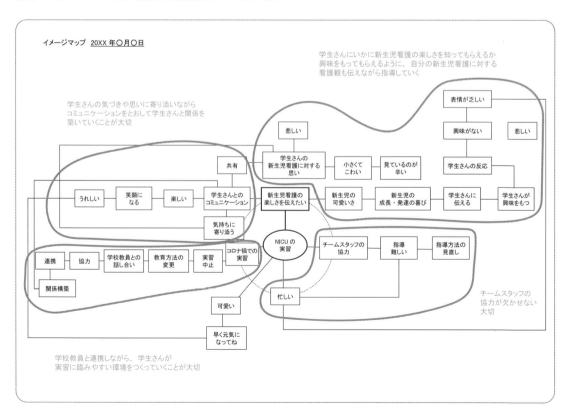

このように、授業リフレクションをとおして、自己の指導に対する考えや自分はどのような「ねがい」を大切にして指導をしていたのか、実際の指導で大切にしていたのは何であったのかを自覚することができました。また、現在の実習指導に対するよい点や反省点を今後の指導に活かしていこうと思うこともできました。

イメージマップを使った授業リフレクションは、比較的短時間で自己の実習指導に対する思いや考えを書き表すことができて、さらに深く自己の指導観について考えることができました。授業リフレクションを行う以前は、実習指導者としての役割を果たせているのか自信がありませんでしたが、リフレクションを行ったことで、自分が行った学生へのかかわりを確認し、自分が行った指導を肯定的にとらえることができました。そして、今後もこうした指導をしていきたいと前向きに考えることができました。このような実際の実習指導についての授業リフレクションは初めてでしたが、私にとってリフレクションはとても楽しく有意義な時間になりました。

➡ 実習指導のやりがい

これまで私は、学生と指導者の関係性は「指導する立場」と「看護を学ぶ学生」と線引きしてとらえており、指導者と学生間の関係性は希薄なものでした。しかし、今回、実習指導者講習会をとおして明確にした自己の「ねがい」を大切に、学生に寄り添い、学生の思いや考えを引き出しながらかかわっていったことで、「教えること」「学ぶこと」の意識や、学生と指導者の関係性が変化したことを実感しました。学生と対等な意識でかかわり、私自身の経験を伝えることが、学生の看護観につながったと思えたことが何よりもうれしく、実習指導のやりがいに大きくつながりました。これまでの学生たちとの出会いに感謝し、これからも自己の新生児看護に対する「ねがい」を大切にして、学生に寄り添った指導をしていきたいと考えています。

（近藤里沙）

引用・参考文献
★1 目黒悟，永井睦子：看護の学びを支える授業デザインワークブック；実りある院内研修・臨地実習・講義・演習に向けて，メヂカルフレンド社，2013.
★2 目黒悟：教えることの基本となるもの；「看護」と「教育」の同形性，メヂカルフレンド社，2016，p.69-70.
★3 目黒悟：臨床看護師のための授業リフレクション；輝く明日の看護・指導をめざして，メヂカルフレンド社，2019，p.86-91.
★4 前掲書★3，p.52-60.

看護の魅力を伝える基礎看護学実習

⟶ 実習指導者講習会での学びを活かす

　私が実習指導者講習会を受講して、心に残っていることは、「やっぱり看護って魅力がいっぱいあるな」「看護師や看護学生、それぞれの素敵な看護を感じて共に育ちたい」ということでした。3ヵ月の講習が終わる頃には「早く臨地実習でこの講習会での学びを発揮したい」と思うようになっていました。今回、実習指導者講習会を受講後、初めて授業デザインを用いて実習に取り組むことができたので報告したいと思います。

　私が担当した実習は、看護系大学2年次の基礎看護学実習Ⅱでした。1年次に基礎看護学実習Ⅰを1週間実施しており、今回の実習は学生にとって2回目の実習でした。また、当院での実習は学生も教員も初めてでした。

　そこで、実りある臨地実習にしてほしいと思い、講習会で学んだ「6つの構成要素による授業デザイン」*1 に取り組み（**図1**）、実習に臨みました。

⟶ 基礎看護学実習Ⅱの授業デザイン

　「学習者の実態」については、今回学生は初めて患者を受け持ちます。前回の実習から1年以上経過しており、緊張が予測されました。また、初めての実習病院で、事前の情報も少ないため不安があると予測しました。

　私の実習に対する**「ねがい」**は、実習をとおして、看護の魅力を感じてほしいということでした。看護をめざすからには、学生は少なからず看護に魅力を感じているのではないかと考えます。ことばで表現したり経験を伝えたりすることは難しいかもしれませんが、実践の場面で出会った患者の看護ついて語り合うことで、看護に対する認識が深まり魅力を感じることができるのではないかと考えました。そうすることで、看護を知りたいという気持ちや、よりよい援助を引き起こす原動力になると考えたためです。また、初めての環境で不安でしょうが、実習に来てよかったと思えたらいいなと考え、「ねがい」を大切に心に留めて臨地実習に臨もうと思いました。

　「目標」についてはシラバスの目標をもとに、病棟の患者の特徴を踏まえ

図1　6つの構成要素による授業デザイン

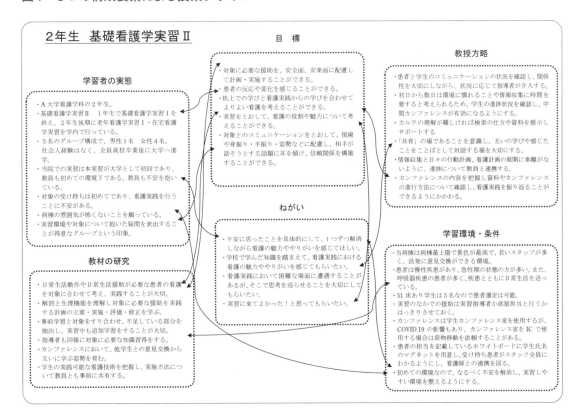

て、最低限これだけはと考えていたことを挙げました。学内で行う演習と疾患を抱えた患者への実践では違いを感じることがたくさんあると思います。違いを感じながらも学内での学習が実践と結びついたときには「よかった」「できた」など、実習のやりがいにつながるのではないかと考えました。

「教材の研究」においては、当病棟では慢性疾患のある患者の急性期の看護が主となります。実習目標と照らし合わせ、どのような看護実践が可能かを考えて、受け持ち患者の選定を行いました。また、COVID19の影響により実習が中断される可能性も鑑みて、5人の学生が日常生活援助を早めに実践でき、それぞれが経験した看護援助を共有し学び合える患者を選定しました。

「学習環境・条件」では、5名の学生のすべての看護援助に、一人でかかわることは困難だと想定できました。そこで、事前に実習の目的や学生の人数をスタッフ全員に周知し、主に協力を得られそうなスタッフには、他のスタッフへの周知を手伝ってもらうよう依頼しました。また、今回はスタッフ割り振りのホワイトボードに、学生のマグネットを用意し、どの患者を学生が担当しているかをスタッフに周知する取り組みを行いました。

「教授方略」については、これまで考えてきた授業デザインを具現化する

ために、カンファレンスを活用していこうと考えました。日々行われている看護実践をタイムリーに取り上げて共有していくことで、今生じている疑問や課題に感じていることを少しでも解消しながら実習に取り組んでほしいと考えたからです。また、慢性疾患がある患者の急性期看護では、時間経過とともに社会的・精神的・身体的・スピリチュアルの状況が変化していきます。私自身がその変化をとらえタイムリーに看護実践を行っていくことにやりがいや魅力を感じる場面も多々あるため、学生とのカンファレンスにおいても看護の魅力の実際を語り、学生と共有できる場にしたいと考えました。

➡ 基礎看護学実習Ⅱでの学生の様子

　実習初日は学生・教員ともに緊張した面持ちでした。病棟の構造や学生カンファレンス室、物品などを一通り説明し、自己紹介を行いました。

　まずは私から家族や趣味なども含めて自己紹介し、学生にも趣味や実習の意気込みについて話してもらいました。すると、一人の学生が「不安だらけです」と言うので、何が不安だと思うのか聞くと、「言っちゃっていいのかな」と言いながら「怖かったらどうしようとか、病棟の雰囲気とか」と不安に感じることを伝えてくれました。私は初めての環境での実習であることや教員も初めてであり、指導者としてその不安は少しでも解消したいと思っていること、不安の解消に向けてスタッフともよく連携していくこと、困りごとがあれば解決に向けて行動していこうと思っていることを伝えました。まだまだ緊張の面持ちでしたが、少し安堵している表情も感じ取れました。

　そして、再度病棟オリエンテーションを行いました。そのときには、学生から「これは私たちも使用していいものですか」「これを使うときは声をかけたほうがいいですか」などの質問があったので、1つずつ質問に答え、小さな疑問も解決するように努めました。次に、いよいよ受け持ち患者の発表です。学生との距離も少し近づいたところで、受け持ち患者を伝えました。学生は身を乗り出して患者の情報を収集していました。男性なのか女性なのか、コミュニケーションの方法はどうか、ADLはどうか、疾患や既往歴は事前課題と大きく異ならないかなどを話していました。病棟に来たばかりの面持ちとは異なり、ふだんの学生の様子が垣間見られた瞬間でした。

　私は実習初日のここまでのかかわりで、今までの実習指導とは異なり、学生の反応や興味を示すところを見逃さないようにしていました。この2週間の実習をより実りある実習にするために、学生の発言や表情などから学生個々の情報収集を行い、実習のなかで素晴らしい看護の瞬間を学生が感じ、

笑顔になることにつなげたいと思いました。

　以下では、特に印象深かった、3人の学生の実習の様子を述べていきます。

　学生Aが受け持った患者は、70歳代の男性で間質性肺炎を繰り返しており、今回3回目の急性増悪と細菌性肺炎と診断を受け、ステロイドパルス療法と酸素投与開始となったベッド上安静の方でした。学生と共にあいさつに行くと、患者は「よろしくね。人生の絶望にいますけどね、勉強になると思いますから、がんばってくださいね」と学生に自分の置かれている状況を伝えてくださいました。学生は緊張しながらも「よろしくお願いします」とあいさつしましたが、その後学生から「呼吸が苦しくなるからコミュニケーションはやめたほうがいいですか？」と質問がありました。患者との関係を築き、安全・安楽な看護実践のためにはコミュニケーションは重要です。しかし、呼吸状態が変動する可能性があるなかでは、援助をどのようにするかを考えることが大切だと思います。学生に、呼吸苦は体位や労作時などでも増悪する可能性はあるか、食事や水分摂取量も心肺機能に影響を及ぼすかを尋ねると、「あります。どんなことで苦しくなるか知らなくちゃいけない」「明日は陰部洗浄と全身清拭を見学して、どんなところで呼吸が苦しくなるのか観察します」と患者の状態に合わせた援助を考えようとする姿がありました。

　実習後半、患者は酸素マスク投与からネーザルハイフロー療法（NHF）が適応となり、それから非侵襲的陽圧換気療法（NPPV）へと状態が悪化しました。夜間せん妄が出現し、NPPVを外してSpO_2が保てない状態になり、一時的に抑制を実施することもありました。学生は抑制していても手浴を行い、手指衛生に努めたいと計画を立ててきましたが、そのときの患者はヘッドアップするだけでも呼吸苦が生じる状態となっており、両手を一度にベースンにつけることは困難な状況でした。片手ずつ行ってはどうかと私が提案すると、驚いて「そうですね」と自分が考えてきた方法にとらわれず、工夫して行う必要性を実感した様子でした。手浴を行ったあとの振り返りでは、「片手ずつ行うことでSpO_2を測定しながら行うことができました。患者さんもずっと苦しそうだったけど、このときだけ笑顔になって気持ちいいって言ってくれてよかったです」と学生も笑顔で伝えてくれました。

　学生Bが受け持った患者は、80歳代の女性でCO_2ナルコーシスにて緊急入院となり治療により改善しましたが、入院前からの腰椎圧迫骨折でADLの著明な低下があり、リハビリのため転院予定の方でした。認知機能の低下もあり、日常生活の細かなところにご本人のこだわりがある方でした。学生が足浴を計画した際に、「やんなくていい。お尻のところに何かあるからそれ見て」「今はやらなくていい、コルセットの位置を直して」など、援助が進まない

こともありました。最初の頃、学生は患者から拒否されたような印象を受けていたようで、「○○さんがやりたくないって言うんです。今日はバイタルサインしかできなさそうです」という発言もありました。

　そこで、次の訪室時に私も同行し、「今日のリハビリは痛みが出なくてよかったですね。汗かきませんでしたか？」など、声をかけながらコルセットの位置調整や洋服のしわ伸ばしを行いました。汗をかいたし今日は暑いという患者の発言もあり、「お風呂に入れていないから足だけでも湯につかりませんか？」と言うと、「どこでやるの？　私はなんかするの？」と質問がありました。ベッドサイドで行うことや腰痛予防をしながら行うこと、足浴のリラクゼーション効果や保湿効果を説明すると、「ここでできんの？　じゃあやってもらうかな」と言ってくれました。学生は「なぜ足浴をするのかを説明し、患者さんの表情を見てことばかけをするのが大切なんですね」と言っていました。足浴後は「気持ちよかった」と笑顔の患者を見て、学生も汗をかきながら笑顔で「よかったです」と返していました。そこから、学生と患者の関係は深まっていきました。

　また、学生Bの受け持ち患者は、認知機能が低下していたため、日付や時間がわからず混乱する場面もありましたが、学生はカレンダーを手作りし、リハビリや検査の予定を書き込み、混乱を軽減するかかわりをしていました。そのカレンダーがとても可愛く大きく貼り付けてあるのを見て、病棟看護師も学生に声をかけることで、学生は生き生きとして、笑顔が増えていきました。カレンダーを作ったことも学生にとっては手ごたえを感じたことだったと思います。患者も「そうなの。作ってもらったの」と笑顔が多くなり、学生Bが毎朝あいさつに来るのを楽しみにしていました。実習終了後も転院日までそのカレンダーを使い、混乱を軽減することにつながったと思います。

　学生Cが受け持った患者は、70歳代の男性で肺癌の化学療法後、間質性肺炎と非結核性抗酸菌（NTM）症の既往がある方でした。学生Cは初回のバイタルサイン測定で、肺音が減弱している患者の呼吸音の聴取に戸惑っていました。ダブルステートで聴診しましたが、それでも呼吸音の違いに衝撃を受けた様子でした。その日のカンファレンスで学生Cは「呼吸音も自分で聴診したときはあまりわかりませんでした。技術を復習して明日また行いたいと思います」と発言していました。患者も「時間かかってもいいよ」など優しく学生を見守ってくださっていたので、患者の安全・安楽を守りながら学生がのびのびと学べるような場にしていくことが指導者の役割として大切だと思いました。その翌日からは、バイタルサイン測定が日々上達していく様子が見られ、学生も笑顔で「今日はできたと思います」と話してくれました。

基礎看護学実習Ⅱの授業リフレクション

　実習指導者講習会では「再構成」*2や「カード構造化法」*3による授業リフレクションを経験しましたが、今回は目黒悟先生にプロンプター（聞き役）*4になってもらい、「イメージマップ」*5で行いました（**図2**）。

　今回の基礎看護学実習Ⅱを振り返って、最初に思い浮かんだことばは「初めてがたくさん」でした。先にも述べましたが、今回の学生と教員は当院での実習が初めてだったこと、また、学生は実習で患者を受け持つことが初めてだったこと、さらに、私も実習指導者として2週間すべてを担当し、授業デザインをして指導することが初めてであったことから、このことばになりました。その後は、学生や教員、患者とのかかわりを思い出しながら次々にことばを書き出し、イメージマップを広げていきました。

　そして、授業リフレクションでは、目黒先生に「それってどういうこと？」「具体的に教えて？」と尋ねられ、何となくイメージしていたことをことば

図2　イメージマップを使った授業リフレクション

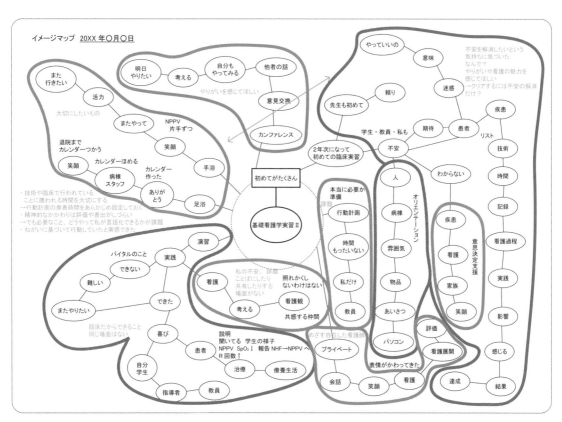

にすることで、より詳細な状況を思い起こすができました。

　なかでも、イメージマップにあった「不安」ということばには、指導者も学生も教員も実りある実習にしたいけれど、うまく進行できないかもしれないといった漠然とした不安や、不安を解消するための行動が含まれていました。私はまずは不安を解消することに視点を置き、実習環境を整えたいと思って、ていねいにオリエンテーションをすることを大切にしていたことを確かめることができました。これは、これからも続けていきたいと思えたことでした。

　また、「手浴」ということばでは、学生Aが日々呼吸状態が悪化していく患者の様子に戸惑いながらも、一緒に方法を検討し実践することにつながり、患者・学生・指導者・教員もみんな笑顔になれた瞬間を思い起こしていました。はじめは不安げな表情の学生Aが、「明日できるように考えます」と意欲的な発言をしてくれたことで、私は実習指導のやりがいを感じていました。

　そして、「足浴」ということばからは、学生Bが認知機能が低下している患者からケアを拒否されたと感じても、再度、一緒にかかわることで次第に笑顔が増え、信頼関係をつくることにつながったことが表れていました。そして、学生Bの患者へのかかわりがプラスのエネルギーとして、病棟スタッフの看護実践に影響を与えていたことが確認できました。

　ほかにも「実践」ということばには、学生Cのバイタルサイン測定の困難さと、再度挑戦する学生の姿に心を打たれたことが表れていました。実習指導者講習会を受講する前の私がかかわっていたら、「もっとこうしたほうがいいんじゃないか」「ここができてなかったんじゃないか」と、同じ場面もとらえ方が異なっていたと思います。バイタルサインを正確に測ることはもちろん重要ですが、その行為のなかには、患者の安全・安楽を意識したかかわりを学ぶことや、学生が成長する過程が含まれているのだと感じました。

　さらに、今回の実習をとおして指導者としての課題も見えてきました。今回の実習では行動計画を私が一人で確認し、5人全員の行動計画を聞き修正するのに昼近くまでかかったことがありました。『看護の学びを支える授業デザインワークブック』の「1日の実習の流れ」の留意点に「行動計画の確認には時間をかけ過ぎない」*6とありましたが、今回その大切さを実感することができました。今後は、貴重な実習時間を有意義に使えるように、教員と調整していきたいと感じました。

　イメージマップの全体を確認して感じたことは、「案外うまくいったのかな」と手ごたえを感じた自分がいるということでした。特に「ねがい」は自分自身のなかから見出したものなので、ぶれることなく、実習指導のなかで

私の軸となってくれていたと感じました。「授業デザインの6つの構成要素」や「実習スケジュール」*7、「1日の実習の流れ」を作成することで、自分の「ねがい」が明確になり、悩んだり困ったりうまくいったりしたことを確認することが、私の実習指導のやりがいや意欲につながっていたのだと思うことができました。

➡ 実習指導者講習会を受講して感じたこと

　私は実習指導者講習会を受講して、「看護」が以前よりもっと「魅力的」で「やりがい」のあるものに変わりました。目黒先生や永井睦子先生をはじめ多くの講師に出会えて、看護師としての「感性」を磨くことができ、同じ場面が1つとない「看護」の瞬間を大切にすることができるようになったと感じます。また、日々の看護実践で「素敵な看護」を考えたり見つけたりすることがとても楽しくなりました。

　実習指導では、学生がいるからこそ看護をていねいに考えることができ、看護をとらえ直す機会となるのだと思います。臨地実習をとおして実り豊かな看護教育へつながるように、今回の実習の学びを次へ活かしていきたいと思います。

（淺田有香）

引用・参考文献

★1 目黒悟，永井睦子：看護の学びを支える授業デザインワークブック；実りある院内研修・臨地実習・講義・演習に向けて，メヂカルフレンド社，2013.
★2 目黒悟：臨床看護師のための授業リフレクション；輝く明日の看護・指導をめざして，メヂカルフレンド社，2019，p.61-70.
★3 前掲書★2，p.37-51.
★4 前掲書★2，p.86-91.
★5 前掲書★2，p.52-60.
★6 前掲書★1，p.90.
★7 前掲書★1，p.89.

→ 6つの構成要素による授業デザインの実際

　私が獨協医科大学SDセンターの実習指導者講習会に参加したのは、実習指導を行うようになって3年目のときでした。それまでは自分の経験や先輩看護師から受けた指導をもとにして学生とかかわっていたので、いろいろと学ぶ必要があると感じていました。

　実習指導者講習会では、教育の基本的考え方や「6つの構成要素による授業デザイン」*1を学んだので、それをもとにして行った実習指導の実際を紹介したいと思います。

　図1の6つの構成要素は、実習前に考えたことは黒字で、実習をしながら追加したことは赤字で示してあります。

　「学習者の実態」では、今回、3年課程看護専門学校の3年生の老年看護学実習Ⅱで、4名の予定でしたが実際には3名の学生が来ました。いずれも高校卒業後に看護学校に入学した学生でしたが、コロナ禍でアルバイトの経験は無く、ふだん同世代の学生間でのコミュニケーションがほとんどで、学生からも異世代と会話をすることに関して不安があるという発言が聞かれました。学生たちは成人看護学実習Ⅱや小児看護実習の実習経験があったので、バイタルサイン測定は一通り行うことができ、重要と思うことは熱心にメモをとっている様子がありました。

　私の**「ねがい」**は、実習をとおして学生自身が人間性の豊かさを養ってほしいということです。私が日々感じていることとして、看護は、看護する人の人間性が非常に影響する職業だということがあります。病院では、さまざまな患者が日常生活から病院という非日常の世界で療養しており、また多くの職種の人が働いています。したがって、さまざまな患者を支援するうえで大切なことは、モラルや礼儀を身につけ、いろいろな体験をすること、つまり、豊かな人間性を育み、患者に合わせた看護を学ぶことが大切なのではないかと考えています。

　「目標」に関しては、学生は受け持ち患者とのコミュニケーションと看護専門職として適切な行動とことば遣いを学ぶとともに、高齢者の身体的な特

図1　6つの構成要素による授業デザイン

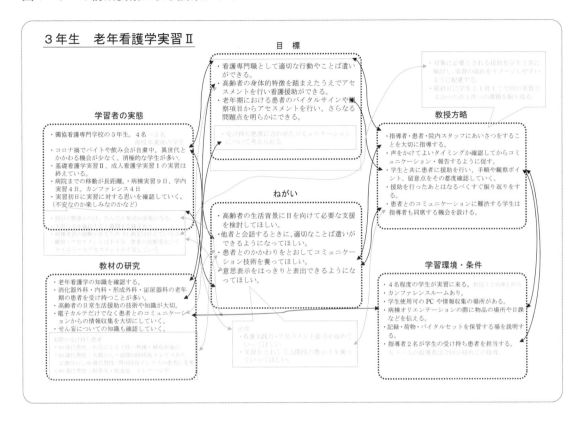

徴を踏まえたうえでアセスメントを行い、看護援助ができることを掲げました。感染状況下の実習では、ペーパーペイシェントを用いた学内実習を行っていたこともあり、実際の患者に触れる機会がかなり減少していると思います。このようななかでは病棟実習は貴重な経験となり、実際の患者にかかわることで看護実践能力やアセスメント力を養ってほしいと考えました。

　「教材の研究」については、当病棟は消化器外科、内科、泌尿器、形成外科の患者の入院があります。今回の受け持ち患者は、「学習者の実態」を踏まえ、高齢者とのコミュニケーションを経験できるように会話が可能な患者を選定しました。実際には、80歳代男性で火災による下肢の熱傷の患者、90歳代男性で胆管炎による敗血症の患者、60歳代男性で消化器の術後にイレウスを発症した患者でした。

　「学習環境・条件」では、今回は私ともう一人の実習指導者で、必ずどちらかが学生の受け持ち患者を担当して指導をしました。もう一人の指導者は指導者となって初めての指導でした。担当教員は当病棟ともう1つの病棟を担当していました。学生が看護援助を行う際は、指導者が一緒に行いましたが、時間の調整が困難なときは他の看護師の協力を得ました。

「教授方略」に関しては、学生と共に援助や処置に入った際には、手順・観察ポイント・留意点を確認し、援助を行ったあとはすぐに振り返りを行うことで、学生が次回援助・処置をする際に、何を注意すればよいか課題を見出しやすくするとともに、援助や処置からアセスメントにつなげるように助言しようと考えました。また、患者に必要な援助は、学生と一緒に考えることでスムーズに実習が進められるようにしたいと思いました。

　さらに、実習最終日には、学生一人ひとりと今回の実習がどうであったか確認する機会を設け、リラックスした雰囲気のなかで学生の本音を引き出せるようにしたいと考えました。そして、今回の実習の振り返りや学びを確認し、次の課題を見出しやすいようにするとともに、指導についての学生の意見を聞いて、次の実習指導の改善ができるようにしたいと思いました。

➡ 老年看護学実習での学生の様子

　図2の「老年看護学実習Ⅱのスケジュール」に示したように、今回の実習では病棟実習は計9日間でしたが、私が学生と直接かかわったのは、1日目、3日目、6日目、7日目、9日目の計5日間でした。

　1日目は、実習初日ということもあり、学生は緊張している印象があったので、緊張をほぐすために、まず指導者から自己紹介を行いました。「今日の体調はどう？」「緊張してるよね？」と声をかけると笑顔が見られました。

　オリエンテーションでは、学生がよく使う物品やシャワー室に関して準備に戸惑わないように強調して伝えると、学生はメモをとっていました。

　情報収集の際には、患者の今までの経過や生活背景、観察すべきポイントなどについて電子カルテを見ながら学生に説明し、患者の状態をなるべく早くアセスメントできるようにしました。

　どの学生も緊張しながら患者にあいさつを行っていましたが、一緒に行って和やかなムードで患者とかかわれるように配慮していきました。また、受け持ち患者のバイタルサイン測定を行うときも学生に付き添いました。測定の手技には問題ありませんでしたが、観察が不十分であったため、次回はどこを観察すればよいか、どのようにアセスメントすればよいか指導しました。また、明日はどのようなケアや処置を行うか学生と共に考え、事前に1日の流れをイメージできるように伝えました。

　3日目はまだ顔がこわばっており、不安そうにしている印象があったので、緊張感がほぐれるように「今日も朝早くから起きてちゃんと実習に来れたね。体調は問題ない？」と声をかけていきました。実習2日目には患者のケアを

図2　老年看護学実習IIのスケジュール

<実習名>　　　　　老年看護学実習II　　　　　<看護学生>　3年課程　3　年生　3　名
<実習期間>　20XX年　○月○日〜○月□日　　　<実習病棟>　日光医療センター　○○　病棟
<師長・指導者>　○○師長、指導者は○○・堀越の2名　<指導教員>　△△先生　2つの病棟を担当

病棟	月日 (曜日)	実習内容	指導の留意点	指導者
	月　日 (月)	学内事前実習 オリエンテーション・事前学習	・受け持ち患者の状況が理解しやすいように情報を提供する。	
1	月　日 (火)	病棟実習・病棟オリエンテーション・受け持ち患者へのあいさつ・バイタルサイン測定（毎日）	・電子カルテからの情報収集を確認する。 ・初回VS測定は一緒に行い振り返りをする。 ・過度に緊張している学生に声をかける。	堀越
2	月　日 (水)	病棟実習・患者に行われている援助の確認・受け持ち患者とのコミュニケーション（毎日）	・不足している情報を追加。 ・アセスメントしながら報告できるよう助言 ・学生が援助を見学できるよう調整。	○○
3	月　日 (木)	病棟実習 カンファレンス	・看護問題の方向性を確認する。 ・学生が援助を実施できるように調整する。 ・実施後なるべくすぐに振り返る。	堀越
	月　日 (金)	学内実習	・関連図の作成および情報の整理を行う。	
4	月　日 (月)	病棟実習	・1週目を踏まえて関連図の追加・修正をする。 ・1週目を踏まえて援助の手順を再確認する。	○○
5	月　日 (火)	病棟実習 カンファレンス（関連図発表）	・学生受け持ち患者の情報を学生間で情報共有し、老年看護の理解を深める。 ・他の学生の援助を見学できるよう調整する。	○○
6	月　日 (水)	病棟実習	・学生受け持ち患者とのコミュニケーションをさらに促し、老年看護の理解を深める。 ・他の学生の援助を見学できるよう調整する。	堀越
7	月　日 (木)	病棟実習	・日々の実習・援助の振り返りをとおして、老年期の人とのコミュニケーションや生活の背景を踏まえたアセスメントができるようにする。	堀越
8	月　日 (月)	病棟実習	・日々の実習・援助の振り返りをとおして、老年期の生活者の視点からアセスメントし援助を実施できるようにする。	○○
9	月　日 (火)	病棟実習 合同カンファレンス	・学生が行った援助について、学生と共に振り返り、9日間の病棟実習のなかでよかった点や、次への課題を見出す。	堀越
	月　日 (水)	学内事後実習①実習の振り返り 午前は個人・午後はグループ	・それぞれが実習を振り返り、午後はグループで共有する。	
	月　日 (木)	学内事後実習②実習のまとめ	・老年看護学実習での学びをまとめる。	

見学したので、この日からは実際に陰部洗浄や清拭、シャワー浴などを学生が実施しました。物品の準備は前日に見学していたので行うことができましたが、実際のケアは恐る恐るという様子だったため、オムツの当て方や皮膚の観察のポイントなどを指導しながら一緒に行いました。ケアのあとは学生と振り返り、次回はよりスムーズに行えるように指導していきました。また、初日に比べて観察はできていましたが、まだ不足していた観察ポイントやアセスメントを再び指導しました。

　一方、倦怠感があり、あまり話しをしない患者を受け持っていた学生が、患者とコミュニケーションをとるタイミングを悩んでいる様子があったため、無理にコミュニケーションをとる必要はなく、バイタルサイン測定やケアの際にかかわっていけばよいことを伝えていきました。

　カンファレンスでは、学生たちはまだ緊張している様子でしたが、発言しようとする意識は感じられ、思ったことを発表し意見交換をしていました。

　実習5日目はもう一人の指導者が担当していましたが、患者とのコミュニケーションがうまくいかず、涙を流した学生がいたことを翌日に報告を受けました。リハビリを終えたあとに話をしようとしたところ、患者が目をつぶっていた様子を学生は拒否されたと思ってしまったようでした。患者は入院による体力の低下やリハビリのあとの疲労感があり、学生を拒否しているわけではなく、話しをしたくないタイミングだったのではないかと伝えたのですが、学生はその患者に対して苦手意識をもってしまい、担当教員と相談した結果、学生の精神面に配慮するかたちで別の受け持ち患者に変更することになったとのことでした。また、関連図の発表では、これまでのカンファレンス時に比べて活発に意見が出ていて少しずつ慣れてきた印象があったそうですが、患者の入院前の状態について把握できていない学生が多かったため、その点をアドバイスしたとのことで、学生は翌日の行動目標に、情報収集をして退院後の生活を意識した援助について考えることを加えていました。

　実習6日目は、高齢者の周手術期における観察の視点の指導を行ったり、初めてのシャワー浴介助の具体的方法を指導しながらケアを実施したりしました。学生からは、「頭のなかでシミュレーションしていても、思うようにできませんでした」と発言があったので、さまざまなケアの方法を学び経験を積んでいってほしいと伝えました。

　7日目は、患者の病態や生理機能だけでなく、今後の療養先や各患者に必要な援助を明確にすることができてきました。また、受け持ち患者とのコミュニケーションをとおして入院前の生活や高齢者の生きがいを引き出すことができてきました。また、患者とのコミュニケーションで泣いてしまった学

生は、受け持ち患者を変更したあと、コミュニケーションで不安なことはないか確認すると、「大丈夫です」と前向きでしたが、実際のコミュニケーションはどうなのか疑問に思ったので、何度か私も一緒に患者のところに行くと、患者と笑いながら好きな食事の話をしている様子がありました。

さらに、事例をもとに多職種との連携を考えるIPEカンファレンスは、リハビリの学生も参加して行いました。他の分野の学生とカンファレンスをする機会は看護学生たちにとっても初めてなので、緊張している様子でしたが、これまでより活発に発言し的確に意見を述べることができていました。学生たちは、日に日に実践する力やアセスメントする力がついてきている印象をもちました。また、カンファレンスでも表現することが増えてきたと感じました。そのことを学生に伝えると、「ありがとうございます。自信がもてます」と言っていました。

9日目、病棟実習の最終日には、受け持ち患者のケアや処置においては慣れてきている様子で、患者に合わせたコミュニケーションもできていたと思います。また、より多くの知識・技術を学んでほしいと思い、他の学生の患者のケアや処置に参加してもらい、体験が増えるように配慮しました。

また、合同カンファレンスでは、指導者2名のほかに「師長さんや主任さんも出席されたのですごく緊張しました」と学生は前回より発言が少なく、思っていることをあまり発言できなかった様子でした。そこで、実習終了時間まで学生と指導者で話す場を設けました。そこでは、学生がそれぞれ持っている強みを失わず、今後の実習で活かしていってほしいと思っていることや、看護師として働いてきた自分の経験を一意見として学生に伝えました。また、今後の指導のために、もっとこうしてほしかったということはあったか質問してみました。すると、学生からは「ていねいに教えていただけたので、改善してほしいところは特にありません」との答えで、学生は不満を抱くこともなく、看護に集中して学ぶことができたのではないかと考えました。

⟶ 老年看護学実習の授業リフレクション

今回の授業リフレクションでは、永井睦子先生にプロンプター（聞き役）*2となっていただき、「イメージマップ」*3で行いました（**図3**）。

今回の老年看護学実習で最初に頭に思い浮かんだのは、「いっぱい経験してもらえた」ということです。コロナ禍ということもありペーパーペイシェントであったり見学のみで実習を終えたりする状況が続いていましたが、実際に病棟に来て患者と直接会話をしたりケアを行ったりすることは、紙面上

図3 イメージマップを使った授業リフレクション

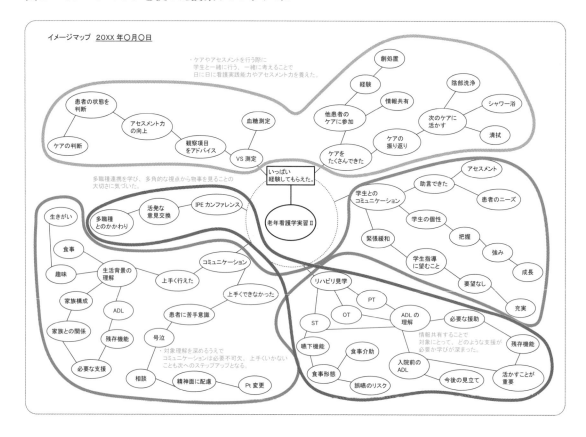

では得られない気づきや学びがあると思います。私自身の「ねがい」の1つに「実習をとおして、学生自身が人間性の豊かさを養ってほしい」というものがありました。一連の手技の獲得はもちろんですが、違う世代の人とのかかわりや価値観に触れるという機会は、学生自身の人間性を養ううえでとても貴重な経験となったのではないかと思ったことが表れていました。

また、患者とのコミュニケーションで涙を流してしまった学生とのかかりについて、リフレクションするなかで思ったことがあります。別の受け持ち患者に変わってその学生はスムーズに実習を進めることができました。しかし、自分が思うようにいかないことに向き合ってこそ、それが成長につながるのではないかと考えました。実習中は、学生が思い出すことでまた嫌な気持ちになってしまうのではないかと考えて、あまり深く話を聞くことはしませんでした。けれども、患者とのコミュニケーションに関してどの点が困っているのか、どのようにしたら改善できるのか、学生と一緒に考えていったり、自分も同席してコミュニケーションをとったりしてもよかったかなと思いました。

　このようにイメージマップをもとに授業リフレクションをすることで、今回の実習をとおしてさまざまなケアや処置を経験してもらえたことを確認することができました。一方で、学生と会話をする機会は意識していたつもりでしたが、さらに学生が不安に感じていることや悩んでいることに向き合い、そのことを克服できるように一緒に考えられると、よりよい経験を積んでもらえるのではと考えることができました。

➡ 最後に今、感じていること

　先にも述べましたが、実習指導者講習会に参加させていただくまでは、自分の経験や先輩たちから受けた指導をもとに、実習指導に臨んでいました。また、うまく教えることができているか不安に思うことも多々ありました。

　しかし、講習会に参加し、このように実際に実習指導を行い、授業リフレクションをしたことで、実習は決して学生だけが学ぶのではなく、指導者も一緒に学ぶのだと感じました。学生ができなかったり、わからなかったりするときには何かしらの理由があり、それを一緒に考え解決策を求めていくことが、学生と私自身の成長となっていくのだと実感しています。今回学んだ経験は、私にとって貴重なものとなりました。

　今後の実習においても、学生と共に学んでいく姿勢を忘れずに、実習指導を行っていきたいと思っています。

（堀越直也）

引用・参考文献

★1 目黒悟，永井睦子：看護の学びを支える授業デザインワークブック；実りある院内研修・臨地実習・講義・演習に向けて，メヂカルフレンド社，2013.

★2 目黒悟：臨床看護師のための授業リフレクション；輝く明日の看護・指導をめざして，メヂカルフレンド社，2019，p.86-91.

★3 前掲書★2，p.52-60.

共にかかわる・共にケアすることの大切さ

獨協医科大学SDセンターの実習指導者講習会

3-6-5

⟶ 実習指導者講習会での学びを活かした実習指導

　本章6－2、6－3、6－4では、2022年度の獨協医科大学SD（Staff Development）センター（以下、SDセンター）の実習指導者講習会を修了した3名の方に、自施設での実習指導の実際の様子とその後に行った授業リフレクションを紹介していただきました。

　12月に講習会は修了しましたが、その後約6か月の間に、講習会のなかで考えた自施設での実習指導の授業デザインをもとにして、それぞれの方が自分の病棟で実際に実習指導を行っていたことを伺い、講習会担当者としてとてもうれしく思いました。そして、連絡を取らせていただいたときは、授業リフレクションまでは行っていなかったので、今回は、目黒悟先生と永井がプロンプターとなって、「イメージマップ」を用いた授業リフレクションを行い、自身の実習指導の経験を振り返り、今回まとめていただくことができました。

　近藤里沙さんは、NICUでの見学実習の実習指導の授業デザインと1日の実習の流れをもとに、講習会終了後に数回の実習指導を行い、今回の授業リフレクションでは、看護学生たちへのかかわりや自分が大切にしていた「ねがい」を再確認されました。そして、プロンプターとしてイメージマップを一緒に確認させていただくなかで、生き生きと明るく学生にかかわっている近藤さんの姿を想像することができました。これからも、新生児看護のやりがいを伝えるとともに、学生の気持ちに寄り添った指導をしていっていただきたいと思いました。

　淺田有香さんは、看護学生が初めての病院で初めて患者を受け持つ基礎看護学実習の実習指導をされました。淺田さん自身も、初めて授業デザインを行って臨んだ実習指導であり、今回は目黒先生がプロンプターとなって授業リフレクションを行いました。報告を読ませていただいて、淺田さんの持ち前の積極性で、まず自分から自己紹介し、実習初日から学生の緊張をやわらげるようなかかわりをされていることが目に浮かぶようでした。また、学生が受け持ち患者に合わせた援助を考えていくことは、基礎看護学実習にお

いてとても重要なことだと思いますが、学生と共に援助を考え行っていくその姿勢は、「看護の魅力を感じてほしい」という「ねがい」に貫かれていたことがよく伝わってきました。

　堀越直也さんは、高齢の患者が多い病棟で、実習スケジュールにも示されているように、もう一人の指導者と協力して老年看護学実習の指導をされました。実際の患者にかかわりコミュニケーションをとり、さまざまなケアを経験してもらいたいと、持ち前のていねいでやさしい指導を行ったことで、「いっぱい経験してもらえた」実習となりました。看護学生からも特に改善してほしいところはないとの反応でしたが、授業リフレクションでは、さらに学生と一緒に考えていったり、コミュニケーションをとっていったりしてもよかったのではないかと思ったこともあったようでした。それは、堀越さんの一貫した「ねがい」があったからではないかと感じました。

　このように、3人それぞれの経験については、各節を読んでいただくことで十分に理解していただくことができると思いますが、共通していえるのは、それぞれが自分の「ねがい」をしっかりもっていることと、そのことを授業リフレクションをとおして再確認していたことだと感じました。

　実習指導者講習会を修了し、このようにそれぞれの「ねがい」を大切に実際に実習指導されていることをあらためて知ることができ、実践に活きる学びとはこのことだと思いました。看護の学びを支えるには、学生と共に看護の対象にかかわり、共にケアする姿勢が欠かせません。これからも自分の「ねがい」を大切に、個性的で魅力ある実習指導を続けていってほしいと考えています。

（永井睦子）

おわりに

　いうまでもないことですが、コロナ禍は臨地実習にも大きな制約を与えることになりました。この間、巷では代替策についての議論が盛んになされてきたようですが、そもそも学内で代替できるような臨地実習とはいったい何だったのでしょうか。コロナ禍はあらためてこれまでの臨地実習を問い直す機会を私たちに与えてくれたように思います。

　2022年度からの新カリキュラムでは臨地実習の最低単位が示され、成人看護学や老年看護学の実習が弾力的に運用できるようになりました。しかし、以前から取り沙汰されてきたベッドサイドに足を運ぶことなく記録のみを介して指導したつもりになっている教員の存在は、どのように考えればよいのでしょうか。その一方で、看護学生に同行しても主体的な学びを「見守る」と称して、学生と患者とのかかわりを遠目から「監視する」だけで、一緒にケアに入ろうとしない教員や、「気づかせる・引き出す」などといって、あとになってから学生に「根ほり葉ほり詰問する」教員の姿を見聞きして感じるのは、臨地実習が学生にとって本当に看護を学ぶ場になっていたのか、カリキュラムが新しくなったとはいえ、問題の核心は先送りのままだということです。

　本書の第2章や第3章−6に収録した実践が教えてくれるのは、目の前の学生に寄り添い、看護の対象に学生と共にかかわり・共にケアする看護教員や実習指導者の存在の重要性です。ともすれば、「教える」ということは「伝える」ことや「気づかせる」ことと同一視されがちです。しかし、本書に登場する看護教員や実習指導者の姿をとおしてわかるのは、看護の対象への自分自身のかかわりやケアを学生に見てもらったり、一緒に行ったり考えたり、時には悩んだり喜び合ったりすることなども含めて、多様な「教える」があるということです。このような"看護を教える人"による豊かなかかわりが、学生の豊かな看護の学びを育んでいくのはもちろんです。

　この意味で、本書の第3章で取り上げた「本当の指導につながる実習指導者育成の改革」は、"看護を教える人"には、こうした豊かな教育的なかかわりができるようになってほしいという私たちの「ねがい」から生まれた取り組みの一例です。本書では紹介しきれませんでしたが、私たちが推進してきた改革には、2018年度より新潟県が、2021年度からは埼玉県と岩手県が加わることとなり、今後のさらなる拡がりが期待されます。

　本書が、豊かな看護教育の明日を拓く希望となることを切に願っています。

2023年7月23日　目黒　悟

索引

ま行

ら行

目黒　悟 Satoru Meguro

元藤沢市教育文化センター主任研究員

多摩美術大学附属多摩芸術学園映画学科卒業。1986年より2020年3月まで藤沢市教育文化センターに所属。故藤岡完治と構想した「教育実践臨床研究」の推進とそれを支援する「臨床的教師教育」を実践。日々、小・中・特別支援学校や看護師養成機関の先生方、臨床で現任教育を担当されている方々と一緒に、授業者と学習者の「経験」を大切にした授業研究に取り組むとともに、全国各地で講演や研修を行っている。目下の関心は、何よりも実践家が元気になれる世の中にすること。

主な著書に『教える人としての私を育てる─看護教員と臨床実習指導者』(医学書院)、『看護教育を拓く授業リフレクション─教える人の学びと成長』(メヂカルフレンド社)、『看護教育を創る授業デザイン─教えることの基本となるもの』(同)、『看護の学びを支える授業デザインワークブック─実りある院内研修・臨地実習・講義・演習に向けて』(同)、『教えることの基本となるもの─「看護」と「教育」の同形性』(同)、『臨看床護師のための授業リフレクション─輝く明日の看護・指導をめざして』(同)などがある。

永井睦子 Mutsuko Nagai

獨協医科大学SDセンター 副センター長

千葉大学看護学部を卒業後、神奈川県立こども医療センターにおいて小児臨床看護を経験。看護教員養成課程を修了後、神奈川県立看護教育大学校において看護教員養成教育・実習指導者養成教育に携わる。2002年 横浜国立大学教育学研究科学校教育臨床専攻修了。神奈川県立平塚看護専門学校で基礎看護学・看護の統合と実践、川崎市立看護短期大学で基礎看護学・生涯学習支援を担当し、2017年より現所属。2023年武蔵野大学看護学研究科看護学専攻博士後期課程修了(看護学博士)。また、看護教員、臨床看護師の仲間と自主的な「看護教育実践臨床研究会」を開催。授業研究の成果を毎年学会発表し、教える人として自らも成長し続けてきたいと考えている。

主な著書に『教える人としての私を育てる─看護教員と臨床実習指導者』(医学書院)、『看護の学びを支える授業デザインワークブック─実りある院内研修・臨地実習・講義・演習に向けて』(メヂカルフレンド社)などがある。

共にかかわる・共にケアする

**豊かな看護教育を創る
授業デザイン・授業リフレクションの実際
臨地実習編**

定価(本体3,000円+税)

2023年8月18日　第1版第1刷発行

著者　　目黒　悟・永井　睦子ⓒ　　　　〈検印省略〉

発行者　亀井　淳

発行所　株式会社メヂカルフレンド社

〒102-0073 東京都千代田区九段北3丁目2番4号

麹町郵便局私書箱第48号

電話 (03)3264-6611

振替 00100-0-114708

https://www.medical-friend.jp/

Printed in Japan　落丁・乱丁本はお取り替え致します

ISBN978-4-8392-1725-9　C3047

DTP・印刷・製本　シナノ書籍印刷(株)　104031-078